Lesenswert

vor der Arbeit

als Pflegehelfer/in

in der

Endokrinologie

MARTIN STERLING

Inhaltsverzeichnis

Kapitel 2: Der Empfang des Patienten in der Endokrinologieabteilung

Kapitel 11: Die Behandlung älterer Patienten in der Endokrinologie

« *In der Endokrinologie zu arbeiten ist ein bisschen wie mit Hormonen zu jonglieren: In einem Moment ist alles im Gleichgewicht und im nächsten Moment ist die Party des Cortisols und der verrückten Blutzuckerwerte!* »

Einführung

- Vorstellung der Rolle des Pflegehelfers in der Endokrinologie

Die Rolle des Pflegehelfers in der Endokrinologie ist von entscheidender Bedeutung für eine optimale Betreuung von Patienten mit endokrinen Erkrankungen. Als zentrales Glied des Pflegeteams begleitet der Pflegehelfer die Patienten während ihres gesamten Behandlungsverlaufs, von der Ankunft bis zur Entlassung aus der Abteilung. Er trägt nicht nur zu ihrem körperlichen, sondern auch zu ihrem psychologischen Wohlbefinden bei, indem er den täglichen Bedürfnissen der Kranken so nahe wie möglich kommt.

Die Endokrinologie, ein komplexes und spannendes Fachgebiet, umfasst die Behandlung von hormonellen Störungen wie Diabetes, Schilddrüsenerkrankungen oder auch Funktionsstörungen der Nebenniere. Diese oft chronischen Erkrankungen erfordern besondere Aufmerksamkeit und eine regelmäßige Betreuung. Die Pflegekraft spielt in diesem Prozess eine Schlüsselrolle. Sie überwacht die Vitalzeichen der Patienten, führt Blutzuckermessungen durch und sorgt unter der Aufsicht des Pflege- und Ärzteteams für die korrekte Verabreichung der verschriebenen Medikamente. Ihre Wachsamkeit ermöglicht es, Warnzeichen für Komplikationen wie Hypoglykämie oder Schilddrüsenkrisen frühzeitig zu erkennen und entsprechend zu handeln.

Neben der medizinischen Überwachung trägt der Krankenpflegehelfer aktiv zum täglichen Wohlbefinden der Patienten bei, indem er ihnen die Grundpflege zukommen lässt. Dazu gehört die Hilfe bei der Körperpflege, beim Ankleiden sowie bei der Nahrungsaufnahme, insbesondere wenn die Patienten geschwächt sind oder Schwierigkeiten haben, diese Aufgaben auszuführen. Er ist auch dafür verantwortlich, die Umgebung sauber und komfortabel zu halten und so die Genesung zu fördern. Die tägliche Nähe zu den Patienten ermöglicht es dem Pflegehelfer, Vertrauen aufzubauen und moralische Unterstützung zu leisten, insbesondere in Zeiten des

Zweifels oder der Entmutigung, die Patienten mit einer chronischen Krankheit erleben können.

In der Abteilung für Endokrinologie nimmt auch die erzieherische Dimension einen wichtigen Platz in den Verantwortlichkeiten des Pflegehelfers ein. Er ist an der therapeutischen Ausbildung der Patienten beteiligt und hilft ihnen zu verstehen, wie wichtig es ist, ihre Behandlung zu befolgen und einen angemessenen Lebensstil zu pflegen. Bei Diabetes beispielsweise kann der Pfleger den Patienten erklären, wie sie ihren Blutzuckerspiegel überwachen, ihre Ernährung anpassen und ihre körperliche Aktivität steuern können. Diese erzieherische Begleitung ist entscheidend, damit die Patienten zu Akteuren ihrer eigenen Gesundheit werden können.

Schließlich spielt der Krankenpflegehelfer eine große Rolle bei der Koordination zwischen den verschiedenen Mitgliedern des Pflegeteams. Er sorgt dafür, dass Informationen über den Zustand der Patienten bei Schichtwechseln oder Dienstbesprechungen klar und präzise weitergegeben werden. Seine aufmerksame Beobachtung der Patienten, die er oft besser kennt als jeder andere, ermöglicht es ihm, positive oder besorgniserregende Entwicklungen ihres Gesundheitszustands schnell zu melden. Seine Zusammenarbeit mit Krankenpflegern, Ärzten und anderen Gesundheitsfachkräften gewährleistet eine reibungslose und einheitliche Versorgung.

So geht die Rolle des Pflegehelfers in der Endokrinologie weit über die reinen technischen Aufgaben hinaus. Er verkörpert eine grundlegende Unterstützung sowohl auf medizinischer als auch auf menschlicher Ebene, indem er gleichzeitig Pfleger, Erzieher und Vertrauter für Patienten ist, die oft mit langen und manchmal komplexen Pflegeverläufen konfrontiert sind. Seine Arbeit ist zwar diskret, aber für das reibungslose Funktionieren der Abteilung und die Qualität der geleisteten Pflege unerlässlich.

- Bedeutung der Endokrinologie im Gesundheitssystem

Die Endokrinologie nimmt aufgrund der grundlegenden Natur der Hormone bei der Regulierung des menschlichen Körpers eine zentrale Stellung im Gesundheitssystem ein. Diese chemischen Botenstoffe, die von den endokrinen Drüsen produziert werden, steuern eine Vielzahl von Körperfunktionen, vom Stoffwechsel über das Wachstum und die Fortpflanzung bis hin zur Steuerung von Emotionen. Jede Störung dieses empfindlichen Gleichgewichts kann zu chronischen oder akuten Erkrankungen führen, die die Lebensqualität der Patienten tiefgreifend beeinträchtigen. Daher ist dieses Fachgebiet in der modernen Medizin von entscheidender Bedeutung.

Endokrine Erkrankungen sind besonders weit verbreitet, und einige von ihnen, wie z. B. Diabetes, stellen eine echte Herausforderung für die öffentliche Gesundheit dar. Diabetes, insbesondere Typ 2, ist weltweit auf dem Vormarsch, was auf die Zunahme von Bewegungsmangel und unausgewogenen Ernährungsgewohnheiten zurückzuführen ist. Die Behandlung dieser Erkrankung ist entscheidend, um ihren schwerwiegenden Komplikationen wie Herz-Kreislauf-Erkrankungen, Neuropathien und Nierenversagen vorzubeugen. Die Endokrinologie greift also nicht nur in die Behandlung der Krankheit selbst ein, sondern auch in die Prävention ihrer zahlreichen Komplikationen, was dieses Fachgebiet zu einem Eckpfeiler im Umgang mit chronischen Krankheiten macht.

Schilddrüsenerkrankungen, eine weitere Schlüsselkomponente der Endokrinologie, betreffen ebenfalls einen erheblichen Anteil der Bevölkerung. Ob Hypothyreose, Hyperthyreose oder Schilddrüsenknoten - diese Erkrankungen erfordern eine kontinuierliche Überwachung und eine regelmäßige Anpassung der Behandlung. Eine Hypothyreose kann z. B. zu behindernden Symptomen wie Müdigkeit, Gewichtszunahme und kognitiven Störungen führen, während eine Hyperthyreose schwere Herz-Kreislauf-Probleme verursachen kann. Der Endokrinologe spielt dank seiner umfassenden Kenntnisse der hormonellen Wechselwirkungen eine entscheidende Rolle bei der Regulierung dieser Ungleichgewichte und bei der Verbesserung der Lebensqualität der Patienten.

Neben Diabetes und Schilddrüsenerkrankungen ist die Endokrinologie auch an der Behandlung anderer komplexer Erkrankungen wie Osteoporose, metabolischen Syndromen, Fruchtbarkeitsstörungen und bestimmten endokrinen Tumoren beteiligt. Jede endokrine Drüse - seien es die Nebennieren, die Hypophyse oder die Keimdrüsen - hat einen großen Einfluss auf die Gesamtgesundheit des Individuums, und jede Anomalie in ihrer Funktion kann systemübergreifende Ungleichgewichte verursachen. Die Endokrinologie ist daher in verschiedenen Bereichen der Medizin tätig und trägt zur integrierten Behandlung vieler Krankheiten bei.

Darüber hinaus nimmt dieses Fachgebiet aufgrund der zunehmenden Komplexität der Behandlungsmethoden eine strategische Position ein. Mit den Fortschritten in der medizinischen Forschung profitiert die Endokrinologie von neuen Behandlungsansätzen, darunter die Hormonersatztherapie, die Insulinpumpentherapie für Diabetespatienten und der Einsatz von Biotherapien bei bestimmten seltenen Erkrankungen. Diese Innovationen ermöglichen eine bessere Kontrolle endokriner Erkrankungen und eine Verringerung ihrer Komplikationen, erfordern aber auch spezifisches Fachwissen, um die Behandlungen auf die individuellen Bedürfnisse jedes einzelnen Patienten abzustimmen. Endokrinologen sowie die sie umgebenden Pflegeteams müssen daher kontinuierlich in den neuesten medizinischen Entwicklungen geschult werden, um eine optimale Behandlung anbieten zu können.

Schließlich zeigt sich die Bedeutung der Endokrinologie auch in ihrer präventiven Dimension. Viele endokrine Erkrankungen sind zwar zunächst stumm, können aber durch geeignete biologische Tests und klinische Untersuchungen in einem frühen Stadium erkannt werden. Durch die Prävention und Früherkennung von Diabetes, Hypercholesterinämie oder Schilddrüsenerkrankungen können geeignete therapeutische Maßnahmen ergriffen werden, bevor es zu schwerwiegenden Komplikationen kommt. Auf diese Weise trägt die Endokrinologie aktiv zur Senkung der mit diesen Krankheiten verbundenen Morbidität und Mortalität bei.

- Notwendige Qualitäten für eine Pflegekraft in der Endokrinologie

Die Qualitäten, die ein Pflegehelfer in der Endokrinologie benötigt, sind vielfältig und umfassen sowohl technische Fähigkeiten als auch menschliche Qualitäten. Die Arbeit in diesem speziellen Bereich erfordert ein genaues Verständnis für die Bedürfnisse der Patienten, die häufig an chronischen Krankheiten leiden, die eine sorgfältige Überwachung und langfristige Begleitung erfordern. Diese Erkrankungen wie Diabetes, Schilddrüsenstörungen oder hormonelle Ungleichgewichte beeinträchtigen nicht nur die körperliche Gesundheit der Patienten, sondern auch ihr psychologisches Wohlbefinden, was einen wohlwollenden und empathischen Ansatz erfordert.

Die erste wesentliche Eigenschaft für eine Pflegekraft in der Endokrinologie ist zweifellos Empathie. Patienten mit endokrinen Erkrankungen müssen täglich mit belastenden Behandlungen, Nebenwirkungen und manchmal sogar mit schwerwiegenden Komplikationen umgehen. Die Pflegekraft muss in der Lage sein, ihre Sorgen anzuhören und zu verstehen, ohne zu urteilen, und ihnen dabei moralische Unterstützung zu bieten. Dieses Einfühlungsvermögen zeigt sich in der Aufmerksamkeit für Details: Ein Lächeln, ein aufmunterndes Wort oder eine tröstende Geste können für Patienten, die sich mit dem Umgang mit ihrer Krankheit oft überfordert fühlen, einen großen Unterschied machen. Der Pflegehelfer wird so zu einer Vertrauensperson, bei der sich die Patienten verstanden und unterstützt fühlen können.

Geduld ist eine weitere Schlüsselqualifikation in diesem Bereich. Die Pflege in der Endokrinologie erfordert eine sorgfältige und regelmäßige Betreuung der Patienten, die manchmal ängstlich oder frustriert sein können, weil ihre Genesung nur langsam voranschreitet oder weil sie durch die Behandlung eingeschränkt sind. Ob es nun darum geht, einen Diabetespatienten bei der Anpassung seiner Ernährung zu begleiten oder den Fortschritt einer Hormontherapie zu überwachen, die Pflegekraft muss in der Lage sein, Anweisungen zu wiederholen und die Patienten zu begleiten, ohne dabei die Ruhe zu verlieren, selbst in stressigen Situationen. Geduld ermöglicht es auch, das Tempo der Pflege an die Fähigkeiten jedes einzelnen Patienten anzupassen und dabei seine körperlichen und emotionalen Grenzen zu respektieren.

Eine große Genauigkeit ist in diesem Beruf ebenfalls unerlässlich. Endokrine Erkrankungen wie Diabetes oder Hypothyreose erfordern eine genaue Überwachung der biologischen Parameter wie Blutzuckerspiegel, Gewicht oder Blutdruck. Die Pflegekraft muss sicherstellen, dass diese Messungen genau durchgeführt werden und die Ergebnisse korrekt an das medizinische Team weitergeleitet werden. Jeder Fehler oder jede Nachlässigkeit kann schwerwiegende Folgen für den Patienten haben. Die Gründlichkeit spiegelt sich auch in der strikten Anwendung von Pflegeprotokollen wider, sei es bei der Überwachung von Insulininjektionen oder der Verabreichung von Hormonbehandlungen. Diese Präzision in den Handgriffen und das Befolgen der Anweisungen sind der Schlüssel zu einer sicheren und effizienten Pflege.

Neben diesen technischen Fähigkeiten muss eine Pflegekraft in der Endokrinologie auch sehr anpassungsfähig sein. Die Patienten können sehr unterschiedliche Profile aufweisen: von jungen Erwachsenen, die gerade mit ihrem Typ-1-Diabetes zu kämpfen haben, bis hin zu älteren Menschen, die an mehreren chronischen Krankheiten leiden. Die Pflegekraft muss ihren Ansatz auf jeden einzelnen Patienten abstimmen und dabei ihren Gesundheitszustand, ihren Lebensstil und ihre Fähigkeit, sich aktiv an ihrer Behandlung zu beteiligen, berücksichtigen. Darüber hinaus entwickelt sich der Bereich der Endokrinologie mit der Einführung neuer Technologien und Pflegeprotokolle rasch weiter. Die Pflegekraft muss daher in der Lage sein, sich an Neuerungen wie die Verwendung von Insulinpumpen oder

Blutzuckersensoren anzupassen und diese Veränderungen in ihre tägliche Praxis zu integrieren.

Die Fähigkeit, gut zu kommunizieren, ist ebenfalls von entscheidender Bedeutung. Die Pflegekraft steht oft im Mittelpunkt der Interaktion zwischen Patienten, Familien und dem Pflegeteam. Sie müssen in der Lage sein, Informationen klar und präzise zu vermitteln, sei es, um einen Patienten über den Verlauf seiner Krankheit zu beruhigen oder um bei Teamsitzungen ausführlich über die geleistete Pflege zu berichten. Diese Kommunikation muss flüssig, transparent und auf den jeweiligen Gesprächspartner abgestimmt sein. Bei Patienten bedeutet dies, bestimmte medizinische Begriffe zu popularisieren, um sie verständlich zu machen. Mit anderen Angehörigen der Gesundheitsberufe bedeutet dies, genaue und relevante Informationen zu liefern, die es ermöglichen, fundierte Entscheidungen über die weitere Behandlung zu treffen.

Schließlich ist Resilienz eine unverzichtbare Eigenschaft für eine Pflegekraft in der Endokrinologie. Dieser Beruf ist zwar befriedigend, kann aber auch emotional anspruchsvoll sein. Die Patienten sind häufig mit chronischen Krankheiten konfrontiert, die sich in manchen Fällen trotz aller Bemühungen verschlechtern können. Der Krankenpflegehelfer muss in der Lage sein, diese Situationen mit hoher Professionalität zu bewältigen, ein gleichbleibendes Maß an Pflege aufrechtzuerhalten und dabei auf sein eigenes Wohlbefinden zu achten. Resilienz ermöglicht es ihm, schwierige Momente zu überwinden, angesichts von Widrigkeiten positiv zu bleiben und auch in den anstrengendsten Situationen weiterhin eine qualitativ hochwertige Pflege zu leisten.

- Ziele des Buches: Neulinge auf ihrem Weg begleiten und ermutigen

Das Hauptziel dieses Buches ist es, Neulinge auf ihrem Weg zum Pflegehelfer auf einer endokrinologischen Station zu begleiten und zu ermutigen. Dieser Beruf wird zwar oft verkannt, spielt aber eine entscheidende Rolle bei der Betreuung von Patienten mit endokrinen Erkrankungen wie Diabetes, Schilddrüsenstörungen oder auch komplexen hormonellen Ungleichgewichten. Daher ist es von entscheidender Bedeutung, Neulingen eine klare und realistische Vorstellung davon zu vermitteln, wie der Alltag in der Endokrinologie aussieht, und ihnen gleichzeitig die Werkzeuge und das Wissen an die Hand zu geben, die sie benötigen, um auf diesem anspruchsvollen Weg erfolgreich zu sein.

Dieses Buch soll in erster Linie einen praktischen und inspirierenden Leitfaden bieten. Neulinge, die oft mit einer Vielzahl neuer Informationen, Verantwortlichkeiten und Herausforderungen konfrontiert werden, können sich manchmal überfordert fühlen. Eines der Hauptziele dieses Buches ist es, ihnen diesen Übergang reibungsloser zu gestalten, indem es ihnen konkrete Anhaltspunkte bietet. Durch die genaue Beschreibung der täglichen Aufgaben, der speziellen Verfahren in der Endokrinologie und die Erläuterung, wie man effektiv mit Patienten und anderen Mitgliedern des medizinischen Teams interagiert, wird dieses Buch zu einem unverzichtbaren Begleiter für neue Pflegehelfer/innen. Es hilft ihnen, ihre Rolle besser zu verstehen, die Besonderheiten der Endokrinologieabteilung zu begreifen und die Fähigkeiten zu erwerben, die sie brauchen, um sich auszuzeichnen.

Ein weiteres grundlegendes Ziel dieses Buches ist es, zu zeigen, dass dieser Beruf zwar anspruchsvoll, aber auch zutiefst befriedigend ist. Es geht nicht nur darum, technische Pflege zu leisten, sondern auch darum, eine starke menschliche Bindung zu den Patienten aufzubauen. Endokrine Erkrankungen sind oft chronisch, was bedeutet, dass die Patienten regelmäßig zur Pflege und Nachsorge zurückkehren. Dies ermöglicht es der Pflegekraft, eine Vertrauensbeziehung aufzubauen und zu einer echten Stütze für diese Patienten zu werden. Anhand von Erfahrungsberichten, konkreten Beispielen und Anekdoten aus dem Alltag möchte dieses Buch veranschaulichen, wie befriedigend es ist, wenn man

- wenn auch nur in bescheidenem Maße - zur Verbesserung der Lebensqualität von Patienten beitragen kann.

Darüber hinaus versucht dieses Buch, Neulinge zu ermutigen, angesichts der Schwierigkeiten, auf die sie stoßen könnten, durchzuhalten. Die Arbeit in einer endokrinologischen Abteilung bedeutet, dass man mit manchmal komplexen oder emotional schwierigen Situationen konfrontiert wird. Patienten können mit schwerwiegenden Komplikationen konfrontiert werden oder Momente der Entmutigung erleben, die mit ihrem Zustand zusammenhängen. Dieses Buch geht ehrlich auf diese Aspekte ein und bietet gleichzeitig Strategien zur Bewältigung von Herausforderungen. Es beleuchtet die Bedeutung von Teamarbeit, kollegialer Unterstützung und der verfügbaren Ressourcen zur Bewältigung von Stress und Burnout. Es soll das Selbstvertrauen von Neulingen stärken, indem es ihnen zeigt, dass sie auf ihrem Weg nicht allein sind und dass sie sich auf ihr Team verlassen können, um voranzukommen.

Schließlich möchte dieses Buch angehende Pflegekräfte dazu inspirieren, sich zu engagierten und kompetenten Fachkräften zu entwickeln. Indem es ihnen eine solide Wissensgrundlage über endokrine Erkrankungen und deren spezifische Pflege vermittelt, will das Buch die Theorie in die Praxis umsetzen. Es versucht zu zeigen, dass jeder Handgriff zählt und dass die Rolle des Pflegehelfers weit über die technische Unterstützung hinausgeht: Er soll eine Säule im Behandlungspfad des Patienten sein, ein Bindeglied zwischen Medizinern und Patienten und eine unverzichtbare Begleitfigur.

Kapitel 1

Endokrinologie
verstehen

1. Was ist Endokrinologie?

• Definition von Endokrinologie und endokrinen Drüsen
Die Endokrinologie ist der Zweig der Medizin, der sich mit dem Studium der endokrinen Drüsen und der von ihnen abgesonderten Hormone befasst. Diese Hormone sind chemische Botenstoffe, die im Blut zirkulieren und eine wesentliche Rolle bei der Regulierung vieler lebenswichtiger Funktionen des menschlichen Körpers spielen. Die Endokrinologie erforscht, wie diese Hormone so unterschiedliche Prozesse wie Stoffwechsel, Wachstum, Fortpflanzung und Stressreaktion beeinflussen. Die Endokrinologie befasst sich auch mit den Krankheiten, die durch Fehlfunktionen dieser Hormonsysteme verursacht werden, wie Diabetes, Schilddrüsenerkrankungen und Nebennierenerkrankungen.

Die endokrinen Drüsen, die im Mittelpunkt dieses Fachgebiets stehen, sind Organe, die ihre Hormone direkt ins Blut absondern, ohne den Umweg über Ausscheidungskanäle zu nehmen. Im Gegensatz zu den exokrinen Drüsen, die ihre Sekrete auf die Hautoberfläche oder in innere Körperhöhlen abgeben (wie die Speichel- oder Schweißdrüsen), üben die endokrinen Drüsen einen diffusen und systemischen Einfluss aus, da ihre Hormone über das Kreislaufsystem zu bestimmten, manchmal weit entfernten Zielorganen transportiert werden.

Zu den wichtigsten endokrinen Drüsen gehört die **Schilddrüse**, die den Stoffwechsel reguliert und so unterschiedliche Funktionen wie den Herzschlag, die Verdauung und die Körpertemperatur beeinflusst. Die **Nebennieren**, die sich oberhalb der Nieren befinden, produzieren entscheidende Hormone wie Cortisol, das bei der Stressbewältigung hilft, und Aldosteron, das den Blutdruck reguliert. Die **Bauchspeicheldrüse** hat zwar auch eine Verdauungsfunktion, ist aber durch die Produktion von Insulin, das den Glukosespiegel im Blut kontrolliert, eine wichtige endokrine Drüse. Eine Fehlfunktion der Bauchspeicheldrüse kann, wie im Fall von Diabetes, zu schweren Stoffwechselungleichgewichten führen.

Die **Hypophyse**, oft auch als Meisterdrüse bezeichnet, ist eine kleine Drüse, die sich an der Basis des Gehirns befindet. Obwohl sie nur klein ist, ist ihre Rolle immens: Sie steuert die Ausschüttung anderer Hormone in vielen Drüsen des Körpers, z. B. in der Schilddrüse, den Nebennieren und den Gonaden (Eierstöcke und Hoden). In Zusammenarbeit mit dem **Hypothalamus**, einer Region des Gehirns, reguliert sie Schlafzyklen, die Körpertemperatur und sogar die Steuerung von Hunger und Durst.

Die **Gonaden**, zu denen bei Frauen die Eierstöcke und bei Männern die Hoden gehören, sind ebenfalls wichtige endokrine Drüsen. Sie produzieren Sexualhormone wie Östrogen, Progesteron und Testosteron, die nicht nur die Fortpflanzung steuern, sondern auch die Entwicklung der sekundären Geschlechtsmerkmale, der Knochendichte und der Muskelmasse beeinflussen.

Die **Endokrinologie** beschränkt sich daher nicht auf die Untersuchung einzelner Drüsen, sondern betrachtet auch das komplexe Zusammenspiel zwischen diesen verschiedenen Organen. Hormonelle Ungleichgewichte können sich auf den gesamten Organismus auswirken, da Hormone nicht isoliert funktionieren. Beispielsweise kann eine Überproduktion von Schilddrüsenhormonen (Hyperthyreose) den Stoffwechsel beschleunigen, zu schnellem Gewichtsverlust, Tachykardie und chronischer Müdigkeit führen. Umgekehrt verlangsamt eine Unterfunktion der Schilddrüse (Hypothyreose) den Stoffwechsel, was zu Gewichtszunahme, Depressionen und Kälteempfindlichkeit führen kann. Ebenso wirkt sich eine Störung der Insulinproduktion in der Bauchspeicheldrüse direkt auf die Regulierung der Blutglukose aus und kann zu Stoffwechselerkrankungen wie Diabetes Typ 1 oder 2 führen.

- Die wichtigsten Hormone und ihre Funktionen

Hormone spielen eine grundlegende Rolle bei der Regulierung und dem reibungslosen Funktionieren des Körpers. Diese

Moleküle werden von den endokrinen Drüsen produziert, ins Blut abgegeben und wirken ferngesteuert auf Zielorgane, um das innere Gleichgewicht des Körpers, die sogenannte Homöostase, aufrechtzuerhalten. Jedes Hormon hat eine bestimmte Funktion, aber ihre Wirkung ist oft miteinander vernetzt, sodass sie komplexe und lebenswichtige Prozesse regulieren können. Im Folgenden finden Sie einen Überblick über die wichtigsten Hormone und ihre Funktionen im menschlichen Körper.

Insulin, **das** von der Bauchspeicheldrüse produziert wird, ist wahrscheinlich eines der bekanntesten Hormone. Es reguliert den Glukosespiegel im Blut, indem es den Eintritt von Glukose in die Zellen erleichtert, wo sie als Energiequelle genutzt oder in Form von Glykogen gespeichert wird. Bei einer Fehlfunktion dieser Regulierung, wie bei Diabetes, sammelt sich die Glukose im Blut an, was zu schweren Komplikationen führt. Insulin ist daher für das Energiemanagement und die Regulierung des Kohlenhydrat-, Fett- und Eiweißstoffwechsels von entscheidender Bedeutung.

Glukagon, **das** ebenfalls von der Bauchspeicheldrüse produziert wird, wirkt ergänzend zum Insulin. Während Insulin den Blutzuckerspiegel senkt, hat Glukagon die gegenteilige Wirkung. Beim Fasten oder wenn der Blutzuckerspiegel sinkt, regt es die Freisetzung von Glukose an, die in der Leber als Glykogen gespeichert ist, um einen angemessenen Blutzuckerspiegel aufrechtzuerhalten. Diese beiden Hormone arbeiten zusammen, um den Blutzuckerspiegel auszugleichen und die Zellen mit Energie zu versorgen.

Thyroxin (oder T4) und **Trijodthyronin** (T3), die von der Schilddrüse ausgeschüttet werden, sind entscheidende Hormone für die Regulierung des Grundumsatzes. Sie erhöhen den Sauerstoffverbrauch und regen den Stoffwechsel von Kohlenhydraten, Fetten und Proteinen in fast allen Geweben an. Diese Hormone beeinflussen auch das Wachstum, die Gehirnentwicklung und den Herzrhythmus. Ein Überschuss an Thyroxin, eine sogenannte Hyperthyreose, kann zu einem beschleunigten Stoffwechsel führen, während ein Mangel

(Hypothyreose) die Stoffwechselfunktionen verlangsamt, was zu Müdigkeit, Gewichtszunahme und anderen Komplikationen führt.

Das von den Nebennieren produzierte **Cortisol** wird aufgrund seiner Rolle bei der Reaktion des Körpers auf physischen oder psychischen Stress oft als "Stresshormon" bezeichnet. Cortisol hilft bei der Mobilisierung von Energiereserven, indem es den Blutzuckerspiegel anhebt, Fettsäuren freisetzt und die Glukoseproduktion der Leber fördert. Es hat auch eine entzündungshemmende Wirkung, indem es die Immunantwort reguliert. Während dieses Hormon für die Bewältigung akuter Stresssituationen lebenswichtig ist, kann eine langfristig übermäßige Cortisolproduktion zu gesundheitlichen Problemen wie dem Cushing-Syndrom, Fettleibigkeit oder Bluthochdruck führen.

Adrenalin und **Noradrenalin**, die ebenfalls von den Nebennieren ausgeschüttet werden, sind die Schlüsselhormone für die Reaktion "Kampf oder Flucht". Als Reaktion auf eine Bedrohung oder Gefahr erhöhen sie die Herzfrequenz, erweitern die Bronchien, um das Atmen zu erleichtern, und mobilisieren schnell die Energiereserven, indem sie den Blutzuckerspiegel erhöhen. Ihre Wirkung besteht darin, dass sie den Körper darauf vorbereiten, schnell auf eine Notsituation zu reagieren, indem sie die körperliche Kraft und Reaktionsfähigkeit verbessern.

Östrogen und **Progesteron**, die bei Frauen von den Eierstöcken produziert werden, spielen eine zentrale Rolle für den Menstruationszyklus und die Fortpflanzung. Östrogen fördert die Entwicklung sekundärer Geschlechtsmerkmale, wie die Reifung der Brüste, und reguliert den Menstruationszyklus, indem es das Wachstum der Gebärmutterschleimhaut anregt. Progesteron hingegen bereitet die Gebärmutter nach dem Eisprung auf eine mögliche Schwangerschaft vor und erhält die Umgebung für die Entwicklung des Embryos aufrecht, falls es zu einer Befruchtung kommt. Diese Hormone beeinflussen auch die Knochendichte und die Herz-Kreislauf-Gesundheit.

Testosteron, das bei Männern von den Hoden (und bei Frauen in geringerem Maße von den Eierstöcken) produziert wird, ist das Haupthormon, das für die Entwicklung der männlichen Geschlechtsmerkmale wie Muskelwachstum, tiefe Stimme und Körperbehaarung verantwortlich ist. Außerdem reguliert es die Spermienproduktion und trägt zur Libido bei. Bei Männern ist Testosteron auch an der lebenslangen Aufrechterhaltung der Knochendichte und der Muskelmasse beteiligt.

Das von der Hypophyse ausgeschüttete Wachstumshormon (GH) fördert das Knochen- und Gewebewachstum in der Kindheit und Jugend. Es spielt auch eine Rolle bei der Regulierung des Stoffwechsels von Proteinen, Kohlenhydraten und Fetten. Bei Erwachsenen trägt es zur Gewebereparatur und zum Erhalt der Muskel- und Knochenmasse bei. Ein Überschuss an Wachstumshormon kann zu Akromegalie führen, während ein Mangel in der Kindheit eine Wachstumsverzögerung verursachen kann.

Oxytocin schließlich, **das** manchmal auch als "Liebeshormon" bezeichnet wird, wird von der Hirnanhangdrüse ausgeschüttet und spielt eine Schlüsselrolle im Sozialverhalten und bei emotionalen Bindungen. Es fördert die Gebärmutterkontraktionen bei der Geburt und regt die Produktion von Muttermilch an. Neben seinen physiologischen Funktionen ist Oxytocin aber auch an der Regulierung von Emotionen und sozialen Interaktionen beteiligt, indem es die Bindung zwischen Menschen, insbesondere zwischen Mutter und Kind, stärkt.

•   Organe und Systeme mit Bezug zur Endokrinologie
Die Endokrinologie ist ein medizinisches Fachgebiet, das sich mit einem komplexen Netzwerk von miteinander verbundenen Organen und Systemen befasst, die alle durch Hormone reguliert werden. Diese Hormone werden von bestimmten endokrinen Drüsen produziert und wirken auf Zielorgane, um das innere Gleichgewicht des Körpers, auch Homöostase genannt, aufrechtzuerhalten. Jedes Organ oder System, das mit der Endokrinologie in Verbindung steht, spielt eine entscheidende

Rolle für die Gesamtfunktion des Körpers, wobei oft subtile, aber grundlegende Wechselwirkungen zwischen ihnen bestehen. Im Folgenden finden Sie einen Überblick über die wichtigsten Organe und Systeme, die an der Endokrinologie beteiligt sind.

Das Hypothalamus-Hypophysen-System, das sich an der Basis des Gehirns befindet, ist der Dirigent des gesamten endokrinen Systems. Der Hypothalamus, eine kleine Struktur im Gehirn, spielt eine Schlüsselrolle, indem er die Bedürfnisse des Körpers überwacht und Signale an die Hypophyse sendet, um die Produktion von Hormonen freizusetzen oder zu hemmen. Die Hypophyse, die oft als "Meisterdrüse" bezeichnet wird, ist in zwei Teile gegliedert: die Antehypophyse und die Posthypophyse. Die Vorderhypophyse schüttet Hormone wie Prolaktin, Wachstumshormon, gonadotrope Hormone (FSH und LH) und ACTH aus, die wiederum mehrere andere endokrine Drüsen beeinflussen. Die Posthypophyse wiederum schüttet Hormone wie Oxytocin und Vasopressin aus, die so wichtige Funktionen wie die Kontraktion der Gebärmutter bei der Geburt und den Wasserhaushalt des Körpers steuern.

Die Schilddrüse, die sich an der Basis des Halses befindet, ist ein Schlüsselorgan des endokrinen Systems. Sie produziert hauptsächlich Thyroxin (T4) und Trijodthyronin (T3), zwei Hormone, die den Grundumsatz steuern, d. h. die Geschwindigkeit, mit der der Körper im Ruhezustand Energie verbraucht. Diese Hormone beeinflussen auch das Wachstum, die Entwicklung des Nervensystems und die Regulierung der Körpertemperatur. Die Funktion der Schilddrüse wird von der Hypophyse genau überwacht, die TSH (thyroid-stimulating hormone) ausschüttet, um die Produktion der Schilddrüsenhormone an die Bedürfnisse des Körpers anzupassen. Ein Ungleichgewicht in der Produktion dieser Hormone kann zu Zuständen wie Hypothyreose führen, die durch einen verlangsamten Stoffwechsel gekennzeichnet ist, oder Hyperthyreose, bei der sich der Stoffwechsel übermäßig beschleunigt.

Die Nebennieren befinden sich oberhalb der Nieren und spielen eine entscheidende Rolle bei der Reaktion auf Stress und bei der Regulierung vieler lebenswichtiger Funktionen. Sie sind in zwei Teile gegliedert: die Nebennierenrinde und die Nebennierenrinde (Medullo-Nebenniere). Die Nebennierenrinde produziert Hormone wie Cortisol, das bei der Stressbewältigung hilft und den Stoffwechsel von Fetten, Proteinen und Kohlenhydraten reguliert, sowie Aldosteron, das den Wasser- und Elektrolythaushalt durch Regulierung der Natriumrückresorption in den Nieren steuert. Die Nebennierenrinde produziert Katecholamine, hauptsächlich Adrenalin und Noradrenalin, die den Körper auf schnelle Reaktionen bei Gefahr vorbereiten ("Kampf-oder-Flucht"-Reaktion). Diese Hormone erhöhen die Herzfrequenz, lassen den Blutdruck steigen und steigern den Blutfluss zu den Muskeln.

Die Bauchspeicheldrüse hat zwar eine Doppelfunktion als Verdauungsorgan und Endokrinium, ist aber in der Endokrinologie vor allem für ihre Rolle bei der Regulierung des Blutzuckerspiegels bekannt. Sie enthält spezialisierte Zellen, die Langerhansschen Inseln, die Insulin und Glukagon produzieren. Insulin senkt den Blutzuckerspiegel, indem es den Eintritt von Glukose in die Zellen erleichtert, während Glukagon den Blutzuckerspiegel erhöht, indem es die Freisetzung von Glukose aus dem in der Leber gespeicherten Glykogen fördert. Dieses System ist entscheidend für die Aufrechterhaltung eines stabilen Glukosespiegels, und eine Störung der Insulinproduktion, wie bei Diabetes, kann zu schwerwiegenden gesundheitlichen Folgen führen.

Die Keimdrüsen, d. h. die Hoden beim Mann und die Eierstöcke bei der Frau, spielen eine zentrale Rolle bei der Fortpflanzung und der Produktion von Sexualhormonen. Bei Frauen schütten die Eierstöcke vor allem Östrogen und Progesteron aus, die den Menstruationszyklus, die Schwangerschaft und die Entwicklung der sekundären Geschlechtsmerkmale regulieren. Bei Männern produzieren die Hoden das Hormon Testosteron, das für die Spermatogenese und die Entwicklung der männlichen

Geschlechtsmerkmale verantwortlich ist. Sexualhormone wirken sich auch auf andere Körpersysteme aus, z. B. auf die Knochen- und Muskelgesundheit und sogar auf die Regulierung der Stimmung.

Die Nebenschilddrüsen, kleine Drüsen hinter der Schilddrüse, sind für die Regulierung des Kalziumgehalts im Blut verantwortlich. Sie produzieren das Parathormon (PTH), das den Kalziumspiegel im Blut erhöht, indem es seine Freisetzung aus den Knochen, seine Aufnahme aus dem Darm und seine Rückresorption in den Nieren stimuliert. Kalzium ist nicht nur für starke Knochen und Zähne wichtig, sondern auch für die Muskelkontraktion, die Nervenleitung und die Blutgerinnung. Eine Störung der Nebenschilddrüsen kann zu schwerwiegenden Ungleichgewichten wie Hypokalzämie oder Hyperkalzämie führen, die viele Körperfunktionen beeinträchtigen.

Schließlich befasst sich die Endokrinologie nicht nur mit bestimmten Drüsen, sondern ist auch eng mit anderen Körpersystemen wie dem **Nervensystem** verbunden. Die Interaktion zwischen Hormonen und dem Gehirn ist entscheidend für die Regulierung komplexer Verhaltensweisen wie Stressbewältigung, Hunger, Durst und sogar Emotionen. Das endokrine System steht daher über Strukturen wie den Hypothalamus in ständigem Dialog mit dem Nervensystem, wodurch eine koordinierte Reaktion auf innere Bedürfnisse und äußere Reize ermöglicht wird.

2. Häufige endokrine Erkrankungen

- Diabetes Typ 1 und 2

Diabetes ist eine chronische Krankheit, bei der zu viel Glukose im Blut vorhanden ist, weil die Produktion oder Verwendung des Hormons Insulin, das für die Regulierung des Blutzuckerspiegels wichtig ist, nicht richtig funktioniert. Es gibt zwei Hauptformen von Diabetes: Typ-1-Diabetes und Typ-2-Diabetes. Obwohl beide Typen ein gemeinsames Merkmal haben - einen erhöhten Blutzuckerspiegel - unterscheiden sich ihre Ursachen, Mechanismen und die Behandlung erheblich.

Typ-1-Diabetes ist eine Autoimmunerkrankung, die in der Regel bei Kindern, Jugendlichen oder jungen Erwachsenen auftritt, aber auch in jedem anderen Alter auftreten kann. Bei dieser Art von Diabetes greift das Immunsystem fälschlicherweise die Betazellen der Bauchspeicheldrüse an, die für die Produktion von Insulin zuständig sind. Da Insulin das Hormon ist, das dafür sorgt, dass Glukose in die Zellen gelangt, um dort als Energiequelle genutzt zu werden, führt seine Zerstörung dazu, dass der Blutzuckerspiegel nicht mehr reguliert werden kann. Ohne Insulin sammelt sich also Glukose im Blut an, was zu einer Hyperglykämie führt. Die genauen Ursachen dieser Autoimmunreaktion sind nicht vollständig verstanden, aber genetische, umweltbedingte und möglicherweise virale Faktoren scheinen eine Rolle bei der Auslösung dieses Autoimmunangriffs zu spielen.

Da bei Typ-1-Diabetes kein oder fast kein Insulin vorhanden ist, sind die Betroffenen zum Überleben vollständig auf exogenes Insulin angewiesen. Daher sind Insulininjektionen oder die Verwendung von Insulinpumpen erforderlich, um den Blutzuckerspiegel zu regulieren. Neben der Insulintherapie umfasst das Management von Typ-1-Diabetes die ständige Überwachung des Blutzuckerspiegels, die Beachtung der Ernährung und die Anpassung der Insulindosen an die körperliche Aktivität und die Nahrungsaufnahme. Ein rigoroses Management ist entscheidend, um akute Komplikationen wie die diabetische Ketoazidose zu verhindern, einen medizinischen Notfall, der auftreten kann, wenn die Glukosewerte nicht kontrolliert werden und der Körper ohne Insulin beginnt, Fett als Energiequelle zu nutzen und dabei toxische Ketonkörper freisetzt.

Typ-2-Diabetes ist dagegen viel häufiger und macht weltweit etwa 90 % aller Diabetesfälle aus. Er betrifft vor allem

Erwachsene, obwohl er aufgrund der Zunahme von Übergewicht und Bewegungsmangel zunehmend auch bei jungen Menschen diagnostiziert wird. Im Gegensatz zu Typ 1 wird Typ-2-Diabetes nicht durch einen Autoimmunangriff verursacht. Er tritt vielmehr aufgrund einer Insulinresistenz auf, bei der die Körperzellen nicht mehr effektiv auf die Wirkung von Insulin reagieren, in Kombination mit einer unzureichenden Insulinproduktion der Bauchspeicheldrüse. So wird zwar noch Insulin produziert, aber es gelingt ihm nicht, den Blutzuckerspiegel richtig zu regulieren.

Zu den Risikofaktoren für Typ-2-Diabetes gehören Fettleibigkeit, eine ungesunde zucker- und fettreiche Ernährung, Bewegungsmangel sowie eine genetische Veranlagung. Menschen mit überschüssigem Bauchfett sind besonders gefährdet, da dieses Fett die Entstehung einer Insulinresistenz begünstigt. Diese Art von Diabetes entwickelt sich schleichend, oft zunächst ohne sichtbare Symptome, was es schwierig macht, sie vor dem Auftreten von Komplikationen wie Herz-Kreislauf-Erkrankungen, Bluthochdruck oder Nierenproblemen zu erkennen.

Die Behandlung von Typ-2-Diabetes beruht in erster Linie auf Änderungen des Lebensstils. Eine ausgewogene Ernährung, die reich an Ballaststoffen und arm an schnellen Zuckern ist, kann in Kombination mit regelmäßiger körperlicher Betätigung dazu beitragen, die Insulinresistenz zu verringern und die Blutzuckerregulierung zu verbessern. In vielen Fällen reichen diese Maßnahmen aus, um die Krankheit unter Kontrolle zu bringen. Einige Patienten benötigen jedoch auch eine medikamentöse Behandlung, z. B. mit oralen Antidiabetika (Metformin, Sulfonylharnstoffe) oder in fortgeschrittenen Fällen mit Insulin.

Obwohl die beiden Diabetesarten unterschiedliche Mechanismen haben, teilen sie ein gemeinsames Risiko für langfristige Komplikationen, wenn der Blutzuckerspiegel nicht gut kontrolliert wird. Zu diesen Komplikationen gehören Schäden an den Blutgefäßen (Mikroangiopathie und Makroangiopathie), die viele Organe betreffen können. Die diabetische Retinopathie, eine

Schädigung der kleinen Blutgefäße in der Netzhaut, kann zur Erblindung führen. Die diabetische Nephropathie beeinträchtigt die Nieren und kann sich zu Nierenversagen entwickeln. Auch die Nerven können geschädigt werden, was zu einer diabetischen Neuropathie führt, die Schmerzen, Taubheitsgefühle oder schwere Infektionen, insbesondere an den Füßen (diabetischer Fuß), verursacht. Diabetes erhöht auch das Risiko von Herz-Kreislauf-Erkrankungen wie Herzinfarkt und Schlaganfall erheblich.

- Hypo- und Hyperthyreose

Hypothyreose und Hyperthyreose sind zwei wichtige Störungen der Schilddrüse, einer kleinen, schmetterlingsförmigen Drüse am Halsansatz, die jedoch einen immensen Einfluss auf die Funktionsweise des Körpers hat. Obwohl sich diese beiden Erkrankungen in Bezug auf die Hormonaktivität diametral gegenüberstehen, haben sie tiefgreifende Auswirkungen auf den Stoffwechsel und das allgemeine Wohlbefinden. Die Schilddrüse produziert hauptsächlich zwei Hormone: Thyroxin (T4) und Trijodthyronin (T3), die den Stoffwechsel, d. h. die Geschwindigkeit, mit der der Körper Energie verbraucht, sowie viele andere Körperfunktionen wie Temperatur, Herzschlag und Verdauung regulieren.

Hypothyreose: Verlangsamung des Stoffwechsels

Eine Unterfunktion der Schilddrüse tritt auf, wenn die Schilddrüse nicht genügend Schilddrüsenhormone produziert, um den Bedarf des Körpers zu decken. Dieser Hormonmangel führt zu einer allgemeinen Verlangsamung der Stoffwechselfunktionen. Dieser Zustand kann aus verschiedenen Ursachen resultieren, die häufigste ist jedoch die Hashimoto-Thyreoiditis, eine Autoimmunkrankheit, bei der das Immunsystem die Schilddrüse angreift und sie allmählich unfähig macht, ausreichend Hormone zu produzieren. Weitere Ursachen sind chirurgische Eingriffe (wie die Entfernung der Schilddrüse), Radiojodbehandlungen bei Hyperthyreose, bestimmte Medikamente oder Jodmangel, obwohl letzterer in den Industrieländern selten ist.

Die Symptome einer Hypothyreose sind oft heimtückisch, da sie allmählich auftreten und auf andere Gesundheitsprobleme oder das Altern zurückgeführt werden können. Sie spiegeln jedoch alle die Verlangsamung des Stoffwechsels wider. Die Patienten leiden in der Regel unter chronischer Müdigkeit, unerklärlicher Gewichtszunahme, erhöhter Kälteempfindlichkeit, Verstopfung und Stimmungsschwankungen wie Depressionen oder Reizbarkeit. Das Haar kann dünn und trocken werden und die Haut dicker und rauer. Eine unbehandelte Hypothyreose kann auch zu kardiovaskulären Komplikationen wie Hypercholesterinämie führen, da der Fettstoffwechsel beeinträchtigt ist. Bei Frauen kann sie den Menstruationszyklus stören und sogar zu Fruchtbarkeitsproblemen führen.

Die Diagnose einer Hypothyreose beruht hauptsächlich auf einer Blutuntersuchung auf TSH (Thyroid-stimulierendes Hormon). Wenn die Schilddrüsenhormonwerte niedrig sind, erhöht die Hypophyse die TSH-Produktion, um die Schilddrüse zu stimulieren. Ein hoher TSH-Wert gekoppelt mit einem niedrigen T4- oder T3-Wert bestätigt in der Regel die Diagnose.

Die Behandlung der Hypothyreose ist einfach und wirksam: Sie beruht auf der täglichen Einnahme von Levothyroxin, einem Schilddrüsenhormonersatz, der den normalen Hormonspiegel im Blut wiederherstellt. Wenn die Substitution gut eingestellt ist, können die Patienten wieder eine normale Lebensqualität erreichen, obwohl die Behandlung lebenslang eingenommen werden muss.

Hyperthyreose: ein Übermaß an Stoffwechselanregung

Im Gegensatz dazu wird die Hyperthyreose durch eine übermäßige Produktion von Schilddrüsenhormonen verursacht, was zu einem beschleunigten Stoffwechsel führt. Die häufigste Ursache für eine Hyperthyreose ist Morbus Basedow (oder Graves), eine weitere Autoimmunerkrankung, bei der Antikörper die Schilddrüse übermäßig stimulieren und sie dazu bringen, zu viele Hormone zu produzieren. Eine Schilddrüsenüberfunktion kann auch durch überaktive Schilddrüsenknoten (toxische multinoduläre Struma oder toxisches Adenom) oder durch eine Thyreoiditis verursacht werden, eine vorübergehende Entzündung der Drüse, die zu einer massiven Hormonfreisetzung führt.

Die Symptome der Hyperthyreose spiegeln diese übermäßige Stoffwechselaktivität wider. Die Patienten verspüren häufig eine erhöhte Nervosität oder Angst, einen schnellen Gewichtsverlust trotz normalem oder gesteigertem Appetit, Herzklopfen, übermäßiges Schwitzen und Hitzeunverträglichkeit. Eine Hyperthyreose kann auch zu Zittern, Muskelschwäche und Schlafstörungen führen. Patienten haben manchmal einen für die Basedow-Krankheit charakteristischen Exophthalmus (Hervortreten der Augen), der durch eine Entzündung des Gewebes um die Augen herum verursacht wird.

Die Diagnose einer Hyperthyreose ist ähnlich wie die einer Hypothyreose, nur umgekehrt: Die TSH-Werte sind niedrig, weil die Hypophyse versucht, die Schilddrüse zu bremsen, während die T3- und T4-Werte hoch sind. Weitere Untersuchungen wie eine Schilddrüsenszintigraphie können erforderlich sein, um die genaue Ursache der Hyperthyreose zu ermitteln.

Die Behandlung der Hyperthyreose hängt von ihrer Ursache und der Schwere der Symptome ab. Häufig werden Schilddrüsenmedikamente wie Methimazol oder Propylthiouracil eingesetzt, um die Hormonproduktion der Schilddrüse zu verringern. Bei Morbus Basedow können diese Medikamente nach mehrmonatiger Behandlung zu einer Remission führen. In anderen Fällen, z. B. bei überaktiven Knoten, kann eine Behandlung mit radioaktivem Jod erforderlich sein, um die Schilddrüse teilweise oder vollständig zu zerstören. In manchen Fällen kann auch eine chirurgische Entfernung der Drüse in Betracht gezogen werden, insbesondere wenn andere Behandlungen fehlschlagen oder der Verdacht auf Krebsknoten besteht.

Eine häufige Komplikation bei definitiven Behandlungen (wie Radiojod oder Operationen) ist eine sekundäre Hypothyreose, die dann eine lebenslange Substitution mit Schilddrüsenhormonen erfordert.

Ein heikles Gleichgewicht zu wahren

Obwohl Hypothyreose und Hyperthyreose hinsichtlich der Hormonproduktion gegensätzliche Erkrankungen sind, teilen sie die Notwendigkeit einer präzisen Stoffwechselregulierung. Ungleichgewichte der Schilddrüsenhormone können schwerwiegende gesundheitliche Folgen haben, wenn sie nicht richtig behandelt werden, sei es durch die Auswirkungen des verlangsamten Stoffwechsels bei der Hypothyreose oder durch die übermäßige Stimulation bei der Hyperthyreose. Eine angemessene Behandlung dieser Zustände, oft durch eine Kombination aus medikamentöser Behandlung, hormonellen Anpassungen und manchmal chirurgischen Eingriffen, führt in der Regel zur Wiederherstellung eines gesunden Hormonhaushalts und verbessert die Lebensqualität der Betroffenen erheblich.

- Cushing-Syndrom, Phäochromozytom

Das Cushing-Syndrom und das Phäochromozytom sind zwei relativ seltene endokrine Erkrankungen, die jedoch aufgrund der Überproduktion von Hormonen potenziell schwerwiegende Folgen für die Gesundheit haben können. Obwohl beide Erkrankungen unterschiedliche Drüsen betreffen, haben sie eines gemeinsam: Sie führen zu einer hormonellen Dysregulation, die das Gleichgewicht des Körpers tiefgreifend stört.

Cushing-Syndrom: Überschuss an Cortisol

Das Cushing-Syndrom ist eine Erkrankung, die durch eine übermäßige Produktion von Cortisol gekennzeichnet ist, einem Hormon, das in den Nebennieren gebildet wird. Cortisol, das oft als "Stresshormon" bezeichnet wird, spielt eine entscheidende

Rolle bei der Steuerung der Reaktionen des Körpers auf Stresssituationen. Es reguliert auch den Stoffwechsel von Fetten, Proteinen und Kohlenhydraten und beeinflusst die Immunantwort und den Blutdruck. Ein Überschuss an Cortisol über einen längeren Zeitraum, wie es beim Cushing-Syndrom der Fall ist, kann jedoch verheerende Auswirkungen auf den Körper haben.

Die häufigste Ursache des Cushing-Syndroms ist die langfristige Einnahme von Kortikosteroiden, die zur Behandlung von entzündlichen Erkrankungen wie Asthma, Arthritis oder Lupus eingesetzt werden. Es gibt auch endogene Formen des Syndroms, die häufig mit einem Tumor in Verbindung stehen, der eine übermäßige Cortisolproduktion anregt. In einigen Fällen befindet sich dieser Tumor direkt in der Nebenniere, in anderen Fällen kann er die Hypophyse betreffen, die die Hormonproduktion der Nebennieren steuert. Diese Art des Cushing-Syndroms, das auch als Cushing-Krankheit bekannt ist, wird durch einen gutartigen Tumor in der Hypophyse verursacht, der das Hormon ACTH (adrenocorticotropes Hormon) im Übermaß produziert und damit die Nebennieren zur Produktion von Cortisol anregt.

Die Symptome des Cushing-Syndroms sind vielfältig, aber zu den charakteristischsten gehört eine Gewichtszunahme, vor allem im Gesicht (Mondgesicht), im Bauch und im Nacken (Büffelbuckel). Die Arme und Beine hingegen können relativ schlank bleiben. Weitere Anzeichen sind eine erhöhte Hautbrüchigkeit, violette Dehnungsstreifen am Bauch, Muskelschwäche, Bluthochdruck, ein hoher Blutzuckerspiegel, der sich zu Diabetes entwickeln kann, sowie Osteoporose aufgrund des Abbaus von Knochengewebe. Bei Frauen kommt es häufig zu Menstruationsstörungen und bei Männern kann es zu einer verminderten Libido und Erektionsstörungen kommen.

Die Diagnose des Cushing-Syndroms beruht auf einer Reihe von Hormontests, mit denen die Cortisolwerte im Blut, Urin oder Speichel gemessen werden. Tests zur Unterdrückung der Cortisolproduktion und bildgebende Verfahren wie MRT oder CT können erforderlich sein, um einen möglichen Tumor zu lokalisieren, der für die übermäßige Produktion verantwortlich ist.

Die Behandlung hängt von der zugrunde liegenden Ursache ab. Wenn die Krankheit mit einer längeren Einnahme von Kortikosteroiden zusammenhängt, ist die allmähliche Reduzierung dieser Medikamente unter ärztlicher Aufsicht von entscheidender Bedeutung. Bei Tumoren kann ein chirurgischer Eingriff zur Entfernung des Nebennieren- oder Hypophysentumors in Betracht gezogen werden. In einigen Fällen können auch eine Strahlentherapie oder Medikamente zur Blockierung der Cortisolproduktion eingesetzt werden.

Phäochromozytom: ein seltener, aber gefährlicher Tumor der Nebenniere

Das Phäochromozytom ist ein seltener, meist gutartiger Tumor, der sich in der Medullo-Nebenniere, dem zentralen Teil der Nebennieren, entwickelt. Dieser Tumor führt zu einer Überproduktion von Katecholaminen, hauptsächlich Adrenalin und Noradrenalin, Hormonen, die die "Kampf-oder-Flucht"-Reaktion des Körpers regulieren. Wenn diese Hormone im Übermaß freigesetzt werden, führen sie zu plötzlichen, unkontrollierten Blutdruckanstiegen und anderen schwerwiegenden Symptomen.

Die charakteristischsten Anzeichen eines Phäochromozytoms sind plötzliche hypertensive Krisen, die mit starken Schweißausbrüchen, Herzklopfen, heftigen Kopfschmerzen und manchmal auch mit Angst- oder Panikzuständen einhergehen. Diese Anfälle können sporadisch auftreten und von einigen Minuten bis zu mehreren Stunden dauern. Zwischen den Anfällen kann bei einigen Patienten ein anhaltender Bluthochdruck auftreten. Weitere Symptome sind Gewichtsverlust, starke Müdigkeit und manchmal Bauchschmerzen.

Obwohl das Phäochromozytom in der Regel gutartig ist, ist es aufgrund seiner schwerwiegenden Auswirkungen auf das Herz und die Blutgefäße potenziell lebensbedrohlich. Unbehandelte hypertensive Krisen können zu schweren Komplikationen wie Schlaganfällen, Herzinfarkten oder Nierenschäden führen. Aus diesem Grund sind eine schnelle Diagnose und eine angemessene Behandlung von entscheidender Bedeutung.

Die Diagnose beruht auf Blut- und Urintests, bei denen der Gehalt an Katecholaminen und ihren Derivaten, den Metanephrinen, gemessen wird. Sobald die Diagnose bestätigt ist, kann der Tumor mithilfe bildgebender Verfahren wie Computertomografie oder Kernspintomografie lokalisiert werden.

Die Standardbehandlung des Phäochromozytoms ist die chirurgische Entfernung des Tumors. Vor der Operation ist es jedoch entscheidend, den Blutdruck des Patienten mit Medikamenten zu stabilisieren, insbesondere mit Alpha-Blockern, die helfen, hypertensive Komplikationen während des Eingriffs zu verhindern. In Fällen, in denen eine Operation nicht möglich ist, können Medikamente verschrieben werden, die die Wirkung von Katecholaminen blockieren oder ihre Produktion verringern. Wenn das Phäochromozytom bösartig ist (was selten vorkommt), können zusätzliche Behandlungen wie Chemo- oder Strahlentherapie erforderlich sein.

Hormonelle Störungen mit großen Auswirkungen

Das Cushing-Syndrom und das Phäochromozytom sind zwei anschauliche Beispiele für die Bedeutung der Nebennieren bei der Regulierung des Hormonhaushalts des Körpers. Während das Cushing-Syndrom durch eine Überproduktion von Cortisol und seine schädlichen Auswirkungen auf den Stoffwechsel und das Körpergewebe gekennzeichnet ist, führt das Phäochromozytom zu einer Überproduktion von Adrenalin und Noradrenalin mit schwerwiegenden Folgen für das Herz-Kreislauf-System. Diese beiden Zustände unterscheiden sich zwar in ihrer klinischen Ausprägung, erfordern aber eine schnelle und gründliche medizinische Versorgung, um lebensbedrohliche Komplikationen zu vermeiden. Die Behandlung, in deren Mittelpunkt häufig ein chirurgischer Eingriff steht, führt in den meisten Fällen zur Wiederherstellung eines normalen Hormonhaushalts und verbessert die Lebensqualität der Patienten.

- Polyzystisches Ovarialsyndrom (PCOS)

Das polyzystische Ovarialsyndrom (PCOS) ist eine häufige endokrine Erkrankung, von der etwa 10 % der Frauen im gebärfähigen Alter betroffen sind. Das Syndrom ist durch ein hormonelles Ungleichgewicht gekennzeichnet, das die Funktion der Eierstöcke beeinträchtigt und sich auf verschiedene Aspekte der reproduktiven und metabolischen Gesundheit auswirkt. PCOS äußert sich durch eine Kombination von Symptomen, die von Frau zu Frau unterschiedlich sind, wird jedoch durch drei Hauptkriterien definiert: unregelmäßige Menstruationszyklen, Hyperandrogenämie (Überschuss an männlichen Hormonen) und das Vorhandensein multipler kleiner Zysten in den Eierstöcken, die im Ultraschall sichtbar sind.

Die dem PCOS zugrunde liegenden Mechanismen

PCOS entsteht durch eine Störung des Hormonhaushalts, die sich auf mehrere Drüsen und Systeme im Körper auswirkt. Eines der Hauptmerkmale dieses Zustands ist die Überproduktion von Androgenen, männlichen Hormonen wie Testosteron, durch die Eierstöcke. Obwohl Androgene bei Frauen natürlicherweise in geringen Mengen vorkommen, kann ein Übermaß zu einer Reihe von Symptomen führen, darunter Akne, übermäßige Behaarung (Hirsutismus) und männlich geprägter Haarausfall (androgenetische Alopezie). Diese Hyperandrogenämie ist eines der häufigsten klinischen Anzeichen des PCOS.

Das hormonelle Ungleichgewicht bei PCOS stört auch den Eisprung. Bei Frauen mit diesem Syndrom geben die Eierstöcke nicht immer regelmäßig eine Eizelle frei, was zu unregelmäßigen Menstruationszyklen oder zum völligen Ausbleiben der Menstruation (Amenorrhoe) führt. Diese chronische Anovulation ist eine häufige Ursache für Unfruchtbarkeit bei Frauen mit

PCOS, da ohne regelmäßigen Eisprung eine Befruchtung schwierig wird. Darüber hinaus ist die Entwicklung einer Vielzahl kleiner Follikel in den Eierstöcken - die oft fälschlicherweise mit Zysten verwechselt werden - eine weitere typische Erscheinung. Diese Follikel entwickeln sich nicht richtig und bleiben in einem unreifen Stadium stecken, wodurch die Freisetzung der Eizelle verhindert wird.

Ein weiterer Schlüsselmechanismus des PCOS ist die Insulinresistenz. Viele Frauen mit diesem Syndrom haben hohe Insulinspiegel, was bedeutet, dass ihr Körper weniger empfindlich auf die Wirkung dieses Hormons reagiert, das für die Regulierung des Blutzuckerspiegels entscheidend ist. Als Reaktion darauf produziert die Bauchspeicheldrüse zum Ausgleich mehr Insulin, was das hormonelle Ungleichgewicht verschlimmert und die Androgenproduktion durch die Eierstöcke noch weiter fördert. Diese Insulinresistenz setzt Frauen mit PCOS auch einem erhöhten Risiko aus, an Typ-2-Diabetes zu erkranken sowie andere Stoffwechselkomplikationen wie Bluthochdruck und hohe Cholesterinwerte zu entwickeln.

Die Symptome von PCOS

Die Symptome von PCOS können in Bezug auf Schweregrad und Erscheinungsbild sehr unterschiedlich sein, treten jedoch häufig bereits im Jugendalter auf. Eines der frühesten Anzeichen sind Menstruationsunregelmäßigkeiten, wobei die Menstruation selten, unvorhersehbar oder völlig ausbleibend sein kann. Bei manchen Frauen kann die Menstruation sehr stark ausfallen, wenn der Eisprung nach monatelangen anovulatorischen Zyklen endlich eintritt.

Hyperandrogenämie führt zu körperlichen Symptomen, die das Selbstwertgefühl beeinträchtigen können. Eines der häufigsten Symptome ist Hirsutismus, der sich durch übermäßige Behaarung an typisch männlichen Stellen wie Gesicht, Brust oder Rücken äußert. Auch anhaltende Akne und Haarausfall nach einem männlichen Muster (schütteres Haar am Scheitelpunkt der Kopfhaut) sind häufig.

Ein weiterer Faktor, der häufig mit PCOS in Verbindung gebracht wird, ist das Gewicht. Zwar sind nicht alle Frauen mit dem Syndrom übergewichtig, aber viele nehmen aufgrund der Insulinresistenz an Gewicht zu, vor allem im Bauchbereich. Diese Gewichtszunahme kann die Symptome verschlimmern und den Umgang mit dem Syndrom erschweren.

Unfruchtbarkeit ist aufgrund der chronischen Anovulation ein weiteres großes Problem im Zusammenhang mit PCOS. Frauen, die versuchen zu empfangen, können Schwierigkeiten haben, auf natürlichem Wege schwanger zu werden. Mit der richtigen Behandlung, wie der Induktion des Eisprungs durch Medikamente, können viele Frauen mit PCOS jedoch erfolgreich schwanger werden.

Die Diagnose von PCOS

Die Diagnose von PCOS beruht auf mehreren klinischen und biologischen Kriterien. Am häufigsten werden die Rotterdam-Kriterien verwendet. Sie besagen, dass mindestens zwei der folgenden drei Kriterien für eine Diagnose erfüllt sein müssen: unregelmäßige oder ausbleibende Menstruationszyklen, klinische oder biologische Hyperandrogenämie (Symptome oder erhöhte Androgenspiegel) und das Vorhandensein multipler Follikel in den Eierstöcken im Ultraschall. Es ist wichtig, andere Ursachen für diese Symptome auszuschließen, wie z. B. Schilddrüsenstörungen oder eine angeborene Nebennierenhyperplasie, bevor die Diagnose PCOS gestellt wird.

Die Behandlung von PCOS

Die Behandlung von PCOS wird individuell auf die spezifischen Symptome jeder Frau und ihre Ziele abgestimmt, ob es nun darum geht, die Menstruationszyklen zu regulieren, Hyperandrogenämie zu behandeln oder die Fruchtbarkeit zu fördern. Frauen, die nicht auf eine Empfängnis aus sind, werden häufig orale Kontrazeptiva verschrieben, um die Menstruationszyklen zu regulieren, Hyperandrogenämie zu reduzieren und dem Risiko einer Endometriumhyperplasie vorzubeugen, die durch verlängerte anovulatorische Zyklen verursacht wird.

Zur Bekämpfung der Insulinresistenz können Ärzte Metformin verschreiben, ein Medikament, das zur Behandlung von Typ-2-Diabetes eingesetzt wird. Dieses Medikament hilft, die Insulinempfindlichkeit zu verbessern, den Androgenspiegel zu senken und die Zyklusregulierung zu fördern. Darüber hinaus werden Änderungen des Lebensstils wie eine ausgewogene Ernährung und regelmäßige körperliche Aktivität empfohlen, um das Gewicht zu kontrollieren, die Insulinempfindlichkeit zu verbessern und das Risiko von Stoffwechselkomplikationen zu verringern.

Zur Behandlung von Symptomen des Hyperandrogenismus wie Hirsutismus oder Akne können antiandrogene Medikamente wie Spironolacton verschrieben werden. Diese Behandlungen reduzieren die Produktion oder die Wirkung von Androgenen, wodurch das körperliche Erscheinungsbild und das Wohlbefinden der Patientinnen verbessert werden.

Für Frauen mit Kinderwunsch schließlich beinhaltet die Behandlung der mit PCOS verbundenen Unfruchtbarkeit in der Regel Behandlungen zur Herbeiführung des Eisprungs. Clomifencitrat und Letrozol werden häufig zur Stimulierung des Eisprungs bei anovulatorischen Patientinnen eingesetzt. In komplizierteren Fällen kann eine In-vitro-Fertilisation (IVF) in Betracht gezogen werden.

Die langfristigen Folgen von PCOS

PCOS ist nicht auf Fortpflanzungsprobleme beschränkt. Aufgrund der Insulinresistenz haben Frauen mit PCOS ein erhöhtes Risiko, an Typ-2-Diabetes, Herz-Kreislauf-Erkrankungen und Stoffwechselstörungen zu erkranken. Daher ist ein langfristiges Management erforderlich, um diese Komplikationen zu verhindern, mit regelmäßiger medizinischer Überwachung und einem gesunden Lebensstil.

3. Besondere Rolle der Pflegekraft in der Endokrinologie

* Begleitung von Patienten mit endokrinen Erkrankungen
Die Betreuung von Patienten mit endokrinen Erkrankungen ist ein komplexer und mehrdimensionaler Prozess, der über eine einfache medizinische Behandlung hinausgeht. Sie erfordert einen ganzheitlichen Ansatz, der sowohl die physischen als auch die psychologischen und erzieherischen Aspekte der Betreuung berücksichtigt. Endokrine Erkrankungen wie Diabetes, Schilddrüsenstörungen, das Cushing-Syndrom oder das polyzystische Ovarialsyndrom beeinträchtigen das Leben der Patienten erheblich und oft langfristig. Die Betreuung in diesem Rahmen beruht auf einer engen Zusammenarbeit zwischen Gesundheitsfachkräften und Patienten, um einen effektiven Umgang mit diesen chronischen Erkrankungen zu gewährleisten.

Zuhören und eine vertrauensvolle Beziehung

Die erste Säule der Betreuung ist das aktive Zuhören und der Aufbau einer vertrauensvollen Beziehung zum Patienten. Obwohl endokrine Erkrankungen oft mit bloßem Auge nicht erkennbar sein können, führen sie zu Symptomen, die die Patienten verunsichern. Chronische Müdigkeit, Gewichtszunahme oder -verlust, Stimmungsschwankungen oder Unfruchtbarkeit sind allesamt Erscheinungen, die die Lebensqualität und das Selbstwertgefühl tiefgreifend beeinträchtigen können. In diesem Zusammenhang ist es von entscheidender Bedeutung, dass sich die Pflegekraft die Zeit nimmt, den Sorgen des Patienten zuzuhören, ohne zu urteilen, und dabei Einfühlungsvermögen zeigt. Jeder Patient erlebt seine Krankheit auf einzigartige Weise, und ein personenzentrierter Ansatz hilft dabei, seine Gefühle und spezifischen Bedürfnisse besser zu verstehen.

Das Vertrauensverhältnis, das durch diesen offenen Dialog aufgebaut wird, ist entscheidend für eine gute Therapietreue. Denn endokrine Behandlungen, insbesondere bei Krankheiten wie Diabetes oder Hypothyreose, erfordern eine regelmäßige, oft lebenslange Einnahme von Medikamenten. Es ist daher von entscheidender Bedeutung, dass sich der Patient in diesem Prozess unterstützt und verstanden fühlt, damit er sich besser in das Management seiner Gesundheit einbringen kann.

Therapeutische Bildung: Schlüssel zur Autonomie

Ein weiterer grundlegender Aspekt der Begleitung ist die therapeutische Erziehung. Endokrine Erkrankungen, insbesondere Diabetes oder Hypothyreose, erfordern ein aktives und tägliches Management seitens des Patienten. Die Rolle der Angehörigen der Gesundheitsberufe, insbesondere der Krankenschwestern, Ärzte und Pflegekräfte, besteht daher darin, den Patienten mit Wissen und Fähigkeiten auszustatten, damit er zum Akteur seiner eigenen Gesundheit wird.

Bei Diabetes beispielsweise umfasst die therapeutische Schulung das Erlernen von Techniken zur Selbstkontrolle des Blutzuckerspiegels, das Erkennen von Symptomen einer Hypoglykämie oder Hyperglykämie sowie die Anpassung der Ernährung und der körperlichen Aktivität. Der Patient soll in der Lage sein, die Auswirkungen seiner Ernährungs- und Lebensweise auf die Blutzuckereinstellung zu verstehen, und gleichzeitig lernen, seine Insulindosen an seine Bedürfnisse anzupassen. Diese Aufklärung soll nicht nur akute

Komplikationen wie Hypoglykämieanfälle verhindern, sondern auch langfristige Risiken wie Herz-Kreislauf-, Nieren- oder Nervenkomplikationen verringern.

Bei anderen Erkrankungen, wie z. B. Schilddrüsenerkrankungen, besteht die Therapieerziehung darin, die Bedeutung einer regelmäßigen Medikamenteneinnahme und die möglichen Folgen von Hormonschwankungen zu erklären. Der Patient sollte auch darüber informiert werden, auf welche Symptome er achten muss und wann er bei Störungen wie starken Gewichtsschwankungen oder Herzklopfen einen Arzt aufsuchen sollte.

Ziel dieser Aufklärung ist es, dem Patienten zu ermöglichen, seine Krankheit besser zu verstehen, sich Reflexe anzueignen, um im Alltag besser mit ihr umgehen zu können, und so ein zufriedenstellendes Maß an Selbstständigkeit zu erreichen. Dieser auf Pädagogik und Transparenz basierende Ansatz ermöglicht es dem Patienten, sich seinem Zustand gegenüber weniger hilflos zu fühlen und seine Gesundheit selbst in die Hand zu nehmen.

Psychologische Unterstützung: ein wesentlicher Aspekt

Die Begleitung von Patienten mit endokrinen Erkrankungen wäre nicht vollständig, wenn sie nicht auch die psychologischen und emotionalen Dimensionen der Krankheit berücksichtigen würde. Diese oft chronischen und manchmal unsichtbaren Erkrankungen können erhebliche psychische Belastungen verursachen. Die Angst vor dem täglichen Umgang mit den Behandlungen, die Furcht vor langfristigen Komplikationen sowie die körperlichen und sozialen Auswirkungen der Symptome (wie Gewichtszunahme, Hirsutismus bei PCOS oder die Auswirkungen des Cushing-Syndroms) sind für die Patienten wichtige Quellen von Stress und Frustration.

In diesem Zusammenhang ist die psychologische Unterstützung von grundlegender Bedeutung. Der Patient sollte ermutigt werden, seine Ängste, Frustrationen und Zweifel zu äußern. Das

Pflegepersonal, insbesondere die Pflegehelfer, die häufig in direktem Kontakt mit den Patienten stehen, spielt bei dieser Unterstützung eine Schlüsselrolle. Es geht darum, wohlwollend zu sein und den Patienten bei der Bewältigung der emotionalen Aspekte seiner Krankheit zu begleiten. In manchen Fällen kann eine Betreuung durch einen Psychologen erforderlich sein, um dem Patienten zu helfen, mit den emotionalen Auswirkungen der Krankheit umzugehen, sein Selbstwertgefühl zu steigern und Resilienzstrategien für die täglichen Herausforderungen, die sein Zustand mit sich bringt, zu entwickeln.

Koordinierung der Pflege und langfristige Begleitung

Endokrine Erkrankungen erfordern oft eine langfristige Behandlung mit regelmäßiger medizinischer Betreuung, um die Behandlung anzupassen und den Krankheitsverlauf zu überwachen. Diese Betreuung beinhaltet in der Regel eine enge Zusammenarbeit zwischen mehreren Gesundheitsfachkräften: Endokrinologen, Krankenschwestern, Ernährungswissenschaftlern, Pflegekräften und manchmal sogar Psychologen. Die Koordination der Pflege ist daher ein wesentlicher Aspekt der Patientenbetreuung.

Das Pflegepersonal muss dafür sorgen, dass alle relevanten Informationen über den Zustand des Patienten zwischen den verschiedenen Mitgliedern des medizinischen Teams ausgetauscht werden, damit die Betreuung einheitlich und auf die Bedürfnisse des Patienten abgestimmt ist. Der Patient seinerseits sollte über die verschiedenen Phasen seiner Betreuung informiert und dazu ermutigt werden, sich aktiv an den Entscheidungen über seine Behandlung zu beteiligen. Diese langfristige Nachsorge ermöglicht es, die Therapien an die klinische Entwicklung anzupassen, aber auch das Auftreten von Komplikationen zu verhindern.

- Interaktion mit Krankenschwestern und Ärzten

Die Interaktion zwischen Pflegekräften, Krankenschwestern und Ärzten ist ein zentrales Element für das reibungslose Funktionieren jedes Pflegeteams, insbesondere in einer so komplexen Abteilung wie der Endokrinologie. Diese enge und harmonische Zusammenarbeit ist von entscheidender Bedeutung, um eine optimale Versorgung der Patienten zu gewährleisten, die häufig an chronischen Krankheiten leiden, die eine kontinuierliche Überwachung und ein strenges Management erfordern. Jedes der Gesundheitsfachkräfte hat eine spezifische Rolle und ihr Zusammenspiel ermöglicht Synergieeffekte, bei denen sich die Fähigkeiten jedes Einzelnen ergänzen, um den unterschiedlichen Bedürfnissen der Patienten gerecht zu werden.

Die zentrale Rolle des Pflegehelfers im Team

Die Pflegekraft verbringt aufgrund der Art ihrer Aufgaben häufig die meiste Zeit am Krankenbett: Unterstützung bei der täglichen Pflege, Hilfe bei der Körperpflege, Mobilität und Ernährung sowie Überwachung des Allgemeinzustands des Patienten. Durch diese Nähe zum Patienten befindet sich der Pflegehelfer in einer privilegierten Position, um die Entwicklung des Patienten zu beobachten, mögliche Anzeichen einer Verschlechterung oder Verbesserung zu erkennen und diese Beobachtungen dem Pflege- oder Ärzteteam zu berichten. Er spielt eine wichtige Vermittlerrolle, indem er entscheidende Informationen an das Pflegepersonal und die Ärzte weitergibt, was eine schnelle Anpassung der Behandlungen und Interventionen ermöglicht.

In der Endokrinologie, wo Krankheiten wie Diabetes, Schilddrüsenstörungen oder auch das Cushing-Syndrom eine ständige Aufmerksamkeit für Details erfordern, steht die Pflegekraft oft an vorderster Front, um die Symptome und den Allgemeinzustand der Patienten zu überwachen. Bei einem Diabetespatienten kann es beispielsweise erforderlich sein, dass die Pflegekraft regelmäßig Blutzuckertests durchführt und auf Anzeichen von Hypoglykämie oder Hyperglykämie achtet. Diese Daten sind zwar technisch, müssen aber im größeren Rahmen der

Patientenüberwachung interpretiert und der verantwortlichen Pflegekraft oder dem Arzt mitgeteilt werden, um die Behandlung gegebenenfalls anzupassen.

Koordination mit Krankenpflegern

Die Interaktion zwischen der Pflegekraft und den Krankenpflegern basiert auf einer ständigen und effektiven Kommunikation. Das Pflegepersonal überwacht die Patientenpflege direkt, und die Pflegekraft arbeitet unter ihrer Anleitung, um einen großen Teil der Grundpflege auszuführen. Die Zusammenarbeit ist fließend, mit häufigem Austausch bei den täglichen Übergaben oder in kritischen Momenten, in denen der Zustand des Patienten möglicherweise besondere Aufmerksamkeit erfordert.

Die Krankenpfleger verlassen sich auf die Beobachtungen der Pflegehelfer, um fundierte Entscheidungen über die weitere Pflege zu treffen. Wenn ein Patient z. B. ungewöhnliche Symptome wie extreme Müdigkeit oder plötzliche Appetitlosigkeit aufweist, informiert der Pflegehelfer sofort den Krankenpfleger, der dann entscheiden kann, ob die Vitalzeichen genauer überwacht oder weitere Untersuchungen durchgeführt werden sollen. Dieses Feedback ist in einer Abteilung wie der Endokrinologie, in der sich die Symptome langsam, aber signifikant verändern können, von entscheidender Bedeutung.

Die Krankenpfleger wiederum sind für die eher technischen Aspekte der Pflege zuständig, wie die Verabreichung von Medikamenten oder die Verwaltung komplexer medizinischer Geräte (z. B. Insulinpumpen), sind aber auf die Wachsamkeit der Pflegehilfskräfte angewiesen, um eine kontinuierliche Überwachung der Patienten zwischen den Interventionen zu gewährleisten. Durch diese Aufgabenverteilung entsteht eine Komplementarität, bei der jeder zur Qualität der Pflege beiträgt und gleichzeitig seine eigenen Kompetenzen respektiert.

Zusammenarbeit mit Ärzten

Die Interaktion mit den Ärzten folgt einer ähnlichen Logik, obwohl sie oft strukturierter ist und sich auf die Übermittlung wichtiger klinischer Daten konzentriert. Ärzte, seien es Endokrinologen oder Allgemeinmediziner, stützen sich auf die Informationen des Pflegeteams, um den Zustand der Patienten zu beurteilen und die Behandlung anzupassen. Die Pflegekräfte nehmen hier eine Mittlerrolle ein, indem sie ihre Beobachtungen über die tägliche Entwicklung der Patienten weitergeben, insbesondere in Bezug auf die Symptome, den Komfort und die Reaktion auf die Behandlung.

In endokrinologischen Abteilungen verlassen sich die Ärzte auf eine genaue Einschätzung des Zustands der Patienten, um die oft komplexen Behandlungen wie insulinabhängige Diäten oder Hormonanpassungen anzupassen. Die Ärzte können um Feedback zu bestimmten Punkten bitten, z. B. zum Appetit des Patienten, zur Häufigkeit des Wasserlassens (bei Diabetes) oder zu Anzeichen von Komplikationen wie Ödemen oder schlecht heilenden Wunden. Die Pflegekraft ist durch ihren täglichen Kontakt mit den Patienten in der Lage, detaillierte Informationen zu liefern, die bei den eher sporadischen Arztbesuchen möglicherweise nicht sofort auffallen.

Bei Dienstbesprechungen oder Arztbesuchen nehmen Pflegehilfskräfte häufig an den Übermittlungen teil, indem sie Einzelheiten über den Zustand der Patienten erläutern und auf Punkte hinweisen, die verbessert werden müssen oder Anlass zur Sorge geben. Dieser Austausch ermöglicht es den Ärzten, fundierte Entscheidungen zu treffen und die Entwicklung der Behandlungen genau zu verfolgen.

Teamarbeit für das Wohlbefinden der Patienten

Eines der Schlüsselelemente dieser Interaktion zwischen Pflegehelfern, Krankenschwestern und Ärzten ist eine reibungslose Kommunikation. Eine gute Informationsweitergabe ist für die Kontinuität der Pflege von entscheidender Bedeutung, insbesondere bei endokrinen Erkrankungen, bei denen hormonelle Schwankungen subtile, aber wichtige Veränderungen im Gesundheitszustand der Patienten bewirken können. Bei Teamsitzungen, schriftlichen oder mündlichen Berichten und informellen Gesprächen zwischen den Teammitgliedern kann jeder seine Perspektive einbringen, wodurch die Pflege so genau wie möglich auf die individuellen Bedürfnisse der Patienten abgestimmt werden kann.

Diese Koordination zwischen den verschiedenen Berufsgruppen ist besonders wichtig bei der Behandlung von chronischen Krankheiten wie Diabetes, bei denen der Zustand des Patienten aufgrund zahlreicher Faktoren schwanken kann. Durch eine enge Zusammenarbeit zwischen den Pflegekräften können Komplikationen verhindert, Behandlungen schnell angepasst und sichergestellt werden, dass der Patient sowohl physisch als auch psychisch ständig betreut wird.

Gegenseitige Anerkennung von Kompetenzen

Schließlich beruht die Interaktion zwischen Pflegekräften, Krankenschwestern und Ärzten auf der gegenseitigen Anerkennung der Kompetenzen jedes Einzelnen. Jedes Teammitglied hat eine bestimmte Rolle und eigenes Fachwissen, und die Achtung dieser Kompetenzen ist für eine effektive Zusammenarbeit von grundlegender Bedeutung. Der Pflegehelfer ist zwar nicht für therapeutische Entscheidungen zuständig, verfügt aber über wertvolles Wissen über den täglichen Zustand des Patienten, und dieses Fachwissen sollte vom gesamten Pflegeteam geschätzt werden.

• Verwaltung der täglichen Pflege
Die tägliche Pflege auf einer endokrinologischen Station ist eine ebenso strenge wie sorgfältige Aufgabe, die auf einer Reihe von

Maßnahmen beruht, um den Komfort, die Sicherheit und das Wohlbefinden der Patienten zu gewährleisten und gleichzeitig den Verlauf ihrer Erkrankungen genau zu überwachen. Patienten in der Endokrinologie leiden häufig an chronischen Erkrankungen wie Diabetes, Schilddrüsenstörungen oder dem Cushing-Syndrom, die eine kontinuierliche Pflege und ständige Aufmerksamkeit erfordern. Der Krankenpflegehelfer steht durch seine aufsuchende Rolle im Mittelpunkt dieser täglichen Pflege.

Die Bedeutung der Grundversorgung

Die Grundpflege ist eine der Grundlagen des täglichen Managements in der Endokrinologie. Sie umfasst grundlegende Aufgaben wie Hilfe bei der Körperpflege, Körperhygiene, Unterstützung bei der Nahrungsaufnahme, Mobilisierung der Patienten und Vermeidung von Komplikationen, die durch Immobilität entstehen, wie z. B. Druckgeschwüre (Dekubitus). Indem sie auf diese Aspekte achtet, trägt die Pflegekraft dazu bei, das körperliche Wohlbefinden der Patienten zu erhalten und gleichzeitig das Auftreten von Sekundärproblemen zu verhindern.

In einem endokrinen Kontext erhält diese Pflege eine besondere Dimension. Bei Diabetespatienten ist es z. B. von größter Bedeutung, den Zustand der Haut, insbesondere an den Füßen, zu überwachen, um Komplikationen wie Geschwüren oder Infektionen vorzubeugen, die aufgrund von Veränderungen der Durchblutung und der Wundheilung schnell entarten können. Die Pflegekraft achtet daher auf jede noch so kleine Veränderung und meldet besorgniserregende Anzeichen sofort dem Pflege- oder Ärzteteam.

Darüber hinaus gehört zum Management der Grundversorgung auch die Berücksichtigung des psychologischen Zustands der Patienten. Häufig führen endokrine Erkrankungen zu chronischer Müdigkeit, Motivationsverlust oder Stimmungsschwankungen, wie es bei einer Hypothyreose häufig der Fall ist. Die Pflegekraft kann durch ihre Nähe und ihre tägliche Interaktion moralische Unterstützung leisten, Momente des Austauschs anbieten und manchmal einfach nur eine tröstende Präsenz sein. Diese menschliche Dimension der Pflege ist ebenso entscheidend wie die technische Pflege.

Überwachung von Vital- und spezifischen Parametern

Die tägliche Pflege in der Endokrinologie umfasst eine strenge Überwachung der Vitalparameter und krankheitsspezifische Indikatoren. Die Überwachung des Blutzuckerspiegels bei Diabetespatienten ist ein perfektes Beispiel dafür. Die Pflegekraft, die oft mehrmals täglich Kapillarblutglukosetests durchführt, muss in der Lage sein, die Ergebnisse zu interpretieren und Anzeichen einer Hyperglykämie oder Hypoglykämie, beides potenziell gefährliche Zustände, schnell zu erkennen. Bei ungewöhnlich hohen oder niedrigen Blutzuckerwerten muss er sofort die Pflegekraft oder den Arzt alarmieren, damit die Behandlung angepasst werden kann, sei es die Verabreichung von Insulin oder von Kohlenhydraten bei Hypoglykämie.

Die Kontrolle der klassischen Vitalwerte wie Temperatur, Blutdruck oder Herzfrequenz bleibt natürlich ein zentraler Aspekt der täglichen Pflege. Bei Erkrankungen wie der Hyperthyreose ist die Kontrolle der Herzfrequenz beispielsweise von entscheidender Bedeutung, um kardiovaskuläre Komplikationen zu vermeiden. Ebenso ist bei Patienten mit Cushing-Syndrom Bluthochdruck ein häufiges Symptom, und seine tägliche Kontrolle ist entscheidend, um schwere Komplikationen wie Schlaganfälle zu vermeiden.

Diese genaue Überwachung ermöglicht es, Komplikationen vorauszusehen und schnell zu handeln, wenn Anzeichen einer Dekompensation auftreten. Die Pflegekraft sorgt in Zusammenarbeit mit dem Pflegepersonal und den Ärzten für eine reibungslose Übermittlung dieser Informationen und gewährleistet so eine individuelle und auf den einzelnen Patienten zugeschnittene Betreuung.

Verwaltung der spezifischen Pflege im Zusammenhang mit endokrinen Pathologien

Zur täglichen Pflege in der Endokrinologie gehört auch die Verwaltung der Behandlungen, die für die Erkrankungen der Patienten spezifisch sind. In Bezug auf Diabetes kann dies die Hilfe bei der Verabreichung von Insulin bedeuten, sei es in Form von Injektionen oder über eine Insulinpumpe. Die Pflegekraft ist zwar nicht direkt für die Verschreibung oder Anpassung der Dosis verantwortlich, sollte aber mit den Verabreichungstechniken vertraut sein und Anzeichen für eine schlechte Behandlung erkennen können, wie z. B. starke Blutzuckerschwankungen.

Bei Schilddrüsenerkrankungen ist die genaue Einhaltung der Behandlung mit Schilddrüsenersatzhormonen entscheidend für die Aufrechterhaltung eines guten Hormonhaushalts. Die Pflegekraft achtet darauf, dass der Patient seine Medikamente zu festen Zeiten und nach genauen Anweisungen einnimmt, z. B. auf nüchternen Magen, um eine optimale Aufnahme zu gewährleisten. Er achtet auch darauf, dass der Patient über die Symptome informiert wird, auf die er bei einer Unter- oder Überdosierung achten sollte, wie z. B. Müdigkeit oder Unruhe.

In komplexeren Fällen wie dem Cushing-Syndrom oder der Akromegalie gehört zur täglichen Pflege auch die Überwachung der Entwicklung von Symptomen, die mit dem Hormonüberschuss zusammenhängen, wie Bluthochdruck, abdominale Fettleibigkeit oder auch Hauterkrankungen. Die Pflegekraft muss auf körperliche oder Verhaltensänderungen achten, insbesondere bei Patienten, die eine Hormontherapie erhalten oder nach einem chirurgischen Eingriff zur Korrektur dieser Anomalien.

Anpassung der Pflege an den psychologischen Zustand der Patienten

Endokrine Erkrankungen haben häufig erhebliche Auswirkungen auf die psychische Gesundheit der Patienten. Eine Schilddrüsenunterfunktion kann zu Depressionen und chronischen Erschöpfungszuständen führen, während eine Schilddrüsenüberfunktion Angstzustände und Schlafstörungen auslösen kann. Erkrankungen wie das Cushing-Syndrom oder das Syndrom der polyzystischen Ovarien können ihrerseits das Körperbild der Patienten beeinträchtigen, da sie körperliche Veränderungen wie Gewichtszunahme, Akne oder übermäßige Körperbehaarung hervorrufen.

In diesem Zusammenhang spielt der Krankenpflegehelfer eine entscheidende Rolle, indem er im Alltag psychologische Unterstützung leistet. Er hilft den Patienten, Momente der Entmutigung zu überwinden, bietet ihnen ein offenes Ohr und oft auch einfache, aber wirksame Ermutigungen. Diese menschliche Dimension der Pflege ist besonders wichtig bei chronischen Erkrankungen, bei denen die Akzeptanz der Krankheit und die Anpassung an die Behandlung Zeit und ständige Begleitung erfordern.

Zusammenarbeit und Weitergabe von Informationen

Die tägliche Pflege in der Endokrinologie erfordert auch eine reibungslose und kontinuierliche Kommunikation zwischen den verschiedenen Mitgliedern des Pflegeteams. Die Pflegekraft, die den Patienten am nächsten steht, ist häufig diejenige, die die ersten Anzeichen einer Entwicklung beobachtet, seien sie nun positiv oder negativ. Diese Informationen müssen schnell und eindeutig an das Pflegepersonal und die Ärzte weitergeleitet werden, damit fundierte Entscheidungen über die Anpassung der Behandlung oder die Einführung neuer Maßnahmen getroffen werden können.

Diese Zusammenarbeit ist besonders wichtig in Kontexten, in denen sich der Zustand der Patienten schnell ändern kann, wie bei hyperglykämischen Krisen oder Hypoglykämien bei Diabetikern oder bei der Behandlung von kardiovaskulären Komplikationen bei Patienten mit hormonellen Störungen.

Kapitel 2

Der Empfang des Patienten in der Endokrinologieabteilung

1. Vorbereitung auf den Empfang

- Kommunikation mit dem Patienten und dem medizinischen Team

Die Kommunikation mit dem Patienten und dem medizinischen Team ist für die Qualität der Behandlung in der Endokrinologie von zentraler Bedeutung. Sie ermöglicht eine reibungslose, kohärente und bedarfsgerechte Behandlung der Patienten, die häufig mit komplexen und chronischen Erkrankungen konfrontiert sind. Eine effektive Kommunikation ist in jeder Phase des Behandlungsverlaufs von entscheidender Bedeutung, da sie das Verständnis der Herausforderungen, die Übermittlung entscheidender Informationen und den Aufbau einer vertrauensvollen Beziehung sowohl zum Patienten als auch zu den verschiedenen Gesundheitsfachkräften gewährleistet.

Die Kommunikation mit dem Patienten: Schlüssel zu Vertrauen und Pflegetreue

Im Zusammenhang mit endokrinen Erkrankungen, bei denen die Behandlungen oft langwierig sind und ein aktives Management durch den Patienten selbst erfordern, ist die Kommunikation von entscheidender Bedeutung. Der Patient muss nicht nur seine Krankheit verstehen, sondern auch umfassend über die verschiedenen Schritte der Behandlung, die Behandlungsmethoden und die Maßnahmen, die er zur Verbesserung seines Gesundheitszustands ergreifen kann, informiert werden. Diese Wissensvermittlung beginnt mit der Diagnose und setzt sich während des gesamten Behandlungsverlaufs fort.

Die Art und Weise, wie die Informationen dem Patienten vermittelt werden, spielt eine entscheidende Rolle für seine Therapietreue. Es ist von entscheidender Bedeutung, den Vortrag an das Verständnisvermögen des Patienten anzupassen und eine klare und verständliche Sprache zu verwenden, ohne dabei den fachlichen Aspekt zu vernachlässigen, der dem Patienten ein besseres Verständnis seines Zustands ermöglicht. In der Endokrinologie kann dies bedeuten, komplexe Konzepte wie Insulinresistenz, die Bedeutung der Hormonregulierung oder die langfristigen Auswirkungen bestimmter Erkrankungen wie Diabetes oder Hypothyreose zu erklären.

Die Pflegekraft, insbesondere die Pflegekraft, die täglich mit dem Patienten interagiert, muss ein offenes Ohr für dessen Fragen, Sorgen und Zweifel haben. Eine gute Kommunikation hilft, Missverständnisse, Ängste oder Widerstände gegen die Behandlung zu erkennen, sei es in Bezug auf die regelmäßige Einnahme von Medikamenten oder den Umgang mit Symptomen. Ein Diabetespatient kann zum Beispiel Ängste vor Insulininjektionen oder der Überwachung des Blutzuckerspiegels äußern. Die Rolle des Betreuers besteht dann darin, ruhig zu erklären, zu beruhigen und den Patienten zu motivieren, indem er ihm die konkreten Vorteile eines guten Managements seiner Behandlung aufzeigt.

Das Vertrauensverhältnis, das durch diese offene Kommunikation aufgebaut wird, ist auch für das Ansprechen heiklerer Themen von entscheidender Bedeutung. Patienten mit endokrinen Erkrankungen können unter körperlichen Symptomen leiden, die ihr Selbstwertgefühl beeinträchtigen, wie z. B. Gewichtszunahme, übermäßige Behaarung beim polyzystischen Ovarialsyndrom (PCOS) oder Körperveränderungen aufgrund des Cushing-Syndroms. In diesen Fällen muss die Pflegekraft sehr einfühlsam sein, indem sie wohlwollend zuhört und Urteile vermeidet. Dieser Dialog hilft dem Patienten, seine Krankheit und ihre Auswirkungen besser zu akzeptieren, und fördert eine regelmäßige Nachsorge.

Die Rolle der Kommunikation in der therapeutischen Erziehung

In der Endokrinologie beschränkt sich die Kommunikation nicht nur auf die Vermittlung von Informationen über die Krankheit und die Behandlung, sondern umfasst auch die

Therapieerziehung, die ein grundlegender Aspekt der Behandlung ist. Der Patient muss lernen, im Umgang mit seiner Krankheit selbstständig zu werden, und dazu gehört eine effektive Kommunikation mit dem Pflegepersonal.

Therapeutische Bildung ist ein Lernprozess, der darauf abzielt, die Kompetenzen des Patienten zu stärken, damit er im Alltag besser mit seiner Erkrankung umgehen kann. Damit diese Schulung wirksam ist, muss sie auf einer klaren und interaktiven Kommunikation beruhen. Bei einem Diabetespatienten ist es beispielsweise unerlässlich, ausführlich zu erklären, wie er seinen Blutzuckerspiegel überwacht, die Ergebnisse interpretiert, seine Ernährung oder Insulindosis entsprechend den Ergebnissen anpasst und die frühen Anzeichen einer Hyperglykämie oder Hypoglykämie erkennt.

Diese Kommunikation muss schrittweise erfolgen und dem Lerntempo des Patienten angepasst sein. Die Betreuungsperson - ob Pfleger, Krankenschwester oder Arzt - muss das Wissen des Patienten einschätzen und ihre Erklärungen an dessen Verständnis und Fähigkeiten anpassen. Dieser patientenzentrierte Ansatz ermöglicht es, dem Patienten Verantwortung zu übertragen und ihn gleichzeitig zu unterstützen, damit er seine Krankheit selbstständiger bewältigen und Komplikationen vorbeugen kann.

Die Kommunikation innerhalb des medizinischen Teams: ein Schlüssel zur Kontinuität der Pflege

Die Qualität der Pflege hängt auch stark von der Kommunikation zwischen den verschiedenen Mitgliedern des medizinischen Teams ab. In der Endokrinologie, wo die Erkrankungen oft chronisch und fortschreitend sind, ist die Koordination zwischen den Pflegekräften entscheidend für eine optimale Versorgung. Jede Gesundheitsfachkraft, ob Arzt, Krankenschwester oder Pfleger, hat eine spezifische Rolle, aber die Interaktion zwischen ihnen gewährleistet eine kohärente Versorgung und ermöglicht es, die Maßnahmen an die Entwicklung des Patienten anzupassen.

Vor allem Pflegekräfte spielen bei dieser Kommunikation eine Schlüsselrolle, da sie den Patienten im Alltag sehr nahe sind. Sie sind oft die ersten, die Veränderungen im Allgemeinzustand eines Patienten beobachten, seien es Schwankungen des Blutzuckerspiegels, Anzeichen von Komplikationen oder Veränderungen der Stimmung oder des Energiehaushalts. Diese Beobachtungen müssen präzise und schnell an das Pflegeteam und den Arzt weitergeleitet werden, damit bei Bedarf therapeutische Anpassungen vorgenommen werden können.

Die Übergaben, ob mündlich beim Schichtwechsel oder schriftlich in den Krankenakten, sind ein entscheidender Moment, in dem alle relevanten Informationen ausgetauscht werden. Eine gute Kommunikation in diesem Rahmen stellt sicher, dass jedes Teammitglied über die spezifischen Bedürfnisse des Patienten, die Entwicklung seiner Symptome und die zu ergreifenden Maßnahmen informiert ist. Wenn ein Diabetespatient beispielsweise Anzeichen einer wiederkehrenden Hypoglykämie zeigt, sollte die Pflegekraft die Krankenschwester schnell darüber informieren, damit diese die Überwachung anpassen oder mit dem Arzt eine Therapieanpassung besprechen kann.

Kommunikation und gemeinsame Entscheidungsfindung

Kommunikation spielt auch eine Rolle bei der gemeinsamen Entscheidungsfindung, einem Schlüsselkonzept in der modernen Medizin, bei dem der Patient ermutigt wird, sich aktiv an Entscheidungen über seine Gesundheit zu beteiligen. In der Endokrinologie, wo die Behandlungen oft komplex sind und regelmäßig angepasst werden müssen, ist es wichtig, dass der Patient die ihm angebotenen Behandlungsmöglichkeiten, ihre Vorteile und Risiken versteht.

Die Pflegekraft nimmt hier eine Vermittlerrolle ein, indem sie medizinische Informationen in für den Patienten verständliche Begriffe übersetzt und die Erwartungen und Vorlieben des Patienten an die Ärzte weitergibt. Auf diese Weise wird der

Patient voll in seinen Behandlungspfad eingebunden, was seine Therapietreue erhöht und die langfristigen Ergebnisse verbessert.

- Verständnis für die Erwartungen der (oft chronisch kranken) Patienten

Das Verständnis der Erwartungen von Patienten, insbesondere von Patienten mit chronischen Krankheiten, ist ein wesentlicher Aspekt der endokrinologischen Betreuung. Diese Patienten leben oft über einen langen Zeitraum, manchmal ihr ganzes Leben lang, mit ihrer Krankheit, wodurch spezifische Bedürfnisse entstehen, nicht nur in Bezug auf die medizinische Versorgung, sondern auch auf emotionaler, psychologischer und sozialer Ebene. Als Pflegekraft ist es entscheidend, einen empathischen und ganzheitlichen Ansatz zu wählen, um diese Erwartungen zu verstehen und angemessen darauf zu reagieren.

Das Bedürfnis nach Stabilität und Kontrolle über die Krankheit

Eine der grundlegenden Erwartungen chronischer Patienten ist es, ein Gefühl der Kontrolle über ihre Krankheit zu haben. Endokrine Erkrankungen wie Diabetes, Hypothyreose oder das polyzystische Ovarialsyndrom erfordern ein rigoroses tägliches Management der Symptome und der Behandlung. Die Patienten suchen oft nach einer gewissen Stabilität in ihrem Leben, trotz der Schwankungen ihres Gesundheitszustands. Sie sehnen sich danach, ihre Krankheit besser zu verstehen, um sie besser beherrschen zu können. Hier kommt dem Pflegeteam, insbesondere den Pflegehelfern, Krankenschwestern und Ärzten, eine entscheidende Rolle zu.

Patienten erwarten von Pflegekräften klare und präzise Informationen über ihren Gesundheitszustand, die laufenden Behandlungen und die notwendigen Anpassungen. Dieses Wissen ermöglicht es ihnen, fundierte Entscheidungen zu treffen und Akteure ihres eigenen Behandlungspfades zu werden. So kann ein Diabetespatient beispielsweise erwarten, dass er lernt, seine

Insulindosen selbstständig an seine Ernährung oder körperliche Aktivität anzupassen, um Komplikationen wie Hyperglykämie oder Hypoglykämie zu vermeiden. Dieses Bedürfnis nach Autonomie ist eine legitime Erwartung, die das Pflegepersonal durch Therapieerziehung und ständige Unterstützung fördern sollte.

Das Bedürfnis nach Zuhören und Einfühlungsvermögen

Patienten mit chronischen Krankheiten haben oft ein starkes Bedürfnis nach Zuhören und Einfühlungsvermögen. Das Leben mit einer Krankheit, die sich täglich auf Körper und Geist auswirkt, kann sowohl physisch als auch psychisch anstrengend sein. Hormonelle Schwankungen können z. B. zu Gewichtsschwankungen, Stimmungsschwankungen oder ständiger Müdigkeit führen, die die Lebensqualität der Patienten tiefgreifend beeinträchtigen. In diesem Zusammenhang muss sich der Patient von seinem Behandlungsteam verstanden und unterstützt fühlen.

Die Erwartung an das Einfühlungsvermögen von Pflegekräften geht weit über die medizinische Behandlung hinaus. Es geht darum, dass Pflegehelfer und Krankenschwestern die emotionalen Auswirkungen der Krankheit erkennen und sich den Patienten wohlwollend zuwenden. Dieses Einfühlungsvermögen ermöglicht den Aufbau eines Vertrauensverhältnisses, das für den Patienten wesentlich ist, damit er sich wohl fühlt, seine Schwierigkeiten und Sorgen mitzuteilen. Beispielsweise kann sich ein Patient, der unter Diabeteskomplikationen wie Neuropathie oder chronischen Schmerzen leidet, isoliert und entmutigt fühlen. In solchen Momenten können ein aufmerksames Zuhören und beruhigende Worte seitens der Pflegekraft einen großen Unterschied machen und dem Patienten helfen, sich mit seiner Krankheit weniger allein zu fühlen.

Das Bedürfnis nach Anpassung und Personalisierung der Pflege

Jeder Patient ist einzigartig, und diese Einzigartigkeit ist bei Menschen mit chronischen Krankheiten noch ausgeprägter. Obwohl sie eine gemeinsame Diagnose haben, erleben Patienten ihre Krankheit je nach Alter, Lebensstil, Vorerkrankungen und emotionaler Verfassung auf unterschiedliche Weise. Sie erwarten daher, dass die Pflege, die sie erhalten, auf ihre individuellen Bedürfnisse zugeschnitten ist. Diese individuelle Pflege ist eine wichtige Erwartung, vor allem in einer Abteilung wie der Endokrinologie, in der sich die Krankheiten auf sehr unterschiedliche Weise äußern können.

Ein Patient mit Cushing-Syndrom z. B. kann besonders besorgt sein über die Gewichtszunahme und die körperlichen Veränderungen, die die Krankheit mit sich bringt, während ein anderer Patient mit Schilddrüsenerkrankungen eher über Stimmungsschwankungen oder extreme Müdigkeit besorgt sein kann. Jeder Patient erwartet, dass sein Pflegeteam diese Besonderheiten berücksichtigt und die Pflege und Beratung entsprechend anpasst. Die Pflegekräfte müssen daher in der Lage sein, ihre Vorgehensweise zu personalisieren, die Empfehlungen anzupassen und die spezifischen Erwartungen jedes Einzelnen zu respektieren.

Das Bedürfnis nach langfristiger Unterstützung

Eine weitere häufige Erwartung an chronische Patienten ist der Bedarf an langfristiger Unterstützung. Im Gegensatz zu akuten Erkrankungen, die oft mit einer einmaligen Behandlung geheilt werden können, handelt es sich bei endokrinen Erkrankungen häufig um lang andauernde oder sogar dauerhafte Zustände. Das bedeutet, dass die Patienten nicht nur eine sofortige Linderung ihrer Symptome suchen, sondern auch eine kontinuierliche Begleitung, um ihre Lebensqualität langfristig zu erhalten.

Dieses Bedürfnis nach Unterstützung äußert sich in der Erwartung einer regelmäßigen Betreuung, ständiger Aufmerksamkeit und einer schrittweisen Anpassung der Behandlung. Ein Patient mit Diabetes kann beispielsweise erwarten, dass er regelmäßig betreut wird, um seine Insulindosis anzupassen oder seine Ernährung auf die Entwicklung seines Zustands abzustimmen. Ebenso erwartet ein Patient mit einer Schilddrüsenunterfunktion eine Überwachung seiner Hormondosierungen, um sicherzustellen, dass die Behandlung weiterhin auf seine Bedürfnisse abgestimmt ist. Diese kontinuierliche Unterstützung ist entscheidend, um Komplikationen zu vermeiden und die Gesundheit des Patienten im Gleichgewicht zu halten.

Das Pflegepersonal muss daher verfügbar sein und auf diese Erwartungen an eine langfristige Nachsorge reagieren. Sie sollten Kontrollroutinen einführen, regelmäßige Termine vereinbaren und dafür sorgen, dass sich der Patient zwischen den Arztbesuchen nicht allein gelassen fühlt. Diese ständige Unterstützung trägt dazu bei, das Vertrauen des Patienten zu stärken und sein Engagement für den Umgang mit seiner Krankheit aufrechtzuerhalten.

Der Bedarf an Informationen über neue Behandlungsansätze

Schließlich erwarten Patienten mit chronischen Krankheiten oft, dass sie über neue therapeutische Fortschritte informiert werden. Angesichts der rasanten Entwicklung der Behandlungsmethoden, insbesondere in der Endokrinologie, erwarten die Patienten, dass ihr Pflegeteam über neue medizinische Erkenntnisse, neue Technologien (wie Insulinpumpen oder Blutzuckersensoren) und Innovationen bei Medikamenten oder Therapien auf dem Laufenden ist. Diese Erwartung, bei der Pflege auf dem neuesten Stand zu sein, zeigt, wie sehr die Patienten Zugang zu den bestmöglichen Optionen für den Umgang mit ihrer Krankheit haben möchten.

Als Pflegekraft ist es daher wichtig, ständig geschult und über neue Praktiken und medizinische Innovationen informiert zu sein. Wenn Sie klare und aktuelle Informationen über die verfügbaren Behandlungsoptionen bereitstellen, können Sie nicht nur die Erwartungen der Patienten erfüllen, sondern auch deren Betreuung verbessern.

2. Die Aufnahme neuer Patienten

- Bedeutung des ersten Eindrucks

Der erste Eindruck spielt eine entscheidende Rolle in der Beziehung zwischen Pflegekraft und Patient, insbesondere in einer Abteilung wie der Endokrinologie, in der die Krankheiten oft chronisch sind und eine langfristige Betreuung erfordern. Von den ersten Augenblicken der Begegnung an entwickelt sich eine Dynamik zwischen dem Patienten und dem Pflegeteam, die das Vertrauen, die Zusammenarbeit und die Zustimmung zur Pflege formt. Dieser erste Eindruck, auch wenn er unbedeutend erscheinen mag, legt den Grundstein für eine Beziehung, die Monate oder sogar Jahre dauern kann, und beeinflusst stark die Art und Weise, wie der Patient seinen Pflegeverlauf erlebt.

Schaffung eines Klimas des Vertrauens

Der erste Eindruck ist entscheidend für die Schaffung eines Klimas des Vertrauens, das ein Schlüsselelement in jeder therapeutischen Beziehung ist. Wenn ein Patient auf eine Station kommt, oft gestresst oder besorgt über seinen Gesundheitszustand, reagiert er sofort auf das Verhalten des Pflegepersonals. Ein herzlicher, wohlwollender und beruhigender Empfang gibt dem Patienten das Gefühl, dass er sich um ihn kümmert und ihm zugehört wird. Diese Aufmerksamkeit, die von den ersten Augenblicken an sichtbar ist, ermöglicht es ihm, einen Teil seiner Angst zu lösen, indem er weiß, dass er sich in guten Händen befindet.

Dieses Klima des Vertrauens wird durch mehrere Elemente geformt: die nonverbale Sprache wie Lächeln und Augenkontakt, aber auch die ersten gewechselten Worte, die empathisch und klar sein sollten. In der Endokrinologie, wo die Krankheitsbilder oft komplex und die Behandlungen manchmal belastend sind, ist es von entscheidender Bedeutung, dass sich der Patient von Anfang an begleitet fühlt. Wenn er spürt, dass das Pflegepersonal für ihn da ist und auf seine Bedürfnisse eingeht, wird er eher bereit sein, seine Sorgen zu äußern und sich über seine Erfahrungen mit der Krankheit zu öffnen.

Bedeutung des aktiven Zuhörens

Von den ersten Augenblicken an ist das aktive Zuhören des Patienten ein entscheidender Faktor für den ersten Eindruck. Wenn ein Patient, insbesondere bei einer chronischen Krankheit, von Pflegekräften empfangen wird, die echtes Interesse an seinen Symptomen, Erwartungen und seiner Krankengeschichte zeigen, fühlt er sich sofort respektiert und wertgeschätzt. Diese erste Begegnung ist für den Patienten oft eine Gelegenheit, seine Ängste, Fragen und Erwartungen mitzuteilen. Wenn diesen Gefühlen mit Zuhören und Verständnis begegnet wird, entsteht eine positive Dynamik, bei der sich der Patient nicht nur gehört, sondern auch in seiner Gesamtheit wahrgenommen fühlt.

Beim aktiven Zuhören geht es darum, dem Patienten zu erlauben, sich frei zu äußern, und ihm gleichzeitig zu zeigen, dass er vollständig verstanden wird. Dies geschieht durch offene Fragen, Umformulierungen, um das Verständnis zu bestätigen, und ermutigende nonverbale Zeichen wie Kopfnicken oder regelmäßigen Augenkontakt. Diese Art des Zuhörens, die vom ersten Eindruck an eingeführt wird, zeigt dem Patienten, dass seine Worte wichtig sind und dass er im Mittelpunkt der Behandlung steht, was sein Vertrauen in die künftige Pflege stärkt.

Den Patienten auf seinen Behandlungsweg vorbereiten

Der erste Eindruck ist auch eine Gelegenheit, den Patienten auf das vorzubereiten, was ihn während des gesamten Behandlungsverlaufs erwartet. In der Endokrinologie sind die Behandlungen oft langwierig und erfordern ein tägliches Management, sei es durch regelmäßige Blutzuckerkontrollen bei Diabetikern oder durch Hormonanpassungen bei Patienten mit Schilddrüsenerkrankungen. Bereits beim ersten Treffen ist es daher wichtig, die Grundlage für ein klares Verständnis der bevorstehenden Schritte zu legen. Eine einfache, aber präzise Erklärung der verschiedenen Behandlungsschritte, der anstehenden Termine und der Ziele jeder Intervention hilft, die Angst des Patienten zu verringern und ihm die Gewissheit zu geben, dass er durch den gesamten Prozess geleitet wird.

Wenn der Patient schon bei den ersten Interaktionen spürt, dass die Pflege organisiert und auf ihn persönlich zugeschnitten sein wird, kann er sich leichter auf seine Behandlung einstellen und sich an die Empfehlungen halten. Das Behandlungsteam kann diesen ersten Austausch auch nutzen, um die Bedeutung der Zusammenarbeit und der regelmäßigen Kommunikation zwischen Patient und Pflegepersonal zu betonen, was die Nachsorge erleichtert und es ermöglicht, besser auf die spezifischen Bedürfnisse des Patienten einzugehen.

Stärkung der Therapietreue

Der erste Eindruck spielt eine grundlegende Rolle bei der Therapietreue. Fühlt sich der Patient gut aufgenommen, angehört und informiert, ist er eher bereit, die Empfehlungen des Pflegepersonals genau zu befolgen. Ein negativer erster Eindruck, bei dem sich der Patient unverstanden, ignoriert oder schlecht informiert fühlt, kann die Therapietreue beeinträchtigen und zu Widerständen oder sogar zu einer Abkehr von der Behandlung führen. In der Endokrinologie, wo das Krankheitsmanagement eine aktive Beteiligung des Patienten erfordert (insbesondere bei Diabetes oder regelmäßiger Einnahme von Hormonpräparaten), ist diese Adhärenz entscheidend, um Komplikationen zu vermeiden und die Lebensqualität des Patienten zu verbessern.

Das Pflegepersonal schafft durch eine aufmerksame Begrüßung und eine klare Erklärung der Behandlung bei der ersten Begegnung ein günstiges Umfeld für die Einbeziehung des Patienten in seine Behandlung. Diese proaktive Haltung ermutigt den Patienten, Fragen zu stellen, die Gründe hinter jeder Intervention zu verstehen und eine aktive Haltung bei der Überwachung seines Gesundheitszustands einzunehmen.

Auswirkungen auf die emotionale Reise des Patienten

Abgesehen vom technischen Aspekt hat der erste Eindruck einen erheblichen Einfluss auf den emotionalen Zustand des Patienten. Angesichts einer chronischen Krankheit empfinden viele Patienten Angst, Unsicherheit oder Entmutigung. Der erste Kontakt mit der Pflegekraft kann dann eine entscheidende Rolle dabei spielen, diese Emotionen zu lindern. Ein herzlicher Empfang, beruhigende Erklärungen und eine wohlwollende Präsenz tragen dazu bei, die anfängliche Angst zu verringern und dem Patienten ein Gefühl der Sicherheit zu vermitteln.

Diese emotionale Unterstützung, auch wenn sie oft nur implizit vorhanden ist, ist im Verlauf der Behandlung von Endokrinie-Patienten von entscheidender Bedeutung. Zu wissen, dass das Behandlungsteam zur Verfügung steht, um ihre Fragen zu beantworten und sie in schwierigen Momenten zu unterstützen, trägt dazu bei, eine vertrauensvolle therapeutische Beziehung aufzubauen, in der sich der Patient in Momenten des Zweifels oder der Unsicherheit begleitet fühlt.

- Anamnese: Sammeln von Informationen, die für die Pflege relevant sind

Die Anamnese ist ein grundlegender Schritt in der Behandlung von Patienten, insbesondere in einer endokrinologischen Abteilung, in der die Erkrankungen oft komplex und chronisch sind. Es ist der Moment, in dem die Pflegekraft wesentliche Informationen über die Krankengeschichte des Patienten, seine Symptome, seinen Lebensstil sowie seine familiäre und persönliche Vorgeschichte sammelt. Diese Datensammlung ermöglicht ein besseres Verständnis des allgemeinen Gesundheitszustands des Patienten und legt die Grundlage für eine angemessene und individuelle Behandlung. Die Anamnese beschränkt sich nicht auf einen einfachen medizinischen Fragebogen, sondern ist ein echter Dialog, ein Austausch zwischen Behandler und Patient, der darauf abzielt, ein Vertrauensverhältnis aufzubauen und gleichzeitig die für eine qualitativ hochwertige Behandlung erforderlichen Informationen zu sammeln.

Die Bedeutung der Anamnese in der Endokrinologie

In der Endokrinologie ist die Anamnese besonders wichtig, da endokrine Erkrankungen wie Diabetes, Schilddrüsenerkrankungen oder das Cushing-Syndrom oft diffuse Symptome haben und mehrere Körpersysteme betreffen können. Diese Krankheiten äußern sich manchmal durch subtile Anzeichen wie unerklärliche Müdigkeit, Gewichtsschwankungen oder Stimmungsschwankungen, die eine gründliche Untersuchung erfordern, um richtig interpretiert werden zu können.

Die Anamnese ermöglicht es, eine Verbindung zwischen diesen verschiedenen Symptomen herzustellen und die medizinischen Untersuchungen auf eine bestimmte Diagnose zu lenken. Bei einem Patienten mit schneller Gewichtszunahme und chronischer Müdigkeit könnte die Anamnese beispielsweise eine Familiengeschichte von Schilddrüsenerkrankungen oder eine längere Exposition gegenüber Kortikosteroiden aufzeigen und den Arzt auf die Suche nach einer Hypothyreose oder einem Cushing-

Syndrom lenken. Diese Informationen, die bereits beim ersten Treffen sorgfältig gesammelt werden, ermöglichen es, die diagnostischen Hypothesen zu verfeinern und die Behandlungen besser anzupassen.

Schlüsselelemente, die bei der Anamnese gesammelt werden sollten

Die Anamnese beruht auf mehreren Schlüsselelementen, die der Pfleger methodisch erkunden muss, um ein vollständiges Bild des Patienten zu erhalten. Zu diesen Elementen gehören :

1. **Die aktuellen Symptome** : Ausgangspunkt der Anamnese ist die Beschreibung der Symptome, die dazu geführt haben, dass der Patient den Arzt aufsucht. Es ist entscheidend, den Patienten frei über seine Gefühle sprechen zu lassen, um ein möglichst detailliertes Bild zu erhalten. In der Endokrinologie können die Symptome vielfältig und manchmal unspezifisch sein, wie z. B. Müdigkeit, übermäßiger Durst, Gewichtsveränderungen, Schlafstörungen oder Konzentrationsprobleme. Es ist von entscheidender Bedeutung, den Patienten nach Dauer, Intensität und Verlauf dieser Symptome zu befragen, um ihre klinische Bedeutung zu beurteilen.

2. **Persönliche Krankengeschichte** : Die Krankengeschichte des Patienten bietet einen wichtigen Rahmen für das Verständnis seines aktuellen Gesundheitszustands. Frühere Erkrankungen, selbst wenn sie gelöst sind, können das Auftreten neuer Erkrankungen beeinflussen. In der Endokrinologie ist eine Vorgeschichte von Stoffwechsel- oder Herz-Kreislauf-Erkrankungen oder von Hormonstörungen besonders relevant. Außerdem können bestimmte frühere Behandlungen, wie die Einnahme von Kortikosteroiden oder Strahlentherapien, langfristige endokrine Folgen haben.

3. **Familienanamnese**: Viele endokrine Erkrankungen haben eine erbliche Komponente. Daher ist es wichtig, Informationen über Erkrankungen zu sammeln, die bei nahen Familienmitgliedern vorkommen, wie Diabetes, Schilddrüsenerkrankungen, endokrine Tumore oder Stoffwechselstörungen wie Hypercholesterinämie. Die Entdeckung solcher Erkrankungen in der Familiengeschichte kann zu einer genaueren Diagnose führen und weitere Untersuchungen rechtfertigen, um ähnliche Erkrankungen aufzuspüren.

4. **Lebensstil und tägliche Gewohnheiten**: Bei der Anamnese sollten auch die Lebensgewohnheiten des Patienten erkundet werden, die sich direkt auf seinen Gesundheitszustand auswirken. Ernährungsgewohnheiten, das Ausmaß an körperlicher Aktivität, Alkohol- und Tabakkonsum sowie das Stressniveau sind wesentliche Faktoren, die es zu berücksichtigen gilt, insbesondere bei endokrinen Erkrankungen. Ein Diabetespatient, der regelmäßig zuckerhaltige Lebensmittel zu sich nimmt, oder ein Hypothyreosepatient, der viel sitzt, benötigen beispielsweise spezifische Anpassungen bei ihrer Behandlung und Überwachung. Ebenso können Schlafstörungen oder Anzeichen von Depressionen Indikatoren für ein hormonelles Ungleichgewicht sein, das besonderer Aufmerksamkeit bedarf.

5. Aktuelle **Behandlungen**: Es ist von grundlegender Bedeutung, sich einen Überblick über die Behandlungen zu verschaffen, die der Patient derzeit einnimmt, unabhängig davon, ob sie mit seiner endokrinen Erkrankung in Zusammenhang stehen oder nicht. Einige Medikamente, insbesondere Hormontherapien oder Medikamente, die den Stoffwechsel beeinflussen, können mit der endokrinen Therapie interagieren oder bestimmte Wirkungen überdecken. Daher ist es notwendig, die Dosis, die Behandlungsdauer und mögliche Reaktionen auf

Medikamente zu kennen, um die therapeutische Betreuung bestmöglich anzupassen.

6. **Gynäkologische und reproduktive Vorgeschichte (bei Frauen)** : In der Endokrinologie ist es für Patientinnen wichtig, Aspekte des Menstruationszyklus, der Fruchtbarkeit, früherer Schwangerschaften und der Menopause anzusprechen. Unregelmäßigkeiten im Zyklus, Empfängnisprobleme oder Symptome im Zusammenhang mit den Wechseljahren können wertvolle Hinweise auf die Diagnose von Hormonstörungen wie dem polyzystischen Ovarialsyndrom (PCOS) oder der Ovarialinsuffizienz sein.

Ein offener und empathischer Dialog

Über das Sammeln medizinischer Daten hinaus sollte die Anamnese ein Moment des empathischen Austauschs sein, in dem sich der Patient wohl fühlt, über seine Symptome, Sorgen und Krankheitserfahrungen zu sprechen. Für den Behandler ist es wichtig, eine wohlwollende Haltung einzunehmen und offene Fragen zu stellen, um den Patienten zu ermutigen, sich frei zu äußern. Auf diese Weise können nicht nur medizinische Informationen gesammelt werden, sondern auch die psychologischen und sozialen Auswirkungen der Krankheit auf den Alltag des Patienten erfasst werden.

Ein Diabetespatient könnte z. B. nicht nur über die Herausforderungen bei der Blutzuckereinstellung sprechen, sondern auch über die emotionalen Auswirkungen der Krankheit, wie z. B. Stress aufgrund möglicher Komplikationen oder Müdigkeit angesichts des täglichen Umgangs mit den Insulininjektionen. Diese Elemente sind zwar nicht streng medizinisch, aber wesentlich, um die Gesamtsituation des Patienten zu verstehen und die Betreuung anzupassen, indem sie psychologische Unterstützung oder Ratschläge zur besseren Bewältigung von Stress und Angst einschließt.

- Zimmerbezug und Vorstellung des Service

Die Unterbringung im Zimmer und die Vorstellung der Abteilung sind entscheidende Schritte, die den Eintritt eines Patienten in eine Pflegeabteilung kennzeichnen, insbesondere in der Endokrinologie, wo die Aufenthalte aufgrund der oft chronischen Natur der Krankheiten länger dauern können. Diese ersten Schritte spielen eine wesentliche Rolle bei der Schaffung einer Pflegeumgebung, die für den Patienten sowohl beruhigend als auch komfortabel ist. Eine erfolgreiche Einrichtung hilft nicht nur, den unmittelbaren Bedürfnissen des Patienten gerecht zu werden, sondern erleichtert auch seine Anpassung an die Krankenhausumgebung und integriert ihn schrittweise in einen Pflegeprozess, der langwierig und komplex sein kann.

Der herzliche Empfang des Patienten

Sobald der Patient auf der Station ankommt, ist es wichtig, ihm einen herzlichen und wohlwollenden Empfang zu bereiten. Dieser Empfang gibt den Ton an und schafft einen ersten positiven Eindruck, der eine gute Beziehung zum Pflegeteam fördert. Das Beziehen des Zimmers ist nicht nur ein einfacher Verwaltungsvorgang; es ist auch ein Moment, in dem der Patient, der oft gestresst oder besorgt über seine Krankheit oder den Krankenhausaufenthalt ist, beruhigt werden muss.

Die Pflegekraft, häufig der Pflegehelfer, sollte sich daher die Zeit nehmen, sich dem Patienten vorzustellen und ihm zu erklären, wie die Lagerung ablaufen wird. Der Tonfall sollte ruhig und einfühlsam sein, wobei darauf zu achten ist, dass die notwendigen Fragen zum Wohlbefinden des Patienten gestellt werden, z. B. zu seinen Vorlieben beim Essen oder Schlafen oder ob er Schmerzen oder Symptome hat, die eine sofortige Aufmerksamkeit erfordern. Diese erste Interaktion ist auch eine Gelegenheit, den Patienten zu beruhigen, indem man ihm zeigt, dass das gesamte Team für sein Wohlbefinden da ist.

Die physische Einrichtung im Zimmer

Sobald der Patient begrüßt wurde, muss die physische Einrichtung des Zimmers mit Sorgfalt und Gründlichkeit erfolgen. Der Patient sollte in den ersten Momenten im Zimmer angeleitet und unterstützt werden. Falls nötig, hilft ihm die Pflegekraft beim Umziehen und beim bequemen Einrichten seines Bettes. Es ist wichtig, dafür zu sorgen, dass der Patient alles, was er brauchen könnte, in Reichweite hat: seine persönlichen Gegenstände, seine Brille, sein Telefon oder auch Wasser. Wenn der Patient Schwierigkeiten mit der Mobilität hat oder unter chronischen Schmerzen leidet, sollte darauf geachtet werden, dass er in einer bequemen Position liegt, indem Kissen oder spezielle Hilfsmittel verwendet werden, um Körperspannungen zu lindern.

Zur Zimmereinrichtung gehört auch die Anpassung der medizinischen Geräte an die Bedürfnisse des Patienten. In einer endokrinologischen Abteilung kann dies Überwachungsgeräte für Diabetespatienten wie Insulinpumpen oder Blutzuckersensoren umfassen, oder Geräte zur regelmäßigen Messung von Vitalwerten wie Blutdruck und Temperatur. Wenn Sie von Anfang an sicherstellen, dass alles richtig funktioniert, können Sie eine kontinuierliche Überwachung gewährleisten und mögliche technische Probleme zu einem späteren Zeitpunkt verhindern.

Die Pflegekraft sollte sich auch vergewissern, dass der Patient die Verwendung bestimmter Geräte im Zimmer versteht, z. B. die Türklingel, um bei Bedarf das Personal zu rufen. Es ist wichtig, dass der Patient sich sicher fühlt und weiß, dass er jederzeit Hilfe bekommen kann, sei es bei medizinischen Fragen oder bei Komfortbedürfnissen.

Die Vorstellung des Dienstes und der täglichen Routinen

Nach dem Einrichten ist es wichtig, dem Patienten die Funktionsweise der Endokrinologieabteilung vorzustellen, insbesondere wenn der Aufenthalt mehrere Tage dauern soll. Diese Vorstellung hilft, den Aufenthalt zu strukturieren und den Patienten zu beruhigen, indem sie ihm eine Orientierungshilfe gibt. Die Behandlung in der Endokrinologie erfordert oft eine regelmäßige Nachsorge, häufige Untersuchungen sowie Therapieanpassungen, daher ist es wichtig, dass der Patient versteht, wie die Abteilung funktioniert und was er erwarten kann.

Die Pflegekraft kann damit beginnen, die täglichen Routinen zu erklären: die Essenszeiten, die Zeiten für die Einnahme von Medikamenten sowie die Zeiten für Arztbesuche oder Untersuchungen. Wenn der Patient im Voraus weiß, wann diese wichtigen Termine stattfinden, kann er sich mental und körperlich besser vorbereiten. Es kann auch hilfreich sein, dem Patienten zu erklären, dass er aktiv an seiner Behandlung mitwirken kann, indem er z. B. seinen Blutzuckerspiegel überwacht oder seine Symptome aufschreibt, um sie mit dem Behandlungsteam zu besprechen.

Parallel dazu ist es wichtig, dem Patienten das Pflegeteam vorzustellen. Neben der Pflegekraft, die die tägliche Pflege übernimmt, wird der Patient mit Krankenpflegern, Ärzten und je nach Bedarf vielleicht auch mit Ernährungsberatern oder Physiotherapeuten interagieren. Wenn der Patient die Rollen aller Beteiligten kennt, kann er sich leichter orientieren und weiß, an wen er sich mit seinen Fragen oder Bedürfnissen wenden kann. Dieser multidisziplinäre Ansatz ist in der Endokrinologie von entscheidender Bedeutung, da er eine umfassende Behandlung sowohl der medizinischen als auch der alltäglichen Aspekte der Krankheit ermöglicht.

Dialog und ein offenes Ohr für die Bedürfnisse des Patienten

Der Zimmerbezug ist auch der Zeitpunkt, um mit dem Patienten in einen offenen Dialog zu treten. Die Pflegekraft sollte diese Gelegenheit nutzen, um Fragen zu den Erwartungen und spezifischen Bedürfnissen des Patienten zu stellen, seien sie krankheitsbedingt oder auf das Wohlbefinden des Patienten bezogen. Wenn die Pflegekraft diese Informationen von Anfang an sammelt, kann sie mögliche Anpassungen, die im Laufe des Aufenthalts notwendig werden, vorwegnehmen.

Ein Patient mit Diabetes benötigt z. B. möglicherweise spezielle Anpassungen seiner Ernährung oder Ratschläge zur Verwaltung seiner Insulinbehandlung während seines Aufenthalts. Wenn der Patient Ängste oder Fragen zu seiner Behandlung oder zu bevorstehenden Untersuchungen äußert, ist es wichtig, auf seine Fragen beruhigend und klar zu antworten. Dieses erste Gespräch ermöglicht den Aufbau eines Vertrauensverhältnisses, das den Austausch während des gesamten Aufenthalts erleichtert.

Den Patienten auf die weitere Behandlung vorbereiten

Schließlich wird der Patient durch die Unterbringung im Zimmer und die Vorstellung der Abteilung auf die verschiedenen Etappen seiner Betreuung vorbereitet. In einer endokrinologischen Abteilung, in der chronische Krankheiten eine strenge und kontinuierliche Betreuung erfordern, ist es wichtig, dass der Patient nicht nur versteht, was während seines Krankenhausaufenthalts passieren wird, sondern auch, wie seine Betreuung nach seiner Entlassung fortgesetzt werden kann.

So kann die Pflegekraft mit dem Patienten über die nächsten Untersuchungen sprechen, die durchgeführt werden sollen, über mögliche Anpassungen der Behandlung, die notwendig werden könnten, und über die Schritte, die er nach dem Krankenhausaufenthalt unternehmen muss, um seine Betreuung zu optimieren, sei es durch regelmäßige Konsultationen oder eine Fernbetreuung. Indem man den Patienten auf seinen weiteren Lebensweg vorbereitet, hilft man ihm, sich in die Zukunft zu projizieren und die Herausforderungen seiner Krankheit besser zu verstehen.

3. Umgang mit regelmäßigen und chronischen Patienten

*   Verfolgung von Pflegeprotokollen

Die Einhaltung von Pflegeprotokollen ist ein wesentlicher Aspekt der Arbeit von Ärzteteams, insbesondere in einer Abteilung wie der Endokrinologie, in der die Patienten häufig an chronischen Krankheiten leiden, die eine strenge und individuelle Behandlung erfordern. Diese Protokolle, die auf der Grundlage bewährter Verfahren und wissenschaftlicher Empfehlungen erstellt werden, sollen eine qualitativ hochwertige, einheitliche und sichere Versorgung gewährleisten und gleichzeitig eine Anpassung an die spezifischen Bedürfnisse jedes einzelnen Patienten ermöglichen. Die Einhaltung dieser Protokolle ist entscheidend, um die Kontinuität der Pflege zu gewährleisten, Komplikationen vorzubeugen und die Wirksamkeit der Behandlungen zu verbessern.

Die Bedeutung von Pflegeprotokollen in der Endokrinologie

In einer endokrinologischen Abteilung decken die Behandlungsprotokolle ein breites Spektrum an Situationen ab, von der täglichen Überwachung von Diabetespatienten bis hin zur Behandlung von Schilddrüsenerkrankungen oder selteneren Krankheiten wie dem Cushing-Syndrom. Diese Erkrankungen erfordern oft eine ständige Überwachung und häufige Anpassungen der Behandlungen, sei es zur Regulierung des Blutzuckerspiegels, zur Stabilisierung der Schilddrüsenhormone oder zur Überwachung der Entwicklung der Symptome einer Nebennierenerkrankung.

Mithilfe von Pflegeprotokollen können diese Praktiken standardisiert werden, sodass jeder Patient eine einheitliche Pflege erhält, unabhängig davon, welches Team anwesend ist. Ein Protokoll für das Diabetesmanagement kann beispielsweise genaue Empfehlungen zur Häufigkeit der Blutzuckermessungen, zu den Warnschwellen für Hypoglykämien oder Hyperglykämien und zu den Maßnahmen, die je nach Ergebnis zu ergreifen sind, enthalten. So wird sichergestellt, dass jedes Teammitglied, ob Arzt, Krankenschwester oder Pfleger, die gleichen Richtlinien befolgt, wodurch eine einheitliche und wirksame Behandlung gewährleistet wird.

Die strikte Anwendung der Protokolle

Die Einhaltung der Pflegeprotokolle beruht auf einer strikten Anwendung der festgelegten Verfahren. Das bedeutet, dass jede Pflegekraft entsprechend ihrer Rolle die Empfehlungen genau umsetzt. Im Rahmen der täglichen Pflege kann dies sehr unterschiedliche Maßnahmen umfassen: regelmäßige Kontrollen der Vitalparameter, Verabreichung von Medikamenten in festgelegten Dosen und zu bestimmten Zeiten, Überwachung der Entwicklung von Symptomen oder Durchführung spezifischer Untersuchungen.

Nehmen wir als Beispiel einen Patienten mit Diabetes. Das Pflegeprotokoll kann festlegen, wie oft der Blutzuckerspiegel zu messen ist, welche Maßnahmen bei abnormalen Schwankungen zu ergreifen sind (wie eine zusätzliche Insulininjektion oder die Einnahme von Kohlenhydraten bei Hypoglykämie) und welche Parameter an das medizinische Team zur Anpassung der Behandlung zu übermitteln sind. Diese Maßnahmen werden systematisch durchgeführt, um eine kontinuierliche Überwachung des Patienten zu gewährleisten. Jeder Schritt des Protokolls wird sorgfältig in der Krankenakte des Patienten dokumentiert, wodurch eine vollständige Rückverfolgbarkeit der Pflege ermöglicht und künftige medizinische Entscheidungen erleichtert werden.

In der Endokrinologie, wo die Behandlungen oft langfristig angelegt sind, hilft die strikte Einhaltung der Protokolle auch dabei, langfristige Komplikationen chronischer Krankheiten zu verhindern. Bei einem Patienten mit Hypothyreose beispielsweise hilft die strikte Einhaltung des Hormonersatzprotokolls dabei, Komplikationen wie extreme Müdigkeit, übermäßige

Gewichtszunahme oder Herz-Kreislauf-Störungen zu vermeiden. Die Einhaltung der Protokolle gewährleistet also nicht nur die unmittelbare Behandlung der Symptome, sondern auch eine wirksame vorbeugende Behandlung.

Die Anpassung der Protokolle an individuelle Bedürfnisse

Obwohl Behandlungsprotokolle standardisiert sind, um eine klare Leitlinie zu bieten, sind sie nicht starr und müssen oft an die spezifischen Bedürfnisse jedes einzelnen Patienten angepasst werden. Denn jeder Mensch reagiert anders auf Behandlungen, abhängig von Faktoren wie Alter, Lebensstil, Vorerkrankungen oder Komorbiditäten. Die Einhaltung der Protokolle muss daher eine gewisse Flexibilität ermöglichen, um auf besondere Situationen reagieren zu können.

Die Anpassung eines Protokolls kann in Absprache mit dem medizinischen Team erfolgen. Beispielsweise könnte ein Patient mit Cushing-Syndrom, dessen Behandlung darin besteht, die übermäßige Produktion von Cortisol zu reduzieren, spezifische Komplikationen aufweisen, die eine Anpassung der Dosierung oder der Überwachung der Symptome erfordern. Das Protokoll kann dann angepasst werden, um zusätzliche Untersuchungen, eine engere Überwachung oder zusätzliche Behandlungen zu beinhalten.

Das Pflegepersonal spielt eine Schlüsselrolle bei der Ermittlung dieser besonderen Bedürfnisse. Da sie dem Patienten im Alltag so nahe wie möglich sind, können sie Anzeichen beobachten, die eine Anpassung des ursprünglichen Protokolls erforderlich machen könnten. Diese Beobachtungen werden dann mit dem verantwortlichen Arzt geteilt, der entscheiden kann, bestimmte Aspekte des Protokolls zu ändern, um den Bedürfnissen des Patienten besser gerecht zu werden. Auf diese Weise geht die Einhaltung des Protokolls mit einer Flexibilität einher, die es ermöglicht, die Pflege individuell anzupassen und gleichzeitig die festgelegten Richtlinien einzuhalten.

Kommunikation und Zusammenarbeit rund um die Protokolle

Die Einhaltung von Pflegeprotokollen hängt auch von einer reibungslosen Kommunikation und einer effektiven Zusammenarbeit zwischen allen Mitgliedern des Pflegeteams ab. Protokolle sind oft komplex und involvieren mehrere Beteiligte an verschiedenen Punkten des Pflegeverlaufs. Um eine einheitliche Anwendung zu gewährleisten, ist es unerlässlich, dass jede Pflegekraft ihren Platz im Prozess genau kennt und weiß, wann sie eingreifen muss.

Die Übertragungen zwischen den Teams, insbesondere bei Schichtwechseln oder Dienstbesprechungen, sind bevorzugte Momente, um laufende Protokolle und notwendige Anpassungen zu besprechen. Diese Momente ermöglichen es, klinische Beobachtungen auszutauschen, die Wirksamkeit der geleisteten Pflege zu bewerten und das Protokoll gegebenenfalls anzupassen. Wenn beispielsweise ein Patient, der wegen einer Schilddrüsenüberfunktion behandelt wird, Anzeichen von Unruhe oder Herzklopfen zeigt, sollte die Pflegekraft diese Symptome sofort melden, damit das medizinische Team beurteilen kann, ob die Behandlung geändert werden muss.

Diese Kommunikation ist auch entscheidend, um die Kontinuität der Pflege zu gewährleisten. Jeder Beteiligte muss über die zuvor durchgeführten Maßnahmen informiert sein, um Fehler oder unnötige Wiederholungen zu vermeiden. Die Rückverfolgbarkeit der Pflege, die in der Krankenakte festgehalten wird, ermöglicht es allen Pflegekräften, die Entwicklung des Patienten zu verfolgen und das festgelegte Protokoll genau einzuhalten, während sie gleichzeitig über die im Laufe der Zeit vorgenommenen Anpassungen informiert werden.

Weiterbildung von Pflegekräften

Die Einhaltung der Pflegeprotokolle erfordert auch, dass die Pflegekräfte kontinuierlich geschult werden. Die Protokolle entwickeln sich entsprechend den medizinischen und wissenschaftlichen Fortschritten weiter, und es ist unerlässlich, dass die Pflegekräfte über neue Empfehlungen auf dem Laufenden sind. In der Endokrinologie, wo sich die Behandlungen aufgrund neuer Erkenntnisse über hormonelle Mechanismen oder technischer Innovationen (wie z. B. neue Insulinpumpen) ändern können, ist eine kontinuierliche Fortbildung von entscheidender Bedeutung, um eine qualitativ hochwertige Versorgung zu gewährleisten.

Die medizinischen Teams müssen daher regelmäßig in neuen Protokollen oder Aktualisierungen bestehender Protokolle geschult werden. Diese Schulungen verbessern nicht nur die Patientenversorgung, sondern verringern auch potenzielle Fehler, die aufgrund mangelnder Informationen oder Kenntnisse über die zu befolgenden Verfahren auftreten könnten.

- Spezifische Anpassungen und Überwachung von Patienten mit Diabetes, Schilddrüsenerkrankungen usw.

Patienten mit endokrinen Erkrankungen wie Diabetes oder Schilddrüsenerkrankungen benötigen regelmäßige Anpassungen ihrer Behandlungen und eine strenge Überwachung, um eine effektive Behandlung ihrer Erkrankung zu gewährleisten. Diese chronischen Krankheiten, die komplexe Hormonsysteme betreffen, entwickeln sich oft auf subtile Weise und erfordern die ständige Aufmerksamkeit des Pflegepersonals. Ob es nun darum geht, den Blutzuckerspiegel bei einem Diabetespatienten im Gleichgewicht zu halten oder die Schilddrüsenhormone bei einem Patienten mit Hypothyreose oder Hyperthyreose zu regulieren - jeder Patient benötigt eine auf seine speziellen Bedürfnisse zugeschnittene Behandlung, die auf einer persönlichen Betreuung und regelmäßigen Therapieanpassungen beruht.

Anpassungen und Überwachung bei Diabetespatienten

Die Behandlung von Diabetes, ob Typ-1- oder Typ-2-Diabetes, beruht hauptsächlich auf der regelmäßigen Überwachung des Blutzuckerspiegels und der Anpassung der Insulindosen oder der antidiabetischen Medikamente. Diese Anpassungen sind entscheidend, um den Blutzuckerspiegel stabil zu halten und akute Komplikationen wie Hypoglykämie oder Hyperglykämie sowie chronische Komplikationen wie Herz-Kreislauf-, Nieren- oder Nervenerkrankungen zu verhindern.

Für einen Diabetespatienten ist die Überwachung des Blutzuckerspiegels eine entscheidende tägliche Handlung. Sie muss mehrmals täglich durchgeführt werden, insbesondere vor und nach den Mahlzeiten und je nach Schwere des Diabetes manchmal auch nachts. Anhand dieser Messungen können die Insulindosen entsprechend den Ergebnissen, der Ernährung und der körperlichen Aktivität angepasst werden. Insbesondere bei Patienten, die eine Insulintherapie erhalten, werden die Anpassungen der Dosen von Schnell- oder Basalinsulin in Echtzeit vorgenommen, je nach den beobachteten Blutzuckerwerten. Pfleger, Krankenschwestern und Ärzte spielen bei dieser Überwachung eine Schlüsselrolle, indem sie dem Patienten erklären, wie er seine Ergebnisse interpretieren und seine Behandlung selbstständig anpassen kann.

Zur regelmäßigen Überwachung gehört auch die Beobachtung anderer Parameter wie Gewicht, Blutdruck und Zustand der Füße (um diabetischen Komplikationen wie Fußgeschwüren vorzubeugen). Besondere Aufmerksamkeit ist auf Anzeichen einer Dekompensation zu richten, wie z. B. Polyurie (häufiges Wasserlassen), Polydipsie (übermäßiger Durst) oder extreme Müdigkeit, die auf ein Ungleichgewicht des Blutzuckerspiegels hinweisen können. In diesen Fällen sind Anpassungen der Insulindosis oder der antidiabetischen Medikamente erforderlich, um die Situation zu stabilisieren.

Die tägliche Pflege von Diabetespatienten umfasst auch eine erzieherische Dimension. Das Pflegepersonal muss dem Patienten beibringen, wie er seinen Blutzuckerspiegel überwacht, wie er die Anzeichen eines zu niedrigen oder zu hohen Blutzuckerspiegels erkennt und wie er seine Ernährung regelt. Beispielsweise muss ein Patient, der eine Insulintherapie erhält, seine Injektionen an seine Kohlenhydratzufuhr und sein Aktivitätsniveau anpassen. Diese Anpassungen sind unerlässlich, damit der Patient seinen Blutzuckerspiegel im Gleichgewicht halten und Komplikationen vorbeugen kann.

Anpassungen und Überwachung bei Patienten mit Schilddrüsenerkrankungen

Patienten mit Schilddrüsenerkrankungen, sei es Hypothyreose oder Hyperthyreose, benötigen ebenfalls eine spezielle Überwachung und regelmäßige Anpassungen ihrer Hormontherapie, um ein gesundes Gleichgewicht der Schilddrüse zu gewährleisten. Die Schilddrüse reguliert viele wichtige Körperfunktionen wie den Stoffwechsel, die Körpertemperatur, den Herzschlag und die Verdauung. Ein Ungleichgewicht in der Produktion der Schilddrüsenhormone (T3 und T4) kann zu einer Reihe von Symptomen führen, die die Lebensqualität des Patienten beeinträchtigen.

Bei Patienten mit Hypothyreose ist die Einnahme von Levothyroxin, einem Ersatzstoff für Schilddrüsenhormone, in der Regel erforderlich, um die geringe Produktion der Schilddrüse auszugleichen. Anpassungen der Levothyroxin-Dosis sind von entscheidender Bedeutung, da unangemessene Dosen zu anhaltenden Symptomen einer Hypothyreose (Müdigkeit, Gewichtszunahme, Depression) oder umgekehrt zu Symptomen einer Hyperthyreose (Herzklopfen, Nervosität, Schlaflosigkeit) führen können, wenn die Dosis zu hoch ist. Die Überwachung der Behandlung beruht auf regelmäßigen Bluttests der Schilddrüsenhormone und des TSH (Schilddrüsen stimulierendes

Hormon), mit deren Hilfe die Levothyroxin-Dosis an die individuellen Bedürfnisse des Patienten angepasst werden kann.

Bei Patienten mit Hyperthyreose, bei denen die Schilddrüse zu viele Hormone produziert, kann die Behandlung Schilddrüsenmedikamente umfassen, um die Hormonproduktion zu reduzieren, und in schwereren Fällen sogar eine teilweise Entfernung der Schilddrüse. Auch hier sind regelmäßige Anpassungen erforderlich, um zu verhindern, dass der Patient nach der Behandlung in eine Hypothyreose stürzt. Die klinische Überwachung ist wichtig: Schneller Gewichtsverlust, übermäßiges Schwitzen, Herzklopfen oder ungewöhnliche Nervosität sind Anzeichen für ein Ungleichgewicht, die eine Neubewertung der Behandlung erforderlich machen.

Neben der biologischen Überwachung sollte das Pflegepersonal auch auf die Entwicklung der klinischen Symptome achten. So können z. B. anhaltende Müdigkeit oder Kälteunverträglichkeit bei einem hypothyreoten Patienten auf eine unzureichende Dosierung der Schilddrüsenhormone hindeuten. Umgekehrt können bei einem hyperthyreoten Patienten Anzeichen wie ein beschleunigter Herzschlag oder Zittern auf eine Überproduktion von Hormonen hindeuten. Diese klinischen Beobachtungen leiten zusammen mit den Ergebnissen der Bluttests die therapeutischen Anpassungen an.

Spezifische Anpassungen für andere endokrine Erkrankungen

Neben Diabetes und Schilddrüsenerkrankungen gibt es auch andere endokrine Erkrankungen, die eine besondere Überwachung und Anpassung erfordern. Das Cushing-Syndrom beispielsweise ist durch eine Überproduktion von Cortisol durch die Nebennieren gekennzeichnet. Die Behandlung dieser Erkrankung kann Medikamente zur Verringerung der Cortisolproduktion oder chirurgische Eingriffe zur Entfernung eines Nebennierentumors umfassen. Die Überwachung der Cortisolwerte ist entscheidend, da eine zu schnelle Senkung zu

Cortisolmangelsymptomen wie Müdigkeit, niedrigem Blutdruck oder Bauchschmerzen führen kann.

Das Phäochromozytom, ein seltener Tumor der Nebenniere, führt zu einer übermäßigen Produktion von Katecholaminen (Adrenalin und Noradrenalin), was Episoden von hypertensiven Krisen und Herzklopfen auslöst. Hier besteht die Nachsorge hauptsächlich in der Überwachung des Blutdrucks und der Verwaltung der blutdrucksenkenden Medikamente, während man auf einen chirurgischen Eingriff zur Entfernung des Tumors wartet. Anpassungen der Medikation sind entscheidend, um den Patienten zu stabilisieren und schwere hypertensive Krisen zu verhindern.

Die Rolle der Pflegekräfte bei der Anpassung und Überwachung

Pflegekräfte spielen eine Schlüsselrolle bei der Anpassung der Behandlung und der täglichen Überwachung von Patienten mit endokrinen Erkrankungen. Durch ihre ständige Anwesenheit bei den Patienten können sie Anzeichen eines hormonellen Ungleichgewichts schnell erkennen und das medizinische Team entsprechend alarmieren. Sie sorgen auch für die Durchführung von Therapieanpassungen, sei es eine Änderung der Dosis von Insulin, Schilddrüsenhormonen oder anderen Medikamenten.

Pflegehelfer und Krankenschwestern tragen auch zur Therapieerziehung der Patienten bei, indem sie ihnen vermitteln, wie wichtig es ist, ihre Symptome regelmäßig zu überwachen und sich an die Behandlungen zu halten. Indem sie erklären, wie sie ihre Insulindosen an ihre Ernährung oder körperliche Aktivität anpassen können, oder ihnen helfen, die Anzeichen einer Schilddrüsenfehlfunktion zu erkennen, beteiligen sich die Pflegekräfte aktiv am Selbstmanagement der Patienten.

Kapitel 3

Die tägliche Pflege auf der Endokrinologie-Station

1. Grundlegende Pflege

- Hilfe bei der Körperpflege, Ernährung und Mobilisierung von Patienten

Die Unterstützung bei der Körperpflege, der Ernährung und der Mobilisierung von Patienten sind grundlegende Aspekte der täglichen Pflege im Krankenhaus, insbesondere bei Patienten mit chronischen Krankheiten, wie z. B. Patienten, die in der Endokrinologie betreut werden. Obwohl diese Pflege einfach erscheint, spielt sie eine entscheidende Rolle für das körperliche und geistige Wohlbefinden der Patienten und trägt dazu bei, Komplikationen aufgrund von Immobilität, Unterernährung oder Hygieneproblemen vorzubeugen. Bei der Betreuung von Patienten zählt jeder Handgriff, und diese Grundpflege muss mit Aufmerksamkeit, Respekt und Einfühlungsvermögen durchgeführt werden.

Hilfe bei der Toilette: Würde und Komfort gewährleisten

Die Hilfe bei der Körperpflege ist für Patienten, die nicht selbstständig sind, einer der wichtigsten Momente des Tages. Sie beschränkt sich nicht auf eine technische Handlung; sie ist auch ein Moment der Pflege, der zum Wohlbefinden, zur Würde und zum Komfort des Patienten beiträgt. Die Aufrechterhaltung einer angemessenen Körperhygiene ist von entscheidender Bedeutung, um Hautinfektionen, Reizungen oder Druckgeschwüren vorzubeugen, aber auch um dem Patienten ein Gefühl der Frische und des Wohlbefindens zu vermitteln.

Die Pflegekraft, die häufig bei der Körperpflege mitwirkt, muss dafür sorgen, dass dieser Moment die Scham und die besonderen Bedürfnisse des Patienten respektiert. Dies bedeutet, für einen intimen Rahmen zu sorgen und die Vorlieben des Patienten zu respektieren, sei es in Bezug auf die Wassertemperatur, die verwendeten Hygieneprodukte oder den Rhythmus der Körperpflege. Da jeder Patient anders ist, bevorzugen manche vielleicht eine Ganzkörperwaschung im Bett, während andere mit etwas Unterstützung ins Badezimmer gehen können, um sich selbstständiger zu waschen.

Bei endokrinologischen Patienten, z. B. mit Diabetes, muss bestimmten Körperteilen besondere Aufmerksamkeit gewidmet werden, insbesondere den Füßen. Der diabetische Fuß beispielsweise ist eine häufige Komplikation, die auf eine schlechte Durchblutung und Wundheilungsstörungen zurückzuführen ist. Daher ist es wichtig, den Zustand der Füße bei der Körperpflege zu überprüfen und dem Pflegepersonal alle Wunden, Rötungen oder Infektionen zu melden. Diese vorbeugende Pflege trägt dazu bei, ernsthafte Komplikationen wie Geschwüre oder Infektionen zu vermeiden, die möglicherweise eine aufwändigere Behandlung erfordern.

Schließlich ist die Hilfe bei der Körperpflege über den medizinischen Aspekt hinaus auch ein Moment, in dem eine besondere Beziehung zum Patienten entsteht. Indem sich die die Pflegekraft Zeit nimmt, auf die Bedürfnisse des Patienten einzugehen und seinen Rhythmus zu respektieren, stärkt sie das Vertrauen und das Selbstwertgefühl des Patienten, das durch den krankheitsbedingten Verlust der Selbstständigkeit oft beeinträchtigt ist.

Hilfe bei der Nahrungsaufnahme: eine wesentliche Pflegehandlung

Die Ernährung ist ein weiterer grundlegender Aspekt der täglichen Pflege, insbesondere für Patienten in Krankenhäusern. Eine angemessene und ausgewogene Ernährung ist entscheidend für die Erhaltung der Gesundheit und die Vermeidung von Komplikationen aufgrund von Mangelernährung, insbesondere bei Patienten mit chronischen Erkrankungen wie Diabetes oder Schilddrüsenerkrankungen. Hilfe bei der Ernährung bedeutet nicht nur, dem Patienten beim Essen zu helfen, wenn er es braucht, sondern auch sicherzustellen, dass die Nährstoffzufuhr seinen spezifischen Bedürfnissen entspricht.

In der Endokrinologie ist die Ernährung oft ein wichtiger Hebel bei der Bewältigung von Erkrankungen. Bei Diabetespatienten beispielsweise ist das Kohlenhydratmanagement für die Stabilisierung des Blutzuckerspiegels von entscheidender Bedeutung. Daher ist es von entscheidender Bedeutung, dass Sie sich an die angepassten Ernährungsempfehlungen halten und dabei die Menge der Kohlenhydrate und den Insulinbedarf des Patienten berücksichtigen. Die Rolle der Pflegekraft und des Krankenpflegers besteht nicht nur darin, den Patienten bei den Mahlzeiten zu begleiten, sondern auch zu überprüfen, ob er die Bedeutung dieser Nahrungsmittelauswahl für den Umgang mit seiner Krankheit versteht.

Bei Pflegebedürftigen, die durch Krankheit geschwächt sind oder unter motorischen Störungen leiden, kann die Hilfe bei der Nahrungsaufnahme die Zubereitung des Essenstabletts, das Schneiden von Lebensmitteln oder sogar die direkte Unterstützung beim Füttern umfassen. Es ist wichtig, diese Hilfe an den Rhythmus des Patienten anzupassen, seinen Geschmack zu respektieren und dafür zu sorgen, dass er unter bequemen Bedingungen isst und dabei gut sitzt und entspannt ist. Ein Patient, der sich in seinen Essgewohnheiten angehört und respektiert fühlt, wird eher in der Lage sein, mit Genuss zu essen, auch wenn er mit Einschränkungen konfrontiert ist.

Schließlich ist die Überwachung der Flüssigkeitszufuhr ebenso wichtig, insbesondere bei endokrinen Patienten, die unter einem unausgewogenen Wasserhaushalt leiden können. Die Pflegekraft achtet darauf, dass der Patient ausreichend Flüssigkeit zu sich nimmt, und berücksichtigt dabei mögliche ärztliche Empfehlungen zur Einschränkung oder Erhöhung der Flüssigkeitszufuhr.

Patientenmobilisierung: Vermeidung von Komplikationen und Erhaltung der Selbstständigkeit

Die Mobilisierung von Patienten ist ein weiterer wesentlicher Bestandteil der täglichen Pflege, insbesondere bei Patienten, die lange Zeit im Bett verbringen oder an Erkrankungen leiden, die zu einem Mobilitätsverlust führen. Längere Immobilität setzt die Patienten Risiken wie Dekubitus, Muskelschwund, Atemproblemen oder tiefer Venenthrombose aus. Daher ist es entscheidend, auf eine regelmäßige, dem Zustand des Patienten angepasste Mobilisierung zu achten, um diesen Komplikationen vorzubeugen.

In der Endokrinologie können bestimmte Erkrankungen direkte Auswirkungen auf die Mobilität der Patienten haben. Beispielsweise können Patienten mit diabetischer Neuropathie Schmerzen oder Taubheitsgefühle in den Beinen verspüren, wodurch ihre Bewegungsfähigkeit eingeschränkt wird. Andere Patienten, z. B. mit schwerer Hypothyreose, können extreme Müdigkeit oder Muskelschwäche verspüren, die Bewegungen erschweren.

Die Aufgabe der Pflegekraft besteht darin, diese Patienten in ihrer Mobilität zu unterstützen, indem sie auf ihr Tempo achtet und geeignete Techniken anwendet, um Stürze oder Verletzungen zu vermeiden. Dies kann Hilfe beim Aufstehen aus dem Bett, beim Gehen im Zimmer oder auf dem Weg zum Badezimmer umfassen. In manchen Fällen können technische Hilfsmittel wie Gehhilfen oder Rollstühle erforderlich sein, und die Pflegekraft muss sicherstellen, dass der Patient sicher mit ihnen umgehen kann.

Die Mobilisierung kann auch Übungen in Zusammenarbeit mit Physiotherapeuten umfassen, um die Muskulatur zu stärken und die Gelenke geschmeidig zu halten. Wenn man Patienten dazu ermutigt, im Rahmen ihrer Fähigkeiten aktiv zu bleiben, kann man ihre Selbstständigkeit erhalten und den körperlichen Abbau durch Immobilität verhindern. Selbst kleine Maßnahmen, wie z. B. einem Patienten zu helfen, sich in einen Sessel zu setzen, anstatt den ganzen Tag im Bett zu verbringen, können sich positiv auf seine Stimmung und seine Genesung auswirken.

Eine umfassende Begleitung, die sich auf das Wohlbefinden des Patienten konzentriert

Die Hilfe bei der Körperpflege, der Ernährung und der Mobilisierung von Patienten sind nicht einfach nur technische Gesten; sie sind Teil eines umfassenden Pflegeansatzes, in dessen Mittelpunkt das Wohlbefinden und die Würde des Patienten stehen. Diese Grundpflege ist zwar alltäglich, aber sie ist ein besonderer Moment, um eine vertrauensvolle Beziehung zum Patienten aufzubauen, ihm zuzuhören und die Pflege auf seine spezifischen Bedürfnisse abzustimmen.

Für Patienten mit endokrinen Erkrankungen, die oft langfristig mit ihrer Erkrankung leben, sind diese Pflegemomente auch Gelegenheiten, ihre Autonomie zu stärken und ihnen zu helfen, ihre Krankheit im Alltag besser zu bewältigen. Sei es, dass sie die Füße eines Diabetespatienten überwachen, die Nahrungsmittelhilfe an seine Ernährungsbedürfnisse anpassen oder ihn bei seinen Mobilisierungsbemühungen begleiten - jede Geste trägt zu einer besseren Gesamtversorgung bei.

- Hygiene und Infektionsprävention

Hygiene und Infektionsprävention sind grundlegende Aspekte der Krankenhauspflege und spielen eine entscheidende Rolle für die Sicherheit und das Wohlbefinden der Patienten. In einer Abteilung wie der Endokrinologie, in der die Patienten häufig an chronischen Krankheiten leiden, die ihre Immunabwehr schwächen, wie z. B. Diabetes, ist die Einhaltung hoher Hygienestandards unerlässlich. Diese Präventionsmaßnahmen schützen nicht nur die Patienten vor nosokomialen Infektionen (Infektionen, die im Krankenhaus erworben werden), sondern begrenzen auch die Ausbreitung von Infektionserregern innerhalb der Einrichtung. Für das Pflegepersonal bedeutet dies, dass es ständig auf die persönliche Hygiene, die Hygiene der Patienten sowie die Hygiene der Krankenhausumgebung achten muss.

Die Bedeutung der Handhygiene

Die Händehygiene ist die erste und wichtigste Maßnahme zur Vermeidung von Infektionen. Die Hände des Pflegepersonals sind der Hauptvektor für die Übertragung von Krankheitserregern von einem Patienten zum anderen oder von einer Pflegekraft zum Patienten. Durch sorgfältige Handhygiene kann diese Übertragungskette unterbrochen und das Risiko nosokomialer Infektionen deutlich gesenkt werden.

Das Händewaschen mit Wasser und Seife oder die Desinfektion mit hydroalkoholischen Lösungen sollte vor und nach jedem Patientenkontakt, vor jeder Pflegemaßnahme, nach dem Berühren potenziell kontaminierter Oberflächen und nach dem Ausziehen von Handschuhen durchgeführt werden. Im Rahmen der Endokrinologie sind z. B. Diabetespatienten besonders infektionsgefährdet, insbesondere bei schlecht heilenden Wunden (wie im Fall des diabetischen Fußes). Eine perfekte Handhygiene vor dem Umgang mit einem Patienten oder der Behandlung einer Wunde ist daher von größter Bedeutung.

Das Pflegepersonal sollte die Patienten auch über die Bedeutung der Handhygiene aufklären, z. B. vor dem Essen oder nach dem Toilettengang. Eine gute Handhygiene trägt nicht nur zur Sicherheit des Patienten bei, sondern fördert auch eine sicherere Krankenhausumgebung für alle Anwesenden, einschließlich anderer Patienten und des Pflegepersonals.

Körperhygiene der Patienten

Die Körperhygiene der Patienten ist ein weiterer Pfeiler der Infektionsprävention. Indem das Pflegepersonal die Patienten bei der Aufrechterhaltung einer angemessenen Körperhygiene unterstützt, trägt es nicht nur zum Komfort und Wohlbefinden der Patienten bei, sondern auch zur Vorbeugung bestimmter Hautinfektionen. Patienten im Krankenhaus, insbesondere bettlägerige oder chronisch kranke Patienten, sind oft anfälliger für Hautinfektionen, Druckgeschwüre und Reizungen durch Immobilität.

In der Endokrinologie sind Diabetespatienten besonders anfällig für Hautinfektionen, insbesondere an den Füßen. Der diabetische Fuß, der durch eine schlechte Durchblutung und eine Neuropathie (Nervenschädigung) verursacht wird, kann zu schwer heilenden Wunden führen, die sich schnell infizieren können. Bei der täglichen Pflege sollte die Pflegekraft besonders auf den Zustand der Haut des Patienten achten, empfindliche Stellen inspizieren und auf Rötungen, Wunden oder Anzeichen einer Infektion hinweisen. Insbesondere die Fußhygiene muss strengstens eingehalten werden, wobei darauf zu achten ist, dass die Bereiche zwischen den Zehen gut abgetrocknet werden und bei Bedarf Feuchtigkeitscremes aufgetragen werden, um ein Austrocknen der Haut zu verhindern.

Die Hilfe bei der Körperpflege ist auch ein guter Zeitpunkt, um angemessene Hygieneregeln anzuwenden, indem man hautfreundliche Produkte verwendet und übermäßiges Reiben vermeidet, das die empfindliche Haut des Patienten reizen könnte. Bei Patienten mit Wunden ist es wichtig, diese regelmäßig zu reinigen und zu desinfizieren und dabei geeignete Pflegeprotokolle zu befolgen, um eine Kontamination zu vermeiden.

Die Kontrolle von nosokomialen Infektionen

Nosokomiale Infektionen, d. h. Infektionen, die im Krankenhaus erworben werden, stellen ein großes Risiko für Patienten dar, insbesondere für solche mit einem geschwächten Immunsystem, wie z. B. endokrine Patienten mit Diabetes oder Schilddrüsenerkrankungen. Diese Infektionen, die durch resistente Bakterien wie Staphylococcus aureus oder Infektionserreger wie Clostridium difficile verursacht werden, können schwerwiegende Folgen für die Gesundheit der Patienten haben.

Die Prävention dieser Infektionen beruht auf mehreren strengen Hygienemaßnahmen in der Krankenhausumgebung. Dazu gehören die regelmäßige Reinigung von Oberflächen, die Verwendung steriler Geräte, die Desinfektion von Medizinprodukten und die Isolierung infizierter Patienten, um die Ausbreitung der Krankheitserreger zu begrenzen.

Das Pflegepersonal muss sicherstellen, dass alle für die Pflege verwendeten Materialien steril sind und zwischen jedem Gebrauch ordnungsgemäß desinfiziert werden. Dies gilt für medizinische Instrumente (Spritzen, Katheter, Blutzuckermessgeräte), aber auch für Oberflächen, mit denen der Patient in Berührung kommt, wie z. B. Essenstabletts, Pflegewagen oder Geräte zur Messung der Vitalwerte. Außerdem sollten Handschuhe bei risikoreichen Behandlungen getragen werden, sie sind jedoch kein Ersatz für das Händewaschen: Eine Händedesinfektion vor und nach dem Gebrauch der Handschuhe ist unerlässlich, um eine Kreuzkontamination zu verhindern.

Hygiene in der Krankenhausumgebung

Die Krankenhausumgebung selbst muss sauber gehalten werden, um die Vermehrung von Bakterien und anderen Krankheitserregern einzudämmen. Dazu gehört die tägliche Reinigung von Zimmern, Bädern und Fluren, aber auch von Pflegebereichen wie Verbandszimmern oder Operationssälen. Strenge Reinigungs- und Desinfektionsverfahren müssen von den Reinigungskräften, die Teil des Infektionsschutzteams sind, befolgt werden.

In den Patientenzimmern muss die Bettwäsche regelmäßig gewechselt werden, und Abfälle, insbesondere medizinische Abfälle, müssen gemäß den Protokollen für die Abfallentsorgung im Krankenhaus ordnungsgemäß entsorgt werden. Der Patient selbst kann dafür sensibilisiert werden, die Umgebung um sich herum sauber zu halten, indem er z. B. darauf achtet, Taschentücher oder andere kontaminierte Gegenstände in die dafür vorgesehenen Abfallbehälter zu werfen.

Außerdem müssen die Zimmer belüftet werden, um die Luft zu erneuern und die Feuchtigkeit zu reduzieren, die das Wachstum von Schimmelpilzen und Bakterien fördert. Regelmäßiges Lüften der Wohnbereiche der Patienten, sofern dies möglich ist, trägt zur Luftqualität und zur Vermeidung von Atemwegsinfektionen bei.

Sensibilisierung von Pflegekräften und Patienten

Die Infektionsprävention beruht auch auf der Sensibilisierung aller im Krankenhaus anwesenden Akteure: natürlich des Pflegepersonals, aber auch der Patienten und ihrer Angehörigen. Das Pflegepersonal muss regelmäßig in Hygieneprotokollen und im Umgang mit Infektionsrisiken geschult werden, insbesondere in Abteilungen mit besonders anfälligen Patienten wie der Endokrinologie. Schulungen zur Handhygiene, zum Gebrauch der persönlichen Schutzausrüstung (PSA) und zum Umgang mit infizierten Patienten sind unerlässlich, um eine konsequente Anwendung der Präventionsregeln zu gewährleisten.

Die Patienten ihrerseits müssen über die einfachen Gesten informiert werden, die sie selbst anwenden können, um Infektionen zu vermeiden: regelmäßiges Händewaschen, Vermeidung des Kontakts mit empfindlichen Bereichen (Wunden, Katheter) und Einhaltung der Hygieneregeln, wenn sie sich im Krankenhaus bewegen. Diese Gesten tragen zur kollektiven Sicherheit bei, indem sie die Ausbreitung von Krankheitserregern einschränken.

2. Überwachung der Vitalwerte

- Kapillarer Blutzucker: Techniken und Häufigkeit der Messungen

Die Messung des kapillaren Blutzuckerspiegels ist eine wesentliche Maßnahme bei der Behandlung von Diabetespatienten, unabhängig davon, ob es sich um Typ-1- oder Typ-2-Diabetes handelt. Diese regelmäßige Kontrolle ermöglicht es, Schwankungen des Blutzuckerspiegels zu überwachen, die Behandlung, insbesondere die Insulindosis, anzupassen und

Komplikationen aufgrund von Blutzuckerungleichgewichten wie Hypoglykämie oder Hyperglykämie zu verhindern. Für das Pflegepersonal ist die Beherrschung der Messtechniken und die Fähigkeit, die Häufigkeit der Kontrollen anzupassen, von grundlegender Bedeutung, um eine optimale Betreuung der Patienten sowohl im Krankenhaus als auch zu Hause zu gewährleisten.

Ziele und Bedeutung der kapillaren Blutzuckermessung

Bei der kapillaren Glukosemessung wird der Zuckergehalt im Blut anhand eines Bluttropfens aus der Fingerspitze gemessen. Diese Messung ist unerlässlich, um die Wirksamkeit der Behandlung in Echtzeit zu beurteilen, insbesondere bei Diabetespatienten, die eine Insulintherapie erhalten. Sie ermöglicht es, die Insulindosis anzupassen, die Auswirkungen von Mahlzeiten oder körperlicher Betätigung auf den Blutzuckerspiegel zu überwachen und starke Schwankungen des Glukosespiegels vorherzusehen. Eine sorgfältige Überwachung hilft, akute (z. B. schwere Hypoglykämie, die zu Unwohlsein oder Koma führen kann) und langfristige Komplikationen (z. B. kardiovaskuläre Komplikationen oder diabetische Nephropathie) zu verhindern.

Die Blutzuckermessung ist auch ein pädagogisches Instrument für die Patienten. Indem das Pflegepersonal ihnen beibringt, wie sie die Ergebnisse interpretieren können, hilft es ihnen, ihre Krankheit besser zu verstehen und ihre Behandlung selbstständig zu steuern.

Techniken zur Messung des kapillaren Blutzuckerspiegels

Die Technik der kapillaren Blutzuckermessung muss genau ausgeführt werden, um zuverlässige Ergebnisse zu erhalten. Hier sind die Schritte, die Sie zur korrekten Durchführung befolgen müssen:

1. **Vorbereitung der Ausrüstung**: Vor jeder Messung ist es wichtig, dass die Ausrüstung sauber und in gutem Zustand ist. Dazu gehören das Blutzuckermessgerät, die mit dem Blutzuckermessgerät kompatiblen Teststreifen, eine Stechhilfe (ein Gerät mit einer kleinen Nadel zum Einstechen in den Finger) und Watte oder Kompressen.

2. **Handhygiene**: Der Patient oder die Pflegekraft sollte sich vor der Durchführung der Messung immer die Hände mit Wasser und Seife waschen. Wenn kein Waschbecken vorhanden ist, kann eine wässrig-alkoholische Lösung verwendet werden, aber die Hände müssen vor dem Stechen trocken sein, da Alkohol das Ergebnis verfälschen kann. So wird sichergestellt, dass die Messung nicht durch Zuckerrückstände oder andere Substanzen auf der Haut verunreinigt wird.

3. **Wahl des Fingers und des Entnahmebereichs**: Es wird empfohlen, den Blutstropfen seitlich der Fingerkuppe **zu** entnehmen, da dieser Bereich weniger schmerzhaft ist und man leichter einen Blutstropfen erhält. Das Pflegepersonal oder der Patient sollten die verwendeten Finger variieren, um eine ständige Reizung derselben Stelle zu vermeiden, was zu einer erhöhten Empfindlichkeit oder Verhärtung der Haut führen könnte.

4. **Blutentnahme**: Wenn die Stechhilfe geladen ist, wird sie seitlich am Finger angesetzt und der Einstich ausgelöst. Der Druck der Stechhilfe muss angepasst werden, um zu verhindern, dass die Nadel zu tief eindringt, und um dennoch eine ausreichende Blutentnahme zu gewährleisten. Wenn der Blutstropfen zu klein ist, kann es notwendig sein, den Finger von der Basis aus in Richtung der gestochenen Stelle sanft zu massieren, um das Blut herauszudrücken.

5. **Auftragen auf den** Teststreifen: Sobald der Blutstropfen sichtbar ist, sollte er schnell auf den in das Blutzuckermessgerät eingeführten Teststreifen aufgetragen werden. Das Gerät zeigt den Glukosewert nach einigen Sekunden an. Nach der Messung ist es wichtig, die verwendeten Teststreifen und Lanzetten ordnungsgemäß zu entsorgen, wobei die Protokolle für die Entsorgung von medizinischen Abfällen zu beachten sind.

6. **Interpretation der Ergebnisse**: Die ermittelten Werte sollten notiert und entsprechend den medizinischen Empfehlungen interpretiert werden. Die Normalwerte des kapillaren Nüchternblutzuckers liegen in der Regel zwischen 70 und 100 mg/dL (3,9 bis 5,5 mmol/L). Nach einer Mahlzeit sollten sie 140 mg/dL (7,8 mmol/L) nicht überschreiten. Bei abnormalen Werten (Hypoglykämie unter 70 mg/dL oder Hyperglykämie über 180 mg/dL) sollte der Patient seine Behandlung anpassen oder sich ggf. an sein medizinisches Team wenden.

Häufigkeit der Messungen

Die Häufigkeit der kapillaren Blutzuckermessungen hängt von der Art des Diabetes, der Intensität der Behandlung und dem allgemeinen Gesundheitszustand des Patienten ab. Sie wird vom Arzt unter Berücksichtigung der Therapieziele und des Lebensstils des Patienten festgelegt.

1. Bei **Patienten mit Typ-1-Diabetes**: Patienten, die eine intensive Insulintherapie erhalten, müssen ihren Blutzucker mehrmals täglich messen. Normalerweise wird vor den Hauptmahlzeiten (Frühstück, Mittagessen, Abendessen) und vor dem Schlafengehen gemessen. Zusätzliche Kontrollen können nach den Mahlzeiten, während der Nacht oder nach körperlicher Aktivität erforderlich sein. Durch die häufige Überwachung kann die Dosis des schnell wirkenden Insulins an die

Kohlenhydratzufuhr und die erzielten Ergebnisse angepasst werden.

2. Bei **Patienten mit** Typ-2-Diabetes: Bei Patienten, die orale Antidiabetika einnehmen oder eine mildere Insulintherapie durchführen, ist die Häufigkeit der Messungen möglicherweise weniger wichtig. Eine ein- bis zweimalige Kontrolle pro Tag zu Schlüsselzeiten (morgens nüchtern, vor oder nach den Mahlzeiten) kann ausreichen. Bei einem unausgeglichenen Blutzuckerspiegel oder einer Änderung der Therapie können jedoch häufigere Kontrollen empfohlen werden.

3. **Besondere Situationen**: In bestimmten Situationen, z. B. bei interkurrenten Erkrankungen (Infektionen, Fieber), starken Ernährungsumstellungen, Reisen oder in Stresszeiten, sollten Sie häufiger kontrollieren, da diese Ereignisse die Blutzuckerregulation stören können.

4. **Kontrollen während der Schwangerschaft (Schwangerschaftsdiabetes)** : Schwangere Frauen mit Schwangerschaftsdiabetes müssen häufige Kontrollen durchführen, in der Regel vier- bis sechsmal täglich, um ein Ungleichgewicht zu vermeiden, das den Fötus beeinträchtigen könnte. Die Messungen werden häufig auf nüchternen Magen und nach jeder Mahlzeit durchgeführt.

Die Bedeutung der therapeutischen Bildung

Die Messung des kapillaren Blutzuckerspiegels ist ein wesentlicher Bestandteil der therapeutischen Schulung von Diabetespatienten. Indem sie lernen, das Blutzuckermessgerät richtig zu bedienen, die Ergebnisse zu interpretieren und ihre Behandlung anzupassen, werden die Patienten im Umgang mit ihrer Krankheit selbstständiger. Das Pflegepersonal spielt bei dieser Schulung eine Schlüsselrolle, indem es die Technik erklärt und die Patienten beruhigt, insbesondere diejenigen, die Angst vor der Spritze haben.

Der Patient sollte auch verstehen, wie wichtig es ist, seine Blutzuckerwerte regelmäßig zu notieren und sie bei Arztbesuchen mit seinem Arzt zu teilen. Diese Datensammlung ermöglicht es, den Verlauf der Krankheit zu verfolgen, die Behandlung anzupassen und langfristigen Komplikationen vorzubeugen.

- Überwachung der Vitalparameter: Blutdruck, Gewicht

Die Überwachung von Vitalparametern wie Blutdruck und Gewicht ist ein grundlegender Bestandteil der Patientenversorgung, insbesondere bei Patienten mit endokrinen Erkrankungen wie Diabetes, Schilddrüsenstörungen oder dem Cushing-Syndrom. Diese Parameter bieten wertvolle Hinweise auf den allgemeinen Gesundheitszustand des Patienten und ermöglichen die Erkennung von Ungleichgewichten oder potenziellen Komplikationen. Die regelmäßige Überwachung des Blutdrucks und des Gewichts ist nicht nur für die Anpassung der Behandlung entscheidend, sondern auch, um dem Risiko schwerwiegender Komplikationen, insbesondere kardiovaskulärer Komplikationen, vorzubeugen.

Der Blutdruck: ein Schlüsselindikator für das kardiovaskuläre Gleichgewicht

Der Blutdruck, der die Kraft misst, die das Blut auf die Wände der Arterien ausübt, ist ein wesentlicher Parameter, der bei Patienten überwacht werden muss, insbesondere in der Endokrinologie. Viele endokrine Erkrankungen können den Blutdruck beeinflussen, entweder direkt durch hormonelle Ungleichgewichte oder indirekt durch ihre Auswirkungen auf den Stoffwechsel und die lebenswichtigen Organe. Beispielsweise haben Diabetespatienten ein erhöhtes Risiko für Bluthochdruck, da Diabetes die Blutgefäße schädigt. Ebenso können Schilddrüsenstörungen (Hyperthyreose oder Hypothyreose) die Regulierung des Blutdrucks stören.

Technik zur Messung des Blutdrucks

Die Messung des Blutdrucks muss genau durchgeführt werden, um zuverlässige Ergebnisse zu gewährleisten. Sie erfolgt in der Regel mit einem Blutdruckmessgerät, das entweder manuell (mit Manschette und Stethoskop) oder elektronisch sein kann.

1. **Position des Patienten** : Der Patient sollte entspannt sitzen, den Rücken gut abstützen und den Arm auf Herzhöhe ablegen. Es ist wichtig, dass der Patient in den Minuten vor der Messung körperliche Anstrengungen oder den Konsum von Koffein vermieden hat, da diese Faktoren den Blutdruck vorübergehend erhöhen können. In manchen Fällen kann der Druck auch im Liegen oder Stehen gemessen werden, je nach ärztlicher Anweisung.

2. **Anlegen der** Manschette: Die Manschette des Blutdruckmessgeräts wird um den Oberarm gelegt, einige Zentimeter oberhalb des Ellenbogens. Es ist wichtig, dass die Manschette die richtige Größe hat, da eine zu kleine oder zu große Manschette die Ergebnisse verfälschen kann. Die Manschette wird dann aufgeblasen, um die Armarterie zu komprimieren, und dann allmählich entleert, damit die Werte für den systolischen (der maximale Druck bei der Kontraktion des Herzens) und diastolischen (der minimale Druck zwischen den Herzschlägen) Druck abgelesen werden können.

3. **Interpretation der Ergebnisse**: Normale Blutdruckwerte liegen in der Regel unter 120/80 mmHg. Werte über 140/90 mmHg deuten auf Bluthochdruck hin, während Werte unter 90/60 mmHg auf Hypotonie hindeuten können. Bei endokrinen Patienten, insbesondere solchen mit Diabetes, ist eine engmaschige Überwachung erforderlich, um blutdruckbedingte Komplikationen wie Herzerkrankungen oder Schlaganfälle zu vermeiden.

Bei abnormalen Blutdruckwerten müssen Maßnahmen ergriffen werden, um die Behandlung anzupassen oder weitere Untersuchungen durchzuführen. Bei einem Diabetespatienten mit anhaltend hohem Blutdruck kann beispielsweise eine blutdrucksenkende Behandlung in Betracht gezogen werden, um das Risiko von Herz-Kreislauf-Komplikationen zu verringern.

Häufigkeit der Überwachung des Blutdrucks

Wie oft der Blutdruck gemessen werden muss, hängt vom Gesundheitszustand des Patienten und den medizinischen Empfehlungen ab. Bei Patienten mit Bluthochdruck oder chronischen Erkrankungen wie Diabetes sollte der Blutdruck regelmäßig, mindestens einmal pro Woche, gemessen werden, bei Therapieanpassungen auch häufiger. Auch bei Patienten in der akuten Phase oder bei Patienten mit Symptomen wie Kopfschmerzen, Schwindel oder Herzklopfen sollte der Blutdruck engmaschig überwacht werden. In jedem Fall sollten die gemessenen Werte notiert und mit dem medizinischen Team geteilt werden, um eine effektive Nachsorge zu gewährleisten.

Das Gewicht: ein aufschlussreicher Parameter für den Stoffwechsel

Das Gewicht ist ein weiterer Schlüsselparameter, der bei Patienten, insbesondere bei Patienten mit endokrinen Erkrankungen, überwacht werden sollte. Gewichtsschwankungen, sei es eine schnelle Gewichtszunahme oder ein schneller Gewichtsverlust, können auf hormonelle oder metabolische Ungleichgewichte hinweisen, die ein Eingreifen erfordern. So kann eine schnelle Gewichtszunahme beispielsweise auf Wassereinlagerungen im Zusammenhang mit einem Herz- oder Nierenproblem hinweisen, während ein unerklärlicher Gewichtsverlust bei einer Schilddrüsenüberfunktion ein Zeichen für eine Dekompensation sein kann.

Bei Diabetes ist die Gewichtskontrolle ebenfalls von größter Bedeutung, da Fettleibigkeit ein erschwerender Faktor für Insulinresistenz und kardiovaskuläre Komplikationen ist. Bei Patienten mit Cushing-Syndrom kann eine lokal begrenzte Gewichtszunahme (insbesondere im Gesicht, am Bauch und am Hals) auf eine Überproduktion von Cortisol hindeuten und sollte daher genau überwacht werden, um die Behandlung anzupassen.

Technik der Gewichtsmessung

Die Gewichtsmessung muss regelmäßig und gründlich durchgeführt werden, um die Entwicklung des Zustands des Patienten zu verfolgen. Hier einige Empfehlungen für eine zuverlässige Messung :

1. **Messbedingungen**: Das Gewicht sollte idealerweise zur gleichen Tageszeit gemessen werden, am besten morgens, auf nüchternen Magen und nach dem Gang zur Toilette. Der Patient sollte ohne Schuhe auf einer korrekt geeichten und stabilen Waage stehen.

2. **Genauigkeit der Waage**: Es ist wichtig, eine Waage in medizinischer Qualität zu verwenden, die eine ausreichende Genauigkeit bietet, um minimale Gewichtsveränderungen zu erkennen, die bei Patienten unter Behandlung oft signifikant sind. Gewichtsschwankungen sollten notiert werden, und jede schnelle Gewichtszunahme oder -abnahme sollte gemeldet werden.

Häufigkeit der Gewichtskontrolle

Die Häufigkeit der Gewichtsmessung hängt vom Profil des Patienten ab. Für Patienten mit Typ-2-Diabetes, insbesondere wenn sie übergewichtig sind oder eine Diät machen, kann eine wöchentliche Kontrolle empfohlen werden. Bei Patienten mit Erkrankungen, die zu schnellen Gewichtsveränderungen führen (wie das Cushing-Syndrom oder Schilddrüsenerkrankungen), können dagegen häufigere Kontrollen erforderlich sein, manchmal sogar täglich, insbesondere in Krankenhäusern.

Die Bedeutung der kombinierten Überwachung

Die Überwachung von Blutdruck und Gewicht sollte bei der Behandlung von endokrinen Erkrankungen ergänzend in Betracht gezogen werden. Diese beiden Parameter sind oft eng miteinander verbunden. So kann beispielsweise eine starke Gewichtszunahme zu einem erhöhten Blutdruck beitragen, insbesondere bei Diabetikern oder übergewichtigen Patienten. Umgekehrt kann ein Gewichtsverlust mit einem geringeren Bedarf an blutdrucksenkenden oder diabeteshemmenden Medikamenten einhergehen.

Das Pflegepersonal muss diese Veränderungen daher unter Berücksichtigung des gesamten Krankheitsbildes des Patienten interpretieren, um die Behandlung genau und individuell anpassen zu können. Sie spielen auch eine Schlüsselrolle bei der Aufklärung der Patienten, indem sie ihnen bewusst machen, wie wichtig es ist, diese Parameter regelmäßig zu Hause oder im Krankenhaus zu überwachen.

3. Spezifische Pflege in Verbindung mit endokrinen Erkrankungen

* Diabetische Fußpflege

Die diabetische Fußpflege ist ein wesentlicher Aspekt der Behandlung von Diabetespatienten, da diese besonders anfällig für schwerwiegende Komplikationen an den Füßen sind. Aufgrund einer langfristig schlechten Blutzuckereinstellung sind Diabetespatienten nämlich anfällig für Kreislauf- und Nervenprobleme, insbesondere für diabetische Neuropathie und Arteriopathie. Diese Komplikationen können zu Wunden, Geschwüren oder schweren Infektionen und in schweren Fällen sogar zu Amputationen führen. Eine besondere Aufmerksamkeit für Hygiene, Prävention und Überwachung der Füße ist daher unerlässlich, um diese dramatischen Folgen zu vermeiden.

Die Bedeutung der Fußpflege bei Diabetespatienten

Bei der diabetischen Neuropathie, einer Schädigung der peripheren Nerven, kann es zu einem Verlust der Sensibilität in den Füßen kommen. Dies kann dazu führen, dass die Patienten Schmerzen oder kleinere Verletzungen wie Schnitte, Blasen oder Hühneraugen nicht spüren. Wenn diese Verletzungen nicht schnell erkannt und behandelt werden, können sie sich infizieren und sich zu Geschwüren entwickeln, die schwer zu heilen sind. Gleichzeitig verringert die diabetische Arteriopathie die Blutzufuhr zu den Extremitäten, wodurch die Wundheilungsfähigkeit eingeschränkt und das Infektionsrisiko erhöht wird.

In diesem Zusammenhang müssen die Füße von Diabetespatienten speziell und vorbeugend gepflegt werden, um diese Risiken zu verringern. Dazu gehören sowohl tägliche Hygienemaßnahmen als auch regelmäßige Inspektionen und spezielle Maßnahmen bei Wunden oder Infektionen.

Tägliche Hygiene für diabetische Füße

Eine gute Fußhygiene ist der erste Schritt zur Vermeidung von Komplikationen bei Diabetespatienten. Die tägliche Hygiene muss gründlich, aber sanft sein, um die bei diesen Patienten oft geschwächte Haut nicht anzugreifen. Hier sind einige Empfehlungen, um eine angemessene Pflege zu gewährleisten:

1. **Regelmäßiges Waschen und gründliches Abtrocknen**: Die Füße sollten täglich mit lauwarmem Wasser und einer milden Seife gewaschen werden. Es ist wichtig, die Wassertemperatur mit dem Ellbogen oder einem Thermometer zu überprüfen, da ein Patient mit Neuropathie möglicherweise nicht spürt, ob das Wasser zu

heiß ist, und sich so möglicherweise verbrennt. Nach dem Waschen ist gründliches Trocknen entscheidend, insbesondere zwischen den Zehen, da Restfeuchtigkeit das Wachstum von Bakterien und Pilzen begünstigen kann, was das Infektionsrisiko erhöht.

2. **Feuchtigkeitsversorgung der Haut**: Die Haut an den Füßen von Diabetespatienten kann trocken und anfällig für Risse sein, was eine Eintrittspforte für Infektionen darstellt. Daher wird das tägliche Auftragen einer geeigneten Feuchtigkeitscreme empfohlen, um die Haut geschmeidig zu halten. Die Creme sollte jedoch nicht zwischen den Zehen aufgetragen werden, da sonst in diesen Bereichen überschüssige Feuchtigkeit entsteht, die das Wachstum von Pilzen begünstigen könnte.

Regelmäßige Inspektion der Füße

Die regelmäßige Inspektion der Füße ist ein zentraler Aspekt der vorbeugenden Pflege von Diabetespatienten. Der Patient sollte, sofern er selbstständig ist, dazu angehalten werden, seine Füße täglich zu inspizieren, idealerweise mit einem Spiegel, um die Fußsohlen zu betrachten, oder Hilfe zu holen, wenn er dies nicht allein tun kann. Durch diese Inspektion können Anomalien wie Rötungen, Blasen, Schnitte oder Schwielen frühzeitig erkannt werden, bevor sie sich verschlimmern. Wenn der Patient diese Inspektion nicht durchführen kann, sollte die Pflegekraft diese Aufgabe im Rahmen der täglichen Pflege übernehmen.

Zu den Anzeichen, auf die Sie genau achten sollten, gehören:

• Wunden oder Blasen, die nicht schnell heilen.
• Eine Verfärbung der Haut (rote, violette oder schwarze Stellen), was auf eine schlechte Durchblutung hindeuten kann.
• Eine abnormale Schwellung, die auf eine Infektion oder eine schlechte Wundheilung hindeuten könnte.

- Hautstellen, die sich besonders warm anfühlen, was ein Zeichen für eine Entzündung oder Infektion ist.

Spezielle Pflege bei Wunden oder Geschwüren

Trotz sorgfältiger vorbeugender Pflege ist es möglich, dass sich bei Diabetespatienten Wunden entwickeln. Wenn eine Wunde oder ein Geschwür entdeckt wird, ist eine sofortige und angemessene Behandlung erforderlich, um eine Verschlimmerung zu verhindern. Diabetische Wunden können aufgrund der schlechten Durchblutung und der langsamen Wundheilung schnell kompliziert werden. Die Pflege dieser Wunden muss strengen Protokollen folgen, um die Heilung zu fördern.

1. **Reinigung und Desinfektion von Wunden**: Eine Wunde sollte vorsichtig mit physiologischer Kochsalzlösung gereinigt und mit einem geeigneten Antiseptikum desinfiziert werden. Von der Verwendung allzu aggressiver Mittel wie Alkohol oder Wasserstoffperoxid wird abgeraten, da sie die Wundheilung verzögern können. Die Pflegekraft sollte darauf achten, dass der Patient diesen Schritt nicht vernachlässigt und dass die Wunde sauber bleibt, um eine Superinfektion zu vermeiden.

2. **Spezielle Verbände**: Das Anlegen eines geeigneten Verbands ist entscheidend, um die Wunde vor Infektionen zu schützen. Häufig werden Hydrokolloid- oder Hydrofaserverbände verwendet, da sie ein feuchtes Milieu schaffen, das die Wundheilung fördert und die Wunde gleichzeitig vor Verunreinigungen von außen schützt. Der Verband sollte regelmäßig gemäß den ärztlichen Empfehlungen gewechselt und die Wunde bei jedem Wechsel neu beurteilt werden, um sicherzustellen, dass sie richtig heilt.

3. **Strenge medizinische Überwachung**: Diabetische Fußgeschwüre erfordern häufig eine regelmäßige medizinische Überwachung, insbesondere wenn die Wunde tief oder infiziert ist. In einigen Fällen kann eine

vollständige Entlastung des Fußes erforderlich sein, um eine Verschlimmerung der Wunde zu verhindern. Dies kann die Verwendung von Spezialschuhen, Einlagen oder Vorrichtungen zur Druckentlastung der betroffenen Bereiche beinhalten.

Vorbeugung von Komplikationen durch die Wahl der Schuhe

Die Wahl der Schuhe ist ein oft vernachlässigter, aber grundlegender Aspekt bei der Vorbeugung von Komplikationen, die mit diabetischen Füßen einhergehen. Diabetespatienten sollten gut sitzende, bequeme Schuhe tragen, die der Morphologie ihrer Füße angepasst sind. Zu enge oder zu weite Schuhe können zu Reibung, Blasen oder Schwielen führen, die sich zu Wunden entwickeln können.

Hier sind einige Tipps, die Diabetespatienten in Bezug auf ihre Schuhe geben können:

- Vermeiden Sie Schuhe mit spitzen Spitzen oder ohne angemessene Unterstützung.
- Wählen Sie Schuhe aus weichem Leder mit einer dämpfenden Einlegesohle.
- Tragen Sie immer Baumwollsocken ohne hervorstehende Nähte, um Reibung zu vermeiden.
- Lassen Sie ihre Füße regelmäßig von einem Podologen überprüfen, vor allem, wenn sie Fehlbildungen oder abnormale Druckstellen aufweisen.

Die Rolle des Pflegers in der Patientenbildung

Die Pflege von diabetischen Füßen beschränkt sich nicht auf die medizinische Behandlung von Wunden oder Infektionen. Die Aufklärung des Patienten ist ein zentraler Aspekt der langfristigen Prävention. Das Pflegepersonal sollte den Patienten dafür sensibilisieren, wie wichtig es ist, seine Füße täglich zu inspizieren, welche Hygienemaßnahmen er einhalten sollte und wie wichtig es ist, bei Verletzungen oder ungewöhnlichen Schmerzen schnell einen Arzt aufzusuchen.

Die Patienten müssen verstehen, dass sich ein kleiner Schnitt, auch wenn er keine Schmerzen verursacht, schnell zu einem Geschwür entwickeln kann. Indem das Pflegepersonal ihnen die Risiken und Vorsichtsmaßnahmen erläutert, fördert es die Akzeptanz des Patienten für eine regelmäßige Nachsorge und strenge Hygiene. Diese begleitende und pädagogische Rolle ist entscheidend, um schweren Komplikationen im Zusammenhang mit diabetischen Füßen vorzubeugen.

- Umgang mit Hypoglykämien und Hyperglykämien

Die Behandlung von Hypoglykämien und Hyperglykämien ist eine wesentliche Priorität bei der Behandlung von Diabetespatienten, da diese Ungleichgewichte im Blutzuckerspiegel kurz- und langfristig schwerwiegende Folgen haben können. Hypoglykämie, die durch einen zu niedrigen Blutzuckerspiegel gekennzeichnet ist, und Hyperglykämie, die durch einen Überschuss an Glukose im Blut verursacht wird, erfordern sofortige und angemessene Maßnahmen, um schwere Komplikationen zu vermeiden. Für das Pflegepersonal ist es von entscheidender Bedeutung, die Anzeichen dieser Ungleichgewichte schnell zu erkennen und geeignete Maßnahmen zur Wiederherstellung eines ausgeglichenen Blutzuckerspiegels einzuleiten.

Der Umgang mit Hypoglykämien

Eine Hypoglykämie tritt auf, wenn der Glukosespiegel im Blut unter 70 mg/dL (3,9 mmol/L) fällt, obwohl manche Menschen bereits bei etwas höheren Werten Symptome verspüren können. Dieser Abfall des Blutzuckerspiegels kann durch mehrere Faktoren verursacht werden, u. a. durch eine übermäßige Insulininjektion, eine unangemessene Einnahme von Diabetesmedikamenten, intensive körperliche Aktivität ohne

Ernährungsanpassung oder unzureichende oder versäumte Mahlzeiten. Eine Hypoglykämie muss sofort behandelt werden, da sie zu Unwohlsein, Krämpfen, Bewusstlosigkeit und in schweren Fällen sogar zu einem diabetischen Koma führen kann.

Erkennen der Anzeichen einer Hypoglykämie

Die Anzeichen einer Hypoglykämie können vielfältig sein und sich schnell entwickeln. Es ist wichtig, sie bei den ersten Symptomen zu erkennen, damit Sie eingreifen können, bevor sich die Situation verschlimmert. Zu den wichtigsten Symptomen gehören:

- Zittern oder kalter Schweiß.
- Ein starkes Hungergefühl oder Magenschmerzen.
- Herzklopfen oder ein schneller Herzschlag.
- Ein Gefühl von Schwäche, Müdigkeit oder Schwindel.
- Kopfschmerzen, Konzentrationsstörungen oder Verwirrung.
- Sehstörungen, wie verschwommenes Sehen.
- In schwereren Fällen kann es zu Bewusstlosigkeit oder Krämpfen kommen.

Das Pflegepersonal sollte besonders auf diese Anzeichen achten, vor allem bei Patienten, die sie nur schwer selbst erkennen können, wie ältere Menschen oder Patienten mit diabetischer Neuropathie, einer Komplikation, die die Symptome einer Hypoglykämie abschwächen kann.

Intervention bei Hypoglykämie

Die Behandlung einer Hypoglykämie hängt von ihrer Schwere ab, aber in jedem Fall ist es wichtig, schnell zu handeln, um den Blutzuckerspiegel wieder zu normalisieren.

1. **Leichte bis** mittelschwere **Hypoglykämie**: Wenn der Patient noch bei Bewusstsein und in der Lage ist zu essen, besteht der erste Schritt darin, ihm eine schnell absorbierbare Zuckerquelle zu verabreichen. Allgemein

wird empfohlen, 15 g schnelle Kohlenhydrate zu sich zu nehmen, wie :

- ◦ 3 bis 4 Glukosetabletten.
- ◦ Ein Glas Fruchtsaft (ca. 150 ml).
- ◦ Ein Esslöffel in Wasser aufgelöster Zucker.
- ◦ Ein nicht diätetisches, zuckerhaltiges Getränk (ca. 150 ml).

2. Nach der Einnahme dieser schnellen Kohlenhydrate sollten Sie etwa 15 Minuten warten und dann den Blutzuckerspiegel erneut kontrollieren. Wenn der Blutzuckerspiegel weiterhin niedrig ist, sollte eine weitere Portion von 15 Gramm schneller Kohlenhydrate verabreicht werden. Sobald sich der Blutzuckerspiegel stabilisiert hat, empfiehlt es sich, einen Snack mit komplexen Kohlenhydraten und Proteinen (wie ein Sandwich oder einen Joghurt) zu essen, um einen weiteren Abfall des Blutzuckerspiegels zu verhindern.

3. **Schwere Hypoglykämie**: Wenn der Patient bewusstlos ist oder nicht in der Lage ist, Nahrung aufzunehmen, handelt es sich um einen medizinischen Notfall. In diesem Fall muss sofort eine Injektion von Glukagon, einem Medikament, das die Freisetzung von Glukose aus der Leber anregt, verabreicht werden. Das Pflegepersonal sowie die Angehörigen des Patienten sollten in der Anwendung des Glukagon-Kits geschult werden. Wenn eine Glukagoninjektion nicht verfügbar ist, muss der Rettungsdienst zur sofortigen Behandlung gerufen werden. Sobald das Bewusstsein wiedererlangt ist, sollte der Patient einen Snack zu sich nehmen, um den Blutzuckerspiegel langfristig zu stabilisieren.

Der Umgang mit Hyperglykämien

Eine Hyperglykämie tritt auf, wenn der Blutzuckerspiegel zu hoch ist, normalerweise über 180 mg/dL (10 mmol/L) nach einer Mahlzeit oder über 130 mg/dL (7,2 mmol/L) auf nüchternen

Magen. Eine lang anhaltende oder wiederholte Hyperglykämie kann zu schwerwiegenden Komplikationen führen, wie z. B. diabetische Ketoazidose (vor allem bei Patienten mit Typ-1-Diabetes), die potenziell lebensbedrohlich sein kann, oder das hyperosmolare Syndrom, das häufiger bei Patienten mit Typ-2-Diabetes beobachtet wird. Ein hoher Blutzuckerspiegel kann durch eine unzureichende Insulindosis, eine kohlenhydratreiche Ernährung, Bewegungsmangel, eine Infektion oder starken Stress verursacht werden.

Erkennen Sie die Anzeichen eines hohen Blutzuckerspiegels

Die Symptome einer Hyperglykämie entwickeln sich in der Regel langsamer als die einer Hypoglykämie, aber es ist wichtig, sie frühzeitig zu erkennen, damit sie sich nicht verschlimmern:

- Intensiver und lang anhaltender Durst
- Häufiges Wasserlassen.
- Übermäßige Müdigkeit.
- Verschwommene Sicht.
- Kopfschmerzen.
- Ein gesteigertes Hungergefühl.
- Unerklärlicher Gewichtsverlust in schwereren Fällen.
- Ein fruchtig riechender Atem bei diabetischer Ketoazidose.

Intervention bei Hyperglykämie

Bei der Behandlung eines hohen Blutzuckerspiegels geht es darum, den Blutzuckerspiegel zu senken und gleichzeitig zu schnelle Absenkungen zu vermeiden, die zu einer Hypoglykämie führen könnten. Dies sind die wichtigsten Maßnahmen, die Sie ergreifen sollten:

1. **Blutzucker messen**: Sobald die Symptome einer Hyperglykämie auftreten, ist es wichtig, den Blutzuckerspiegel mit einem Blutzuckermessgerät zu messen, um die Hyperglykämie zu bestätigen. Wenn der Blutzuckerspiegel über 250 mg/dL (13,9 mmol/L) steigt,

ist das Risiko einer Ketoazidose erhöht und ein schnelles Eingreifen ist erforderlich.

2. **Korrektur mit Insulin**: Wenn der Patient mit Insulin behandelt wird, kann eine Korrekturdosis schnell wirkendes oder ultraschnelles Insulin nach den Empfehlungen des Arztes verabreicht werden. Der Patient sollte darin geschult werden, die Insulindosis an die Blutzuckerwerte und die Kohlenhydratzufuhr anzupassen, wodurch hohe Blutzuckerwerte schnell und wirksam korrigiert werden können.

3. **Flüssigkeitszufuhr**: Der Patient muss unbedingt dazu angehalten werden, viel Wasser zu trinken, um einer Dehydrierung vorzubeugen und dem Körper zu helfen, überschüssigen Zucker über den Urin auszuscheiden. Zuckerhaltige Getränke sollten hingegen nicht getrunken werden, da sie den hohen Blutzuckerspiegel noch verschlimmern würden.

4. **Überwachung der Ketonkörper**: Bei anhaltender Hyperglykämie, vor allem bei Typ-1-Patienten, ist es wichtig, den Urin oder das Blut auf Ketonkörper zu untersuchen. Ihre Ansammlung ist ein Anzeichen für eine diabetische Ketoazidose, eine schwerwiegende Komplikation, die eine sofortige Krankenhausbehandlung erfordert.

5. **Mäßige körperliche Aktivität**: Wenn der Blutzuckerspiegel leicht bis mäßig erhöht ist und keine Ketonkörper vorhanden sind, kann leichte körperliche Aktivität (z. B. Spazierengehen) helfen, den Blutzuckerspiegel zu senken. Wenn der Blutzuckerspiegel jedoch sehr hoch ist oder Ketonkörper vorhanden sind, kann körperliche Betätigung die Situation verschlimmern und wird daher nicht empfohlen.

Vorbeugung von Hypoglykämien und Hyperglykämien

Die langfristige Behandlung von Hypoglykämien und Hyperglykämien beruht vor allem auf Prävention, um den Blutzuckerspiegel stabil zu halten und gefährliche Schwankungen zu vermeiden. Hier sind einige Schlüsselmaßnahmen zur Vermeidung dieser Blutzuckerungleichgewichte:

- **Therapieerziehung**: Die Patienten sollen lernen, die Warnzeichen von Hypoglykämien und Hyperglykämien zu erkennen und ihre Behandlung entsprechend ihrer Ernährung, ihrer körperlichen Aktivität und ihrem allgemeinen Gesundheitszustand anzupassen.
- **Regelmäßige Nachsorge**: Ermutigen Sie die Patienten, ihren Blutzuckerspiegel regelmäßig zu überwachen, Schwankungen zu notieren und diese Informationen mit ihrem medizinischen Team zu teilen, damit die Behandlung optimal angepasst werden kann.
- **Ausgewogene Ernährung**: Beraten Sie die Patienten über die Bedeutung einer ausgewogenen Ernährung mit einem strikten Management der Kohlenhydratzufuhr, insbesondere um Blutzuckerspitzen nach den Mahlzeiten zu vermeiden.
- **Anpassung der Behandlung** : Anpassung der Insulindosis oder der Diabetesmedikamente an Veränderungen in der täglichen Routine, z. B. körperliche Aktivität, Krankheiten oder Reisen.

- Vorbeugung von Diabeteskomplikationen (Retinopathie, Nephropathie)

Die Vermeidung von Diabeteskomplikationen wie Retinopathie und Nephropathie ist ein zentrales Anliegen bei der Behandlung dieser chronischen Krankheit. Diese Komplikationen, die jeweils die Augen und die Nieren betreffen, können schwerwiegende oder sogar irreversible Folgen haben, wenn sie nicht rechtzeitig erkannt und behandelt werden. Durch eine konsequente vorbeugende Behandlung kann ihr Fortschreiten verlangsamt oder sogar verhindert werden. Bei Diabetespatienten beruht die Vorbeugung auf einer optimalen Blutzuckereinstellung, einer regelmäßigen Überwachung und einer engmaschigen medizinischen Betreuung.

Diabetische Retinopathie: Augenschäden vorbeugen

Die diabetische Retinopathie ist eine der wichtigsten mikrovaskulären Komplikationen von Diabetes. Sie tritt auf, wenn chronisch hoher Blutzucker die kleinen Blutgefäße in der Netzhaut schädigt, dem Nervengewebe im Augenhintergrund, das für das Sehen verantwortlich ist. Diese Schädigung kann zu Blutungen, zum Austritt von Flüssigkeit in die Netzhaut und schließlich zum allmählichen Verlust des Sehvermögens führen. Die diabetische Retinopathie ist eine Hauptursache für die Erblindung von Diabetikern, kann aber durch eine sorgfältige Behandlung der Krankheit verhindert oder kontrolliert werden.

Strenge Kontrolle des Blutzuckerspiegels

Der wichtigste Faktor zur Verhinderung der diabetischen Retinopathie ist eine strenge Kontrolle des Blutzuckerspiegels. Ein schlecht kontrollierter Blutzuckerspiegel fördert die Schädigung der Blutgefäße in der Netzhaut. Studien zeigen, dass das Risiko, eine Retinopathie zu entwickeln, umso geringer ist, je besser der Blutzuckerspiegel eingestellt ist. Das glykierte Hämoglobin (HbA1c), das den durchschnittlichen Blutzuckerspiegel über einen Zeitraum von zwei bis drei Monaten widerspiegelt, sollte regelmäßig überwacht werden. Das Ziel besteht im Allgemeinen darin, einen HbA1c-Wert unter 7% zu halten, um das Risiko von Komplikationen am Auge zu minimieren.

Ergänzend dazu müssen unbedingt plötzliche Blutzuckerschwankungen vermieden werden, da diese die Netzhautschäden verschlimmern können. Der Patient sollte dazu erzogen werden, seinen kapillaren Blutzuckerspiegel regelmäßig zu überwachen und die Behandlung entsprechend den Ergebnissen anzupassen, insbesondere bei kohlenhydratreichen Mahlzeiten, Krankheit oder intensiver körperlicher Betätigung.

Ophthalmologische Vorsorgeuntersuchungen und Nachsorge

Das regelmäßige Screening auf diabetische Retinopathie ist ein Schlüsselelement der Prävention. Die Retinopathie kann sich jahrelang asymptomatisch entwickeln, bevor sie zu einer Beeinträchtigung des Sehvermögens führt. Daher ist eine augenärztliche Kontrolle auch dann wichtig, wenn keine visuellen Symptome auftreten. Die medizinischen Empfehlungen empfehlen einen jährlichen Besuch beim Augenarzt zur Untersuchung des Augenhintergrunds, um die ersten Anzeichen einer Retinopathie zu erkennen und einzugreifen, bevor das Sehvermögen beeinträchtigt wird.

In manchen Fällen kann eine Fluoreszeinangiographie (eine Untersuchung, mit der die Blutgefäße in der Netzhaut sichtbar gemacht werden) durchgeführt werden, um das Ausmaß der Schädigung zu beurteilen. Wenn eine Retinopathie festgestellt wird, können spezielle Behandlungen wie Laserphotokoagulation oder intravitreale Injektionen in Betracht gezogen werden, um die Krankheit zu stabilisieren.

Verwaltung des Blutdrucks und des Cholesterinspiegels

Neben dem Blutzuckerspiegel spielt auch die Einstellung des Blutdrucks und des Cholesterinspiegels eine wichtige Rolle bei der Vorbeugung der diabetischen Retinopathie. Bluthochdruck und Dyslipidämien (hohe Cholesterin- oder Triglyceridwerte) verschlimmern die Schädigung der Blutgefäße und erhöhen das Risiko von Augenkomplikationen. Eine strenge Kontrolle des Blutdrucks mit einem Zielwert von unter 130/80 mmHg wird empfohlen, um die Augen von Diabetespatienten zu schützen. Ebenso kann eine lipidsenkende Behandlung (Statine) verschrieben werden, um das Risiko mikrovaskulärer Komplikationen zu verringern.

Diabetische Nephropathie: Schutz der Nierenfunktion

Die diabetische Nephropathie ist eine weitere wichtige Komplikation von Diabetes, die sich auf die Nieren auswirkt. Sie wird durch eine Schädigung der kleinen Blutgefäße in den Glomeruli verursacht, den Funktionseinheiten der Nieren, die für die Blutfiltration zuständig sind. Diese Schädigung führt zu einer allmählichen Abnahme der Nierenfunktion, die sich zu einem terminalen Nierenversagen entwickeln kann, das eine Dialyse oder eine Transplantation erfordert. Die diabetische Nephropathie kann jedoch durch geeignete Präventionsmaßnahmen verhindert oder hinausgezögert werden.

Kontrolle des Blutzuckerspiegels und des Blutdrucks

Wie bei der Retinopathie ist auch bei der diabetischen Nephropathie eine strenge Kontrolle des Blutzuckerspiegels zur Vorbeugung von entscheidender Bedeutung. Chronische Hyperglykämie schädigt die Nieren, erhöht die Durchlässigkeit der Glomeruli und führt zum Verlust von Eiweiß im Urin (Proteinurie). Durch eine Senkung des HbA1c-Wertes können diese Nierenschäden begrenzt werden. Eine gute Blutzuckereinstellung muss mit einer regelmäßigen Überwachung der Nierenfunktion einhergehen, insbesondere durch die Bestimmung des Blutkreatinins und der Albuminurie (Vorhandensein von Eiweiß im Urin).

Ebenso entscheidend für die Prävention einer Nephropathie ist die Kontrolle des Blutdrucks. Ein unkontrollierter Bluthochdruck verschlimmert die Nierenschäden und beschleunigt das Fortschreiten zum Nierenversagen. Die Blutdruckziele sollten streng sein und in der Regel unter 130/80 mmHg liegen. Häufig werden ACE-Hemmer (Angiotensin Converting Enzyme) oder

Angiotensin-II-Rezeptorantagonisten (ARA-II) verschrieben, da sie eine spezifische Schutzwirkung auf die Nieren haben.

Screening und Überwachung der Nierenfunktion

Die Früherkennung einer diabetischen Nephropathie beruht auf der regelmäßigen Überwachung der Mikroalbuminurie, d. h. des Vorhandenseins kleiner Mengen von Proteinen im Urin. Ein Test auf Albuminurie wird bei Diabetespatienten mindestens einmal jährlich empfohlen, da das Auftreten von Eiweiß im Urin eines der ersten Anzeichen einer Nephropathie ist. Bei Mikroalbuminurie kann durch eine frühzeitige Behandlung das Fortschreiten der Nierenerkrankung verlangsamt werden.

Die Entwicklung der Nierenfunktion wird auch durch die Bestimmung des Kreatinins im Blut überwacht, anhand dessen die glomeruläre Filtrationsrate (GFR) berechnet werden kann. Dieser Parameter gibt die Fähigkeit der Nieren an, das Blut zu filtern und Abfallstoffe auszuscheiden. Eine sinkende GFR ist ein Zeichen für eine Verschlechterung der Nierenfunktion und erfordert eine spezialisierte Betreuung.

Reduzierung der Risikofaktoren

Neben der Einstellung des Blutzuckerspiegels und des Blutdrucks ist es von entscheidender Bedeutung, andere Risikofaktoren zu reduzieren, die zum Fortschreiten der diabetischen Nephropathie beitragen. Die Aufgabe des Rauchens ist unerlässlich, da das Rauchen die Gefäßschäden verschlimmert und den Verlust der Nierenfunktion beschleunigt. Ebenso ist ein striktes Management der Blutfette erforderlich, um vaskuläre Nierenschäden zu verhindern.

Eine angepasste, natriumarme Ernährung wird häufig empfohlen, um die Wassereinlagerungen zu begrenzen und den Blutdruck zu senken. Die Patienten sollten auch dazu angehalten werden, proteinreiche Nahrungsmittel einzuschränken, da ein Überschuss an Protein die Nieren überlasten und die Nephropathie verschlimmern kann.

Die Bedeutung der therapeutischen Erziehung und der regelmäßigen Nachsorge

Die Prävention von Diabeteskomplikationen, sei es Retinopathie oder Nephropathie, beruht vor allem auf der therapeutischen Schulung der Patienten und einer regelmäßigen medizinischen Überwachung. Die Patienten müssen darin geschult werden, die Bedeutung der Blutzuckerkontrolle und der Überwachung anderer Gesundheitsparameter wie Blutdruck und Lipide zu verstehen. Eine multidisziplinäre Betreuung unter Einbeziehung von Ärzten, Krankenschwestern, Ernährungsberatern und Augenärzten ist für eine optimale Nachsorge und die Vermeidung des Auftretens oder der Verschlimmerung von Komplikationen von entscheidender Bedeutung.

Kapitel 4

Die Begleitung der medizinischen Behandlung

1. Behandlungen verstehen

- Hormonelle Behandlungen: Insulin, Levothyroxin usw. Hormonbehandlungen spielen eine zentrale Rolle bei der Behandlung endokriner Erkrankungen wie Diabetes, Schilddrüsenerkrankungen und anderen Erkrankungen, bei denen eine hormonelle Dysfunktion vorliegt. Insulin, das zur Regulierung des Blutzuckerspiegels bei Diabetes eingesetzt wird, und Levothyroxin, das einen Mangel an Schilddrüsenhormonen ausgleichen soll, sind zwei Beispiele für häufig verschriebene Hormonbehandlungen. Diese Behandlungen stellen das hormonelle Gleichgewicht im Körper wieder her und verhindern so schwerwiegende Komplikationen, die durch Hormonmangel oder -überschuss verursacht werden. Eine sorgfältige Verwaltung und Überwachung dieser Behandlungen ist unerlässlich, um ihre Wirksamkeit zu gewährleisten und Nebenwirkungen vorzubeugen.

Insulin: eine Schlüsselbehandlung für Diabetespatienten

Insulin ist ein Hormon, das auf natürliche Weise von der Bauchspeicheldrüse produziert wird und den Glukosespiegel im Blut reguliert, indem es die Aufnahme von Glukose in die Zellen erleichtert, damit sie als Energiequelle genutzt werden kann. Bei Patienten mit Typ-1-Diabetes produziert die Bauchspeicheldrüse kein Insulin mehr, während bei Typ-2-Diabetes das produzierte Insulin oft nicht ausreicht oder vom Körper falsch verwertet wird (Insulinresistenz). In beiden Fällen kann eine Insulinbehandlung erforderlich sein, um einen normalen Blutzuckerspiegel aufrechtzuerhalten und akute Komplikationen wie Hypoglykämie oder Hyperglykämie sowie chronische Komplikationen wie Herz-Kreislauf-Erkrankungen, Retinopathie oder Nephropathie zu verhindern.

Insulinarten und Verabreichungsschemata

Es gibt verschiedene Arten von Insulin, die nach der Geschwindigkeit ihrer Wirkung und der Dauer ihrer Wirkung eingeteilt werden. Sie werden durch subkutane Injektion verabreicht, entweder mithilfe von Injektionspens, Spritzen oder Insulinpumpen. Die verschiedenen Insulinarten ermöglichen es, auf die spezifischen Bedürfnisse jedes Patienten einzugehen.

1. **Schnelles oder ultraschnelles Insulin**: Es wirkt schnell, in der Regel innerhalb von 15 bis 30 Minuten, und wird vor den Mahlzeiten zur Kontrolle des postprandialen Blutzuckerspiegels (nach den Mahlzeiten) verwendet. Seine Wirkung hält etwa 3 bis 5 Stunden an.

2. **Zwischeninsulin**: Es beginnt etwa 1 bis 2 Stunden nach der Injektion zu wirken und hält bis zu 12 bis 18 Stunden an. Es wird häufig verwendet, um den Blutzuckerspiegel zwischen den Mahlzeiten und über Nacht stabil zu halten.

3. **Basal- oder Langzeitinsulin**: Es wird verwendet, um die konstante Insulinproduktion des Körpers zu imitieren, wobei die Wirkung in der Regel zwischen 24 und 36 Stunden anhält. Dieses Insulin sorgt dafür, dass der Blutzuckerspiegel auch außerhalb der Mahlzeiten stabil bleibt.

4. **Insulinmischungen**: Einige Formeln kombinieren schnelle und mittlere Insuline, um die Verabreichung und die Verwaltung des Blutzuckerspiegels über den Tag hinweg zu erleichtern.

Das Schema der Insulintherapie hängt vom Diabetes-Typ und den Bedürfnissen des Patienten ab. Bei Typ-1-Diabetes verwenden die Patienten in der Regel ein Basalinsulin, um den Glukosespiegel im Blut konstant zu halten, und ein schnelles Insulin vor jeder Mahlzeit, um Blutzuckerspitzen zu kontrollieren. Bei -2-Typ Diabetes kann Insulin als Ergänzung zu anderen oralen Therapien verabreicht werden, insbesondere wenn diese nicht mehr ausreichen, um eine angemessene Blutzuckerkontrolle aufrechtzuerhalten.

Verwaltung und Anpassung der Insulintherapie

Die Verwaltung der Insulintherapie erfordert eine strenge Überwachung der Blutzuckerwerte, um die Dosen entsprechend den Ergebnissen anzupassen. Die Patienten müssen darüber aufgeklärt werden, wie sie ihre Insulindosen entsprechend ihrer Ernährung, körperlichen Aktivität und ihrem allgemeinen Gesundheitszustand anpassen können. Bei intensiver körperlicher Aktivität oder einer kohlenhydratreichen Mahlzeit können beispielsweise die Dosen des schnell wirkenden Insulins angepasst werden, um ein Ungleichgewicht des Blutzuckerspiegels zu vermeiden.

Diabetespatienten sollten auch über die Anzeichen einer Hypoglykämie (Zittern, kalter Schweiß, Verwirrung) und einer Hyperglykämie (übermäßiger Durst, häufiges Wasserlassen, Müdigkeit) informiert sein und wissen, wie sie schnell reagieren können, indem sie ihre Behandlung anpassen. Eine gute Steuerung der Insulintherapie ist entscheidend, um schwerwiegende Komplikationen aufgrund starker Blutzuckerschwankungen zu vermeiden.

Levothyroxin: Eine Ersatztherapie für Hypothyreose

Levothyroxin ist eine Hormonbehandlung zum Ausgleich eines Mangels an Schilddrüsenhormonen, insbesondere Thyroxin (T4), bei Patienten mit einer Schilddrüsenunterfunktion. Die Schilddrüse produziert normalerweise Hormone, die den Stoffwechsel, die Energie und das Zellwachstum regulieren. Bei einer Hypothyreose produziert die Schilddrüse nicht genügend dieser Hormone, was zu Symptomen wie Müdigkeit, Gewichtszunahme, Kälteempfindlichkeit, Depressionen und Konzentrationsstörungen führt.

Dosierung und Verabreichung von Levothyroxin

Levothyroxin wird in der Regel einmal täglich auf nüchternen Magen zur gleichen Zeit oral eingenommen, vorzugsweise am Morgen, um eine optimale Aufnahme zu gewährleisten. Es wird empfohlen, es mit Wasser einzunehmen und mindestens 30 Minuten zu warten, bevor Sie etwas essen oder Getränke wie Kaffee zu sich nehmen, da diese die Aufnahme beeinträchtigen können.

Die Dosis von Levothyroxin wird für jeden Patienten individuell festgelegt, je nach Alter, Gewicht und Schweregrad der Hypothyreose. Die Dosierung wird anhand der Ergebnisse der Blutuntersuchungen auf TSH (Thyreoidea-stimulierendes Hormon) und der klinischen Symptome angepasst. Es muss ein Gleichgewicht gefunden werden, um eine Unterdosierung, bei der die Symptome der Hypothyreose fortbestehen, oder eine Überdosierung, bei der die Symptome einer Hyperthyreose (Herzklopfen, Nervosität, Schlaflosigkeit) auftreten, zu vermeiden.

Überwachung und Anpassung der Behandlung

Die Überwachung der Levothyroxin-Behandlung ist von entscheidender Bedeutung, insbesondere zu Beginn der Behandlung oder nach Änderungen der Dosis. Der TSH-Spiegel wird in der Regel alle 6 bis 8 Wochen überprüft, um sicherzustellen, dass die Dosis angemessen ist. Sobald das richtige Gleichgewicht gefunden ist, können die Kontrollen in größeren Abständen erfolgen, aber eine jährliche Überwachung ist notwendig, um die Stabilität der Behandlung zu gewährleisten.

Die Patienten sollten über mögliche Wechselwirkungen zwischen Levothyroxin und anderen Medikamenten oder Nahrungsmitteln aufgeklärt werden. Beispielsweise können Eisen- oder Kalziumpräparate sowie Antazida die Absorption von Levothyroxin verringern und sollten daher im Abstand von mehreren Stunden eingenommen werden.

Andere Hormonbehandlungen in der Endokrinologie

Neben Insulin und Levothyroxin werden in der Endokrinologie zahlreiche weitere Hormontherapien eingesetzt, um verschiedene Erkrankungen zu behandeln, die auf hormonelle Fehlfunktionen zurückzuführen sind. Hier einige Beispiele:

1. **Hydrocortison und andere Kortikosteroide**: Diese Medikamente werden zur Behandlung einer Nebenniereninsuffizienz eingesetzt und ersetzen die von den Nebennieren produzierten Hormone wie Cortisol. Sie sind für Patienten mit Addison-Krankheit unerlässlich, um den Cortisolmangel auszugleichen und eine Nebennierenkrise zu vermeiden, die tödlich verlaufen kann.

2. **Somatotropin (Wachstumshormon)**: Diese Behandlung wird bei Kindern und Erwachsenen angewendet, die an einem Wachstumshormonmangel leiden, der zu einem verzögerten Wachstum oder einer geringen Knochendichte führt. Durch die Verabreichung von Wachstumshormon wird das Wachstum und die Entwicklung des Körpergewebes angeregt.

3. **Somatostatin-Analoga**: Diese Medikamente werden zur Behandlung von endokrinen Tumoren wie Akromegalie oder Karzinoidtumoren eingesetzt. Sie hemmen die übermäßige Produktion von Hormonen in diesen Tumoren.

4. **Hormonelle Behandlungen für das polyzystische Ovarialsyndrom (PCOS)**: Bei Frauen mit PCOS können orale Kontrazeptiva oder andere hormonelle Behandlungen verschrieben werden, um die Menstruationszyklen zu regulieren, die Symptome des Hyperandrogenismus (wie Akne und Hirsutismus) zu reduzieren und langfristige Komplikationen wie Endometriumhyperplasie zu verhindern.

Nachsorge und Aufklärung von Patientinnen unter Hormontherapie

Unabhängig von der verschriebenen Hormontherapie ist eine regelmäßige ärztliche Überwachung von entscheidender Bedeutung, um die Wirksamkeit der Behandlung zu gewährleisten und die Dosis entsprechend dem Krankheitsverlauf und den Bedürfnissen der Patientin anzupassen. Die Patienten müssen auch über die Bedeutung einer guten Therapietreue, mögliche Nebenwirkungen und Wechselwirkungen von Medikamenten aufgeklärt werden.

Eine angemessene Therapieerziehung ermöglicht es den Patienten, ihre Behandlung zu verstehen, die Anzeichen eines hormonellen Ungleichgewichts (Unter- oder Überdosierung) zu erkennen und bei Bedarf ihren Arzt aufzusuchen. Dies trägt nicht nur zum Erfolg der Behandlung, sondern auch zu einer besseren Lebensqualität bei.

- Überwachung von chronischen Behandlungen und Nebenwirkungen

Die Überwachung chronischer Behandlungen ist ein grundlegendes Element der Behandlung von Langzeiterkrankungen, insbesondere in der Endokrinologie, wo die Erkrankungen oft eine lebenslange Behandlung erfordern, wie z. B. Insulin bei Diabetes oder Levothyroxin bei Hypothyreose. Diese regelmäßige Überwachung ist unerlässlich, um die Wirksamkeit der Behandlung zu gewährleisten, die Dosis gegebenenfalls anzupassen und Nebenwirkungen zu verhindern oder zu bewältigen. Sie ermöglicht eine kontinuierliche Betreuung, die an den Krankheitsverlauf und die besonderen Bedürfnisse jedes einzelnen Patienten angepasst ist, und verbessert gleichzeitig die Lebensqualität der Betroffenen und beugt langfristigen Komplikationen vor.

Ziele der Überwachung chronischer Behandlungen

Das Hauptziel der Nachsorge bei chronischen Behandlungen besteht darin, sicherzustellen, dass die Patienten die für ihren Gesundheitszustand am besten geeignete Behandlung erhalten. Dies bedeutet, dass überprüft wird, ob die verordnete Behandlung ihre Ziele erreicht, sei es die Stabilisierung des Blutzuckerspiegels bei einem Diabetespatienten, die Hormonbalance bei einem Patienten mit Schilddrüsenunterfunktion oder die Kontrolle des Blutdrucks und der Blutfette bei einem Patienten mit Herz-Kreislauf-Risiko.

Parallel dazu können durch die Überwachung potenzielle Nebenwirkungen, die im Laufe der Zeit auftreten können, frühzeitig erkannt und behandelt werden. Einige Nebenwirkungen sind geringfügig und lassen sich leicht beheben, während andere möglicherweise eine Änderung der Behandlung oder vorbeugende Maßnahmen erfordern, um ernsthaftere Komplikationen zu vermeiden. Die Therapietreue, d. h. die Regelmäßigkeit, mit der ein Patient seine Medikamente einnimmt, ist ebenfalls ein zentraler Punkt der Nachsorge. Eine Nichtbefolgung der Behandlung kann die Ergebnisse gefährden und den Patienten erheblichen Risiken aussetzen.

Überwachung von Hormonbehandlungen: Dosisanpassung und Wirksamkeit

In der Endokrinologie erfordern viele Hormonbehandlungen eine regelmäßige Anpassung an den Krankheitsverlauf und die Reaktion des Patienten auf die Behandlung. Insulin, Levothyroxin oder Kortikosteroide sind Beispiele für Behandlungen, die eine genaue Überwachung erfordern.

Überwachung der Insulintherapie

Bei Diabetespatienten, die eine Insulintherapie erhalten, zielt die Nachsorge darauf ab, den Blutzuckerspiegel stabil zu halten, um Komplikationen aufgrund von Hyperglykämien und Hypoglykämien zu verhindern. Die Patienten sollten ihren kapillaren Blutzuckerspiegel regelmäßig zu Hause überwachen und die Insulindosis entsprechend den Ergebnissen, Mahlzeiten und körperlicher Aktivität anpassen. Ergänzend dazu wird alle drei bis sechs Monate das glykierte Hämoglobin (HbA1c) bestimmt, das die Blutzuckereinstellung über einen Zeitraum von zwei bis drei Monaten widerspiegelt.

Die Überwachung ermöglicht die Anpassung der Insulindosen bei starken Schwankungen des Blutzuckerspiegels oder bei Änderungen im Lebensstil des Patienten (Änderungen der Ernährung, mehr oder weniger körperliche Aktivität). Beispielsweise kann es bei einem Patienten, der viel Sport treibt, erforderlich sein, die Dosis des schnell wirkenden Insulins zu reduzieren, um eine Hypoglykämie zu vermeiden. Umgekehrt kann bei einer Infektion oder einer akuten Erkrankung der Insulinbedarf aufgrund des physiologischen Stresses steigen.

Überwachung von Levothyroxin

Bei der Hypothyreose zielt die Behandlung mit Levothyroxin darauf ab, den Mangel an Schilddrüsenhormonen auszugleichen und das Stoffwechselgleichgewicht wiederherzustellen. Die Bestimmung von Thyroxin (T4) und TSH (Thyroidstimulierendes Hormon) im Blut ist entscheidend für die Anpassung der Levothyroxin-Dosis. Sobald die optimale Dosis ermittelt wurde, reicht eine regelmäßige (meist jährliche) Überwachung aus, um sicherzustellen, dass die Behandlung wirksam bleibt. Häufigere Kontrollen sind jedoch erforderlich, wenn Sie schwanger sind, stark an Gewicht zunehmen oder verlieren oder neue Medikamente einnehmen, die mit Levothyroxin interagieren könnten.

Eine Unterdosierung von Levothyroxin kann zu anhaltenden Symptomen einer Hypothyreose wie Müdigkeit, Gewichtszunahme und Depressionen führen, während eine Überdosierung Symptome einer Hyperthyreose wie Herzklopfen, Nervosität und ungewollten Gewichtsverlust hervorrufen kann. Die Überwachung ermöglicht daher eine feine Nachjustierung der Dosis, um ein optimales hormonelles Gleichgewicht zu gewährleisten.

Umgang mit Nebenwirkungen chronischer Behandlungen

Nebenwirkungen sind unerwünschte Ereignisse, die bei jeder Behandlung auftreten können und besonders bei einer chronischen Behandlung genau überwacht werden müssen. Einige Nebenwirkungen treten schnell nach Beginn der Behandlung auf, während sich andere mit der Zeit allmählich entwickeln können.

Nebenwirkungen von Insulin

Insulin wird im Allgemeinen gut vertragen, kann aber Nebenwirkungen verursachen, insbesondere Hypoglykämien. Diese treten auf, wenn der Glukosespiegel im Blut zu niedrig wird, was häufig auf eine zu hohe Insulindosis oder übermäßige körperliche Aktivität zurückzuführen ist. Die Patienten sollten darin geschult werden, die Anzeichen einer Hypoglykämie (Zittern, Schwitzen, starker Hunger, Verwirrung) zu erkennen und schnell einzugreifen, indem sie schnell absorbierbare Kohlenhydrate zu sich nehmen, um den Blutzuckerspiegel wieder zu normalisieren.

Zu den weiteren Nebenwirkungen von Insulin gehören Reaktionen an der Injektionsstelle, wie Rötungen oder Indurationen (kleine Erhebungen unter der Haut). Diese Reaktionen können vermieden werden, indem man die Injektionsstelle regelmäßig wechselt und eine geeignete Injektionstechnik anwendet.

Nebenwirkungen von Levothyroxin

Die Nebenwirkungen von Levothyroxin sind in der Regel auf eine Überdosierung zurückzuführen. Zu viel Levothyroxin kann zu Symptomen einer Schilddrüsenüberfunktion führen, wie Herzklopfen, Zittern, Schwitzen, Nervosität, Schlaflosigkeit oder Gewichtsverlust. Langfristig kann eine anhaltende Überdosierung zu schwerwiegenderen Komplikationen führen, wie Osteoporose oder Herzstörungen (Tachykardie, Vorhofflimmern). Daher ist es unerlässlich, die Dosis regelmäßig anhand der biologischen Ergebnisse und der klinischen Symptome anzupassen.

Umgekehrt kann eine Unterdosierung zwar keine direkten Nebenwirkungen haben, aber die Symptome einer Schilddrüsenunterfunktion (Müdigkeit, Gewichtszunahme, Depression) bleiben bestehen. Eine regelmäßige Überwachung hilft, solche Ungleichgewichte zu vermeiden und die Behandlung entsprechend anzupassen.

Nebenwirkungen von Kortikosteroiden

Patienten, die wegen einer Nebenniereninsuffizienz oder anderer endokriner Erkrankungen Kortikosteroide (Hydrocortison, Prednison) einnehmen, können Nebenwirkungen ausgesetzt sein, insbesondere bei einer Langzeitbehandlung. Diese Medikamente können zu Gewichtszunahme, Wassereinlagerungen, Bluthochdruck sowie zu einer Schwächung der Haut und der Knochen (Osteoporose) führen. Durch eine regelmäßige ärztliche Kontrolle können diese Nebenwirkungen überwacht und die Dosis angepasst werden, um die Risiken zu begrenzen.

Es ist auch wichtig, die Patienten über die Risiken eines abrupten Absetzens von Kortikosteroiden zu informieren, da dies zu einer akuten Nebenniereninsuffizienz führen kann, einem potenziell lebensbedrohlichen Zustand. Kortikosteroide sollten unter ärztlicher Aufsicht immer schrittweise abgesetzt werden, damit die Nebennieren ihre normale Funktion wieder aufnehmen können.

Therapietreue und Patientenbegleitung

Eine der größten Herausforderungen bei der Überwachung chronischer Behandlungen besteht darin, sicherzustellen, dass die Patienten ihre Behandlung ordnungsgemäß einhalten. Die Therapietreue wird häufig durch die Dauer der Behandlung, das Auftreten von Nebenwirkungen oder Veränderungen in der täglichen Routine der Patienten auf die Probe gestellt.

Das Pflegepersonal sollte eine aktive Rolle bei der Begleitung der Patienten spielen, um ihnen zu helfen, die Bedeutung der regelmäßigen Einnahme ihrer Medikamente zu verstehen, auch wenn keine sichtbaren Symptome vorliegen. Eine klare Kommunikation, Erklärungen zu den Vorteilen der Behandlung und den Risiken einer schlechten Compliance sowie praktische Ratschläge (wie die Einrichtung von Erinnerungshilfen oder Medikamentenorganisatoren) können den Patienten helfen, ihre Behandlung konsequenter einzuhalten.

Es ist auch wichtig, mit den Patienten über mögliche Nebenwirkungen zu sprechen und sie hinsichtlich möglicher Lösungen zu beruhigen. Die Behandlung von Nebenwirkungen kann Dosisanpassungen, Änderungen der Medikation oder die Verschreibung einer zusätzlichen Behandlung zur Verringerung der Nebenwirkungen umfassen.

2. Rolle der Pflegekraft bei der Verabreichung von Behandlungen

- Vorbereitung und Überwachung von Behandlungen unter Aufsicht

Die Vorbereitung und Überwachung von Behandlungen unter Aufsicht sind wesentliche Schritte in der Patientenversorgung, insbesondere in Krankenhäusern oder in Situationen, in denen komplexe Behandlungen verabreicht werden, wie z. B. bei endokrinen Erkrankungen. Diese Behandlungen, ob medikamentös oder hormonell, erfordern sowohl bei der Vorbereitung als auch bei der Überwachung der Verabreichung besondere Aufmerksamkeit, um ihre Wirksamkeit zu gewährleisten, Fehler zu vermeiden und Nebenwirkungen zu begrenzen. Die ärztliche Aufsicht spielt in jeder Phase des Prozesses eine Schlüsselrolle, um die Sicherheit der Patientin zu gewährleisten und das Behandlungsergebnis zu optimieren.

Behandlungsvorbereitung: ein Schlüsselschritt unter Aufsicht

Die Vorbereitung von Behandlungen umfasst alle Maßnahmen, die der Verabreichung eines Medikaments vorausgehen, sei es eine Insulininjektion, die Einnahme eines Hormonpräparats wie Levothyroxin oder oral oder intravenös verabreichte Medikamente. Die Zubereitung unter Aufsicht ist besonders wichtig bei Behandlungen, die eine präzise Handhabung erfordern, wie subkutane Injektionen oder Infusionen, oder wenn die Dosis aufgrund der klinischen oder biologischen Befunde des Patienten angepasst werden muss.

Die Einhaltung von Vorbereitungsprotokollen

Das Vorbereiten von Medikamenten erfolgt nach strengen Protokollen, die sicherstellen sollen, dass die Dosis genau, steril und die Verabreichung fehlerfrei ist. Jeder Schritt, von der Überprüfung der Rezepte bis zur Handhabung der Medikamente, muss genau ausgeführt werden.

1. **Überprüfung der Dosis**: Der erste Schritt bei der Vorbereitung ist die Überprüfung der ärztlichen Verschreibung. Es ist entscheidend, sicherzustellen, dass die verschriebene Dosis korrekt und für den Patienten geeignet ist. Bei Behandlungen wie Insulin, bei denen die

Dosis je nach Blutzuckerspiegel des Patienten angepasst werden kann, erfolgt diese Überprüfung in Absprache mit dem überweisenden Arzt oder der überweisenden Pflegekraft. Im Zweifelsfall kann eine doppelte Überprüfung durch eine andere medizinische Fachkraft erforderlich sein.

2. **Aseptische Handhabung**: Im Rahmen von Injektionen oder Infusionen muss die Vorbereitung unter sterilen Bedingungen erfolgen, um ein Infektionsrisiko zu vermeiden. Dies bedeutet, dass das Material mit sterilen Handschuhen gehandhabt und die Flaschen und Injektionsstellen vor der Verwendung desinfiziert werden müssen. Besondere Vorsicht ist bei der Zubereitung von injizierbaren Medikamenten wie Insulin geboten, wo die Verwendung von Spritzen oder Injektionspens hygienisch einwandfrei erfolgen muss.

3. **Befolgung von behandlungsspezifischen Protokollen** : Einige Medikamente oder Hormonbehandlungen erfordern spezielle Verfahren. Beispielsweise erfordert die Vorbereitung einer Glukoseinfusion bei schwerer Hypoglykämie oder die Verwendung von Insulinpumpen spezielle Anwendungsprotokolle. Diese Verfahren, die von Pflegekräften oder Ärzten überwacht werden, gewährleisten eine sichere Verabreichung und helfen, Komplikationen zu vermeiden.

Individualisierte Vorbereitung

Bei endokrinen Behandlungen variieren die Bedürfnisse der Patienten je nach ihrem medizinischen Zustand und ihren biologischen Bilanzen. Die Vorbereitung der Behandlung muss daher individuell erfolgen. Beispielsweise kann es sein, dass ein Diabetespatient, der Insulin erhält, eine tägliche Anpassung der Dosis in Abhängigkeit von den Blutzuckerwerten benötigt. Ebenso kann bei einem Patienten, der Levothyroxin einnimmt, eine Anpassung der Dosierung an die Ergebnisse seiner Hormonbestimmungen (TSH und T4) erforderlich sein.

Diese Individualisierung der Behandlung erfordert eine enge Zusammenarbeit zwischen Pflegekräften und Ärzten, um die Zubereitung der Medikamente an die spezifischen Bedürfnisse jedes einzelnen Patienten anzupassen. Die Pflegeprotokolle werden genau befolgt, aber mit der nötigen Flexibilität, um die Behandlung an die sich verändernde Verfassung des Patienten anzupassen.

Beaufsichtigung von Behandlungen unter Aufsicht

Die Überwachung von Behandlungen ist ein fortlaufender Prozess, der sicherstellt, dass die verabreichte Behandlung vom Patienten gut vertragen wird, die erwarteten Wirkungen erzielt und keine schwerwiegenden Nebenwirkungen verursacht. Die Überwachung ist besonders wichtig bei komplexen oder risikoreichen Behandlungen, wie sie in der Endokrinologie verwendet werden (Insulin, Kortikosteroide, Schilddrüsenhormone usw.).

Unmittelbare Überwachung nach der Verabreichung

Unmittelbar nach der Verabreichung einer Behandlung ist eine genaue Überwachung erforderlich, um unerwünschte Reaktionen frühzeitig zu erkennen. Beispielsweise überwacht das Pflegepersonal nach der Verabreichung von Insulin sorgfältig den Blutzuckerspiegel des Patienten, um sicherzustellen, dass die Behandlung nicht zu einer Hypoglykämie führt. Zu dieser Überwachung gehört auch die Kontrolle des Kapillarblutglukosespiegels in regelmäßigen Abständen (in manchen Fällen 15 bis 30 Minuten nach der Verabreichung), um die Behandlung bei Bedarf schnell anzupassen.

Bei intravenösen Infusionen oder Injektionen wird bei der Überwachung auf Anzeichen einer allergischen Reaktion oder Unverträglichkeit geachtet, wie z. B. Hautausschlag, Juckreiz oder Atembeschwerden. Diese Reaktionen erfordern ein rasches ärztliches Eingreifen und eine Änderung der Behandlung.

Mittel- und langfristige Beobachtung von Nebenwirkungen

Chronische Behandlungen wie Levothyroxin oder Kortikosteroide können mittel- bis langfristig zu Nebenwirkungen führen. Die Überwachung dieser Behandlungen besteht daher in der regelmäßigen Beurteilung der biologischen Parameter und klinischen Anzeichen des Patienten, um mögliche Komplikationen zu erkennen. Zum Beispiel:

- **Insulintherapie**: Eine regelmäßige Überwachung des HbA1c-Werts (glykiertes Hämoglobin) ermöglicht es, die allgemeine Blutzuckereinstellung über mehrere Wochen hinweg zu beurteilen, und ergänzt die täglichen Messungen des Kapillarblutglukosespiegels. Diese Überwachung ermöglicht es, die Insulindosen anzupassen und wiederholten Hypoglykämien oder Hyperglykämien vorzubeugen.
- **Levothyroxin**: Durch die Überwachung der TSH- und Thyroxin (T4)-Werte kann beurteilt werden, ob die Substitutionstherapie wirksam ist und ob die Dosis angepasst werden muss. Bei einem Ungleichgewicht können die Patienten Symptome einer Überdosierung (wie Hyperthyreose mit Herzklopfen und Nervosität) oder einer Unterdosierung (Müdigkeit, Gewichtszunahme, Depressionen) aufweisen.
- **Kortikosteroide**: Eine regelmäßige Überwachung ist erforderlich, um Nebenwirkungen wie Gewichtszunahme, Bluthochdruck oder Knochendemineralisierung zu erkennen. Das Pflegepersonal sollte den Blutdruck, den Blutzuckerspiegel und die Knochendichte überwachen, insbesondere bei Patienten, die eine langfristige Kortikosteroidtherapie erhalten.

Anpassung der Behandlung an die Überwachungsergebnisse

Die Überwachung der Behandlung ermöglicht nicht nur die Erkennung von Nebenwirkungen, sondern auch die Anpassung der Dosis, um die Behandlungsergebnisse zu optimieren. Beispielsweise kann bei der Insulintherapie die Dosis erhöht oder verringert werden, je nachdem, wie sich der Blutzuckerspiegel des Patienten, seine Essgewohnheiten oder sein Aktivitätsniveau entwickeln. Ebenso kann bei der Behandlung der Hypothyreose die Dosis von Levothyroxin in Abhängigkeit von den biologischen Ergebnissen (TSH, T4) und den vom Patienten berichteten Symptomen angepasst werden.

Die Anpassungen werden in Absprache mit dem medizinischen Team vorgenommen, häufig nach einer umfassenden Neubewertung des Patienten. Dieser überwachte Prozess stellt sicher, dass die vorgenommenen Änderungen sicher und für die klinische Situation des Patienten geeignet sind.

Die Bedeutung der Kommunikation bei der Überwachung

Die Kommunikation zwischen Betreuern und Patienten ist entscheidend für eine wirksame Überwachung der Behandlung. Die Patienten sollten ermutigt werden, Nebenwirkungen, Veränderungen ihres Gesundheitszustands oder Schwierigkeiten bei der Einhaltung der Behandlung (vergessene Einnahme, veränderte Essgewohnheiten usw.) zu melden. Diese Informationen ermöglichen es dem Pflegepersonal, die Überwachung anzupassen und schnell einzugreifen, wenn Probleme auftreten.

Das Pflegepersonal seinerseits muss den Patienten klar erklären, wie wichtig es ist, sich an die Behandlung, die verordnete Dosis und die Nachsorgetermine zu halten. Indem sie die Patienten darin schulen, die Anzeichen eines Ungleichgewichts zu erkennen (Hypoglykämie, Hyperglykämie, Symptome einer Hyperthyreose oder Hypothyreose), fördern sie eine bessere Einhaltung der Behandlung und eine schnellere Erkennung von Komplikationen.

- Unterstützung bei der Injektion von Insulin und anderen Medikamenten

Die Unterstützung bei der Injektion von Insulin und anderen Medikamenten ist eine grundlegende Aufgabe des Pflegepersonals, insbesondere auf Stationen, auf denen Patienten regelmäßig oder einmalig eine Injektionstherapie erhalten müssen. Diese Unterstützung geht weit über die bloße Verabreichung des Medikaments hinaus: Sie beinhaltet eine sorgfältige Vorbereitung, eine aufmerksame Überwachung sowie die Begleitung und Schulung der Patienten, um sicherzustellen, dass die Injektionen sicher und wirksam durchgeführt werden. Bei Patienten mit chronischen Erkrankungen wie Diabetes, die oft mehrmals täglich Insulin injizieren müssen, kann diese Unterstützung eine gute Behandlungsführung gewährleisten und Komplikationen aufgrund schlechter Technik oder mangelnder Compliance vermeiden.

Die Schlüsselrolle der Assistenz bei der Insulinabgabe

Die Insulintherapie ist ein Eckpfeiler in der Behandlung von Diabetespatienten, insbesondere von Patienten mit Typ-1-Diabetes und einigen Patienten mit Typ-2-Diabetes. Diese Patienten müssen sich oft mehrmals täglich Insulin verabreichen, um ihren Blutzuckerspiegel zu regulieren. Viele von ihnen benötigen jedoch, insbesondere zu Beginn der Behandlung oder bei Verlust der Selbstständigkeit, Hilfe, um die Injektionen korrekt durchzuführen.

Vorbereitung von Insulin und Material

Vor der Injektion besteht der erste Schritt in der sorgfältigen Vorbereitung des Materials und des Medikaments. Die Pflegekraft sollte das Rezept des Patienten überprüfen, um sicherzustellen, dass die richtige Insulindosis verabreicht wird. Insulin kann über einen Injektionspen oder eine Spritze verabreicht werden, und es ist entscheidend, die genaue Dosis fehlerfrei vorzubereiten.

Injektionspens werden häufig verwendet, da sie die Verabreichung exakter Dosen erleichtern. Bei ihrer Vorbereitung ist es wichtig, :

- **Wählen Sie den richtigen Insulintyp** (Schnell-, Mittel- oder Basalinsulin), je nach dem Behandlungsschema des Patienten.
- **Überprüfen Sie das Aussehen des Insulins**, das bei schnellen Insulinen klar und bei einigen Zwischeninsulinen leicht trüb sein sollte. Wenn das Produkt abgebaut aussieht oder Partikel enthält, darf es nicht verwendet werden.
- **Laden** Sie **die Spritze oder den Pen korrekt** mit der verschriebenen Dosis **auf** und achten Sie darauf, Luftblasen zu entfernen.

Bei Insulin, das mit einer Spritze verabreicht wird, muss die Nadel dem Körperbau des Patienten angepasst werden (dünne Nadel für Kinder oder Erwachsene mit geringem Körperbau und eine etwas längere Nadel für Patienten mit höherem Körperbau).

Unterstützung bei der Injektion

Die Unterstützung bei der eigentlichen Injektion besteht darin, dem Patienten bei der Auswahl der Injektionsstelle zu helfen, die Injektion selbst durchzuführen und sicherzustellen, dass die richtige Technik verwendet wird. Die Rotation der Injektionsstellen ist wichtig, um lokale Komplikationen wie Lipodystrophien (subkutane Fettansammlungen oder Dellen in der Haut) zu vermeiden, die die Insulinaufnahme beeinträchtigen können. Die empfohlenen Stellen für die Insulininjektion sind in der Regel :

- **Bauch**: bevorzugter Bereich für die schnelle Aufnahme von Insulin.

145

- **Die Außenseite der Oberschenkel oder Arme**: für eine etwas langsamere Aufnahme.
- **Gesäß**: Wird seltener verwendet.

Die Injektion muss in das Unterhautgewebe und nicht in einen Muskel erfolgen, was eine gute Beherrschung der Nadeltiefe und des Einstichwinkels erfordert (in der Regel ein Winkel von 90° bei kurzen Nadeln oder 45° bei längeren Nadeln). Die Pflegekraft kann auch dabei helfen, eine Hautfalte zu bilden, um die subkutane Injektion zu erleichtern, insbesondere bei schlanken Patienten.

Der Patient sollte ermutigt werden, :

- Wechseln Sie **bei jeder Verabreichung die Injektionsstelle**, um zu vermeiden, dass Sie mehrmals in denselben Bereich injizieren, was zu Haut- oder Unterhautverletzungen führen könnte.
- **Warten Sie nach der Injektion einige Sekunden,** bevor Sie die Nadel herausziehen, um sicherzustellen, dass das Insulin richtig verabreicht wird und nicht aus der Injektionsstelle austritt.

Überwachung nach der Injektion

Nach der Injektion ist es wichtig, den Patienten zu überwachen, um festzustellen, ob er die Behandlung verträgt, und um sicherzustellen, dass keine unerwünschten Reaktionen an der Injektionsstelle auftreten (Rötung, Schmerzen, Schwellung). Bei wiederholten lokalen Reaktionen kann es erforderlich sein, die Injektionstechnik neu zu bewerten, das Material zu wechseln oder eine andere Injektionsstelle in Betracht zu ziehen.

Das Pflegepersonal sollte auch den Blutzuckerspiegel des Patienten nach der Injektion überwachen, insbesondere wenn es sich um schnelles Insulin handelt, das vor einer Mahlzeit verabreicht wird. Der Blutzuckerspiegel sollte etwa zwei Stunden nach der Mahlzeit kontrolliert werden, um sicherzustellen, dass der Blutzuckerspiegel gut reguliert ist.

Bildung und Befähigung von Patienten

Die Unterstützung bei der Insulininjektion ist nicht auf einen technischen Akt beschränkt. Sie beinhaltet auch einen pädagogischen Aspekt, der für die Patienten sehr wichtig ist, insbesondere für diejenigen, die lernen müssen, ihr Insulin selbstständig zu injizieren. Die therapeutische Erziehung ist daher ein wesentlicher Bestandteil dieser Unterstützung.

Die Pflegekraft spielt eine Schlüsselrolle bei der Betreuung der Patienten, indem sie ihnen die richtigen Injektionstechniken beibringt und sie über die notwendigen Schritte beruhigt. Dieses Lernen ist besonders wichtig für neue Diabetespatienten, die möglicherweise ängstlich sind, wenn sie sich selbst Insulin spritzen. Es ist von entscheidender Bedeutung, sie anzuleiten zu :

- **Die Vorbereitung des Materials**: Überprüfung der Dosis, Auswahl der Injektionsstelle, Hygiene bei der Injektion.
- **Die Injektionstechnik**: Injektionswinkel, Tiefe, ggf. Bildung einer Hautfalte.
- **Umgang mit Hypoglykämie**: Wie Sie reagieren sollten, wenn der Blutzuckerspiegel nach der Insulininjektion zu stark absinkt, insbesondere bei falscher Dosierung oder wenn Sie nach der Injektion keine Mahlzeit zu sich nehmen.

Je nachdem, wie bequem und kompetent der Patient ist, kann die Begleitung schrittweise erfolgen, mit Demonstrationen und beaufsichtigten Injektionen, bis der Patient sich bereit fühlt, die Injektion selbstständig durchzuführen.

Unterstützung bei der Verabreichung anderer injizierbarer Medikamente

Neben Insulin gibt es noch viele andere Medikamente, die durch Injektion verabreicht werden können, insbesondere bei chronischen oder akuten Erkrankungen. Dazu gehören u. a. :

- **Antikoagulanzien** (wie Heparin) bei Patienten mit Thromboserisiko, die oft subkutan injiziert werden.
- **Hormonbehandlungen**, z. B. Kortikosteroidinjektionen bei Patienten mit Nebenniereninsuffizienz (Addison-Krankheit) oder Injektionen von Wachstumshormonen.
- **Impfstoffe oder Immunglobuline**, die entweder subkutan oder intramuskulär verabreicht werden.

Die Unterstützung bei diesen Injektionen folgt denselben Grundsätzen wie bei Insulin: sorgfältige Vorbereitung, Wahl der Injektionsstelle, geeignete Injektionstechnik und Überwachung auf Nebenwirkungen. Je nach Art des verabreichten Medikaments kann der Injektionsweg variieren und von subkutan bis intramuskulär oder intravenös reichen.

Umgang mit Nebenwirkungen und möglichen Komplikationen

Obwohl die meisten Injektionen von Insulin und anderen Medikamenten ohne Zwischenfälle verlaufen, ist es von entscheidender Bedeutung, auf mögliche Nebenwirkungen zu achten. Bei Patienten können lokale Reaktionen an der Injektionsstelle auftreten, wie z. B. Rötung, Schmerzen oder Juckreiz. Diese Reaktionen sind in der Regel harmlos, müssen aber überwacht werden, um sicherzustellen, dass sie sich nicht zu ernsthafteren Komplikationen wie lokalen Infektionen entwickeln.

Zu den weiteren Komplikationen gehört die Hypoglykämie bei Diabetespatienten, die nach einer Insulininjektion aufgrund einer zu hohen Dosis oder einer zeitlichen Verschiebung zum Essen auftreten kann. Das Pflegepersonal sollte auf die ersten Anzeichen einer Hypoglykämie (Zittern, Schwitzen, Herzklopfen) achten und schnell reagieren, indem es schnelle Kohlenhydrate zur Stabilisierung des Blutzuckerspiegels verabreicht.

3. Überwachung von Nebenwirkungen und Komplikationen

- Erkennen und Berichten von Anzeichen für Hypoglykämie, Hyperthyreose usw.

Die Anzeichen von hormonellen Ungleichgewichten wie Hypoglykämie und Hyperthyreose zu erkennen und zu melden, ist eine wichtige Fähigkeit von Pflegekräften, insbesondere wenn sie Patienten mit chronischen Erkrankungen wie Diabetes oder Schilddrüsenerkrankungen betreuen. Wenn diese Ungleichgewichte nicht frühzeitig erkannt werden, können sie zu schwerwiegenden und potenziell tödlichen Komplikationen führen. Ständige Wachsamkeit und die Fähigkeit, schnell einzugreifen, sind daher von größter Bedeutung für die Sicherheit der Patienten. Zu diesem Zweck ist es von entscheidender Bedeutung, die klinischen Anzeichen dieser Störungen zu kennen und sie sofort zu melden, damit Gegenmaßnahmen ergriffen werden können.

Erkennen und Berichten von Anzeichen einer Hypoglykämie

Eine Hypoglykämie ist durch einen Blutzuckerspiegel von weniger als 70 mg/dL (3,9 mmol/L) gekennzeichnet. Dieser Zustand kann bei Diabetespatienten auftreten, insbesondere bei Patienten, die eine Insulintherapie erhalten oder orale Antidiabetika einnehmen. Er kann durch eine zu hohe Insulindosis, eine unzureichende oder verpasste Mahlzeit, eine intensive körperliche Aktivität oder einen zu langen Zeitraum zwischen Insulineinnahme und Mahlzeit verursacht werden.

Klinische Anzeichen einer Hypoglykämie

Die Anzeichen einer Hypoglykämie lassen sich in zwei Hauptkategorien unterteilen: neuroglykopenische Symptome, die auf einen Glukosemangel im Gehirn zurückzuführen sind, und adrenerge Symptome, die durch die Reaktion des sympathischen

Nervensystems auf die Senkung des Blutzuckerspiegels verursacht werden.

1. **Adrenerge Symptome (Stressreaktion des Körpers)** :

   ○ Zittern oder Schütteln.
   ○ Herzklopfen oder schneller Herzschlag.
   ○ Kalter Schweiß.
   ○ Angstzustände oder Nervosität.
   ○ Intensives Hungergefühl.

2. **Neuroglykopenische Symptome (Hirnfunktionsstörungen aufgrund von Glukosemangel)** :

   ○ Verwirrung oder Desorientierung.
   ○ Schwierigkeiten, sich zu konzentrieren.
   ○ Sprachstörungen (Nuscheln).
   ○ Verschwommenes Sehen oder Sehstörungen.
   ○ Ungewöhnliches Verhalten oder Aggressivität.
   ○ Muskelschwäche bis hin zum Kollaps

3. **Schwere Symptome** :

   ○ Verlust des Bewusstseins.
   ○ Krampfanfälle.
   ○ Koma, kann bei nicht rascher Behandlung tödlich sein.

Intervention und Bericht

Sobald Anzeichen einer Hypoglykämie erkannt werden, ist es entscheidend, schnell einzugreifen. Bei den ersten Symptomen sollte die Pflegekraft eine schnelle Kohlenhydratquelle wie Fruchtsaft, Glukosetabletten oder ein zuckerhaltiges Getränk verabreichen, um den Blutzuckerspiegel zu korrigieren. Eine erneute Blutzuckermessung sollte 15 Minuten nach der Kohlenhydrataufnahme durchgeführt werden, um die Wirksamkeit der Maßnahme zu überprüfen.

Bei einer schweren Hypoglykämie (Bewusstseinsverlust oder Krämpfe) muss sofort eine Glukagoninjektion verabreicht werden und eine Notfallversorgung muss in Anspruch genommen werden.

Nach der unmittelbaren Behandlung ist es wichtig, die Episode dem Arzt oder dem Pflegeteam zu melden und dabei die Umstände der Hypoglykämie (z. B. ein Fehler bei der Insulindosis oder eine ausgelassene Mahlzeit) und das Ansprechen auf die Behandlung anzugeben. Diese Informationen sind entscheidend, um die Behandlung des Patienten anzupassen und so künftige Episoden zu verhindern.

Erkennen und Berichten von Anzeichen einer Hyperthyreose

Bei einer Schilddrüsenüberfunktion produziert die Schilddrüse einen Überschuss an Schilddrüsenhormonen (T3 und T4), wodurch der Stoffwechsel des Körpers beschleunigt wird. Sie kann durch verschiedene Erkrankungen verursacht werden, darunter die Basedow-Krankheit oder überfunktionelle Schilddrüsenknoten. Die Erkrankung betrifft häufig Frauen, und die Symptome sind zwar oft progressiv, können aber mehrere Körpersysteme betreffen.

Klinische Anzeichen einer Hyperthyreose

1. **Allgemeine Symptome :**

   - **Unerklärlicher Gewichtsverlust** trotz normaler oder erhöhter Nahrungsaufnahme.
   - **Starke Müdigkeit** trotz Unruhe oder Hyperaktivität.
   - **Übermäßiges Schwitzen** und Hitzeunverträglichkeit.
   - **Feines Zittern** der Hände.

2. Herz-Kreislauf-Symptome :

- Herzklopfen oder Tachykardie (schneller, unregelmäßiger Herzschlag).
- Hoher Blutdruck.
- Kurzatmigkeit oder Engegefühl in der Brust.

3. Neurologische und psychologische Symptome :

- Erhöhte **Reizbarkeit** oder Nervosität.
- Stimmungsschwankungen, manchmal begleitet von Angstanfällen.
- Schlafstörungen mit häufiger Schlaflosigkeit.
- Konzentrations- oder Gedächtnisstörungen

4. Verdauungssymptome :

- Erhöhter Appetit, verbunden mit **Gewichtsverlust**.
- Durchfall oder beschleunigter Stuhlgang.

5. Augensymptome (besonders bei der Basedow-Krankheit) :

- Hervortreten der Augen (Exophthalmus).
- Rote, trockene und gereizte Augen.
- Erhöhte Lichtempfindlichkeit.

6. Haut- und Kapillarsymptome :

- Warme, feuchte und dünne Haut
- Haarausfall oder brüchiges Haar

Intervention und Bericht

Angesichts von Anzeichen einer Schilddrüsenüberfunktion ist es wichtig, schnell einen Arzt aufzusuchen, vor allem wenn sich die Symptome verschlimmern oder für den Patienten unangenehm werden. Der Arzt kann Bluttests zur Überprüfung der TSH-, T3-

und T4-Werte sowie bildgebende Verfahren zur Beurteilung der Schilddrüse anordnen.

Die Anpassung der Behandlung kann die Verschreibung von Schilddrüsenmedikamenten, die die Produktion von Schilddrüsenhormonen verringern, oder eine Behandlung mit radioaktivem Jod beinhalten. In einigen Fällen kann ein chirurgischer Eingriff erforderlich sein.

Der Bericht über die Anzeichen an den Arzt sollte die beobachteten Symptome, ihre Dauer und ihre Auswirkungen auf das tägliche Leben des Patienten enthalten. Diese Informationen sind entscheidend, um eine genaue Diagnose zu stellen und die Behandlung anzupassen.

Andere hormonelle Ungleichgewichte, auf die Sie achten sollten

Neben Hypoglykämie und Hyperthyreose können bei Patienten mit endokrinen Erkrankungen auch andere hormonelle Ungleichgewichte auftreten.

Hypothyreose

Die Hypothyreose ist das Gegenteil der Hyperthyreose und zeichnet sich durch eine unzureichende Produktion von Schilddrüsenhormonen aus. Zu den Anzeichen gehören:

- **Starke Müdigkeit** und langsame Bewegungen.
- Unerklärliche **Gewichtszunahme** trotz normalen Appetits
- **Kälteempfindlichkeit** mit kalten Händen und Füßen
- **Trockene Haut** und sprödes Haar.
- **Depressionen** oder Apathie.

Patienten, die eine Substitutionstherapie mit Levothyroxin erhalten, müssen überwacht werden, um eine Unterdosierung, aber auch eine Überdosierung zu vermeiden, die Symptome einer Hyperthyreose hervorrufen könnte.

Cushing-Syndrom

Das Cushing-Syndrom, das auf eine Überproduktion von Cortisol zurückzuführen ist, kann :

- **Gewichtszunahme**, insbesondere im Bauchbereich, im Gesicht (Mondgesicht) und am Hals.
- **Purpurne Dehnungsstreifen** auf der Haut.
- **Muskelschwäche**.
- **Bluthochdruck** und sekundärer **Diabetes**.
- **Stimmungsschwankungen** (Depression, Reizbarkeit).

Das Pflegepersonal sollte bei Patienten, die eine längere Kortikosteroidtherapie erhalten oder einen Nebennierentumor haben, auf diese Symptome achten.

- Interaktion mit dem Pflegeteam bei Unregelmäßigkeiten

Die Interaktion mit dem Behandlungsteam bei Auffälligkeiten ist ein entscheidendes Element in der Patientenversorgung, insbesondere bei chronischen oder komplexen Erkrankungen, wie sie in der Endokrinologie zu beobachten sind. Diese Interaktion ermöglicht es, Probleme schnell zu erkennen, sie wirksam zu melden und eine koordinierte Reaktion zu organisieren, um die Behandlung anzupassen oder Korrekturmaßnahmen zu ergreifen. Eine reibungslose Kommunikation zwischen den Mitgliedern des Behandlungsteams (Ärzte, Krankenschwestern, Pfleger, Apotheker usw.) ist für die Sicherheit der Patienten und die Gewährleistung der Qualität der Behandlung von entscheidender Bedeutung.

Die Rolle der Pflegekräfte bei der Erkennung von Anomalien

Pflegekräfte, insbesondere diejenigen, die täglich in direktem Kontakt mit den Patienten stehen, sind oft die ersten, die Anomalien oder Veränderungen im Gesundheitszustand eines Patienten feststellen. Diese Anomalien können sich in verschiedenen Formen äußern: neue Symptome, Anzeichen für ein hormonelles Ungleichgewicht, abnormale Testergebnisse oder auch Veränderungen im Verhalten des Patienten.

Das Pflegepersonal steht im Mittelpunkt der Therapieüberwachung, sei es eine Anpassung der Insulintherapie bei einem Diabetespatienten oder eine Veränderung der Levothyroxindosis bei einem Patienten mit Hypothyreose. Ihre Aufgabe ist es, jede Abweichung von den erwarteten Ergebnissen oder den normalen Parametern sofort zu melden, damit das medizinische Team schnell eingreifen kann.

Beispiele für häufige Anomalien, die von Pflegekräften beobachtet werden :

- **Anzeichen einer Hypoglykämie** bei einem Diabetespatienten: Zittern, kalter Schweiß, Verwirrung, Schwäche.
- **Plötzliche Gewichtsveränderung** bei einem Patienten, der eine Schilddrüsenbehandlung (Hypothyreose oder Hyperthyreose) erhält.
- **Veränderung der Stimmung oder der Wachsamkeit** (Apathie, übermäßige Nervosität) bei einem Patienten, der eine Kortikoid- oder Hormontherapie erhält.
- **Lokale Reaktionen auf Injektionen**: Rötungen, Schwellungen, ungewöhnliche Schmerzen nach der Verabreichung von Insulin oder anderen injizierbaren Medikamenten.

Die Meldung von Anomalien: Bedeutung des sofortigen Berichts

Wenn Unregelmäßigkeiten festgestellt werden, ist es von entscheidender Bedeutung, dass die Pflegekraft diese sofort den anderen Mitgliedern des Pflegeteams, insbesondere den Pflegekräften und Ärzten, mitteilt. Diese schnelle Informationsweitergabe ermöglicht ein rasches Eingreifen, egal ob es darum geht, eine Dosierung zu korrigieren, ein Medikament zu wechseln oder zusätzliche Untersuchungen durchzuführen.

Die Kommunikationsmethode muss klar, präzise und detailliert sein, um Missverständnisse zu vermeiden. Es ist wichtig, nicht nur über die beobachteten Symptome zu berichten, sondern auch über den Kontext, in dem sie aufgetreten sind: zu welcher Tageszeit, nach welcher Medikamentengabe und ob der Patient vor dem Auftreten der Symptome über Empfindungen oder Unwohlsein berichtet hatte.

Elemente, die in den Bericht aufgenommen werden müssen :

1. **Genaue Beschreibung der beobachteten Anzeichen oder Symptome**: ihre Intensität, Dauer und die Umstände ihres Auftretens.
2. **Behandlungsverlauf**: Wann und wie das Medikament oder die Behandlung verabreicht wurde (Dosis, Verabreichungsweg, Uhrzeit).
3. **Mögliche Auslöser**: Veränderungen in der Ernährung, der körperlichen Aktivität oder der Umgebung des Patienten.
4. **Reaktion des Patienten**: Hat er nach einer Korrekturmaßnahme (wie einer Glukoseinjektion bei Hypoglykämie) eine Verbesserung oder Verschlechterung verspürt?
5. **Empfehlungen oder Notfallmaßnahmen**: Wenn eine sofortige Reaktion erforderlich ist (z. B. einen Arzt kontaktieren, eine Dosis anpassen oder den Notruf wählen).

Interaktion mit dem medizinischen Team: Rolle der Absprache

Sobald eine Anomalie gemeldet wurde, wird die Interaktion mit dem medizinischen Team entscheidend, um die Situation zu bewerten und über die zu ergreifenden Maßnahmen zu entscheiden. Diese Interaktion findet häufig in Form von

Abstimmungsgesprächen oder informellen Diskussionen statt, bei denen jedes Teammitglied seinen Beitrag leistet. Die Pflegekraft, die die Anomalie beobachtet hat, spielt in diesem Prozess eine Schlüsselrolle, indem sie alle notwendigen Informationen bereitstellt und sich an der Beurteilung der Bedürfnisse des Patienten beteiligt.

Schlüsselpunkte in der Kommunikation mit dem Arzt :

- **Informationsaustausch**: Der Arzt sollte eine vollständige Beschreibung der Situation erhalten, die durch konkrete Fakten und Untersuchungsergebnisse, falls vorhanden, unterstützt wird (z. B. Blutzuckermessungen, Ergebnisse von Hormontests oder klinische Beobachtungen).
- **Besprechung von Korrekturmaßnahmen**: Der Arzt kann dann entscheiden, ob er die Behandlung ändert, zusätzliche Untersuchungen anordnet oder sofortige Anpassungen vornimmt. Bei einem schweren Ungleichgewicht des Blutzuckerspiegels kann beispielsweise die Insulintherapie geändert oder eine Anpassung der Ernährung empfohlen werden.
- **Koordination zwischen den Beteiligten** : Wenn die Anomalie mehrere Aspekte der Behandlung betrifft (Ernährung, Medikamente, Krankenpflege), ist eine Koordination zwischen verschiedenen Teammitgliedern (Ernährungsberater, Apotheker, Krankenpfleger) erforderlich, um eine wirksame und umfassende Reaktion zu organisieren.

Kontinuierliche Überwachung nach der Entdeckung von Anomalien

Sobald eine Anomalie gemeldet und Maßnahmen ergriffen wurden, ist es entscheidend, den Patienten kontinuierlich zu überwachen, um die Wirksamkeit der Maßnahmen zu beurteilen. Der Pfleger, insbesondere wenn er regelmäßig mit dem Patienten in Kontakt steht, spielt in dieser Überwachungsphase eine entscheidende Rolle. Er sollte auf Anzeichen einer Verbesserung oder Verschlechterung achten und neue Beobachtungen dem Pflegeteam melden.

Nach einer Änderung der Insulindosis bei einem Diabetespatienten ist es beispielsweise unerlässlich, die Blutzuckerwerte regelmäßig zu überprüfen, um sicherzustellen, dass die Anpassung wirksam ist. Wenn Symptome einer Hypoglykämie anhalten oder neue Anzeichen auftreten, muss das Behandlungsteam umgehend informiert werden, damit weitere Anpassungen vorgenommen werden können.

Bedeutung von regelmäßigen Berichten :

- **Übermittlungen zwischen den Teams** : Bei Schichtwechseln (z. B. bei der Übergabe zwischen Tag- und Nachtschicht) ist es von entscheidender Bedeutung, dass die Informationen über den Zustand des Patienten und die getroffenen Maßnahmen gut weitergegeben werden. Unvollständige Übermittlungen können die Intervention verzögern oder zu Betreuungsfehlern führen.
- **Dokumentation der Maßnahmen**: Alle Korrekturmaßnahmen, Behandlungsänderungen und Beobachtungen des Pflegepersonals müssen in der Krankenakte des Patienten dokumentiert werden. Dadurch erhält jedes Teammitglied die notwendigen Informationen, um die Pflege koordiniert fortzusetzen.

Kontinuierliche Verbesserung und Vermeidung von Anomalien

Die Interaktion mit dem Pflegeteam sollte sich nicht nur auf den Umgang mit bereits aufgetretenen Anomalien beschränken. Sie muss auch eine kontinuierliche Reflexion über die Pflegepraktiken ermöglichen, um künftigen Anomalien vorzubeugen. Diese gemeinsame Reflexion ermöglicht es, die Behandlungsprozesse zu optimieren, potenzielle Fehlerquellen zu identifizieren (Dosierungsfehler, schlechter Umgang mit Medikamenten, unzureichende Überwachung) und vorbeugende Strategien zu entwickeln.

Beispiele für präventive Strategien :

- **Regelmäßige** Schulungen: Schulungen zur Erkennung von Anzeichen für Anomalien (wie Symptome einer Hypoglykämie oder einer Schilddrüsenüberfunktion) können durchgeführt werden, um das Bewusstsein der Pflegekräfte zu schärfen und ihre Reaktionsfähigkeit zu verbessern.
- **Verbesserte Überwachungsprotokolle**: Führen Sie klare Protokolle für die Überwachung von Risikopatienten (wie Diabetespatienten oder Patienten unter Hormonbehandlung) ein, um Anomalien bereits bei ihrem Auftreten zu erkennen.
- **Verstärkte Kommunikation**: Fördern Sie regelmäßige Gespräche zwischen den Mitgliedern des Pflegeteams, um bewährte Verfahren auszutauschen, Verbesserungsmöglichkeiten zu ermitteln und mögliche Komplikationen im Zusammenhang mit der Behandlung zu antizipieren.

Kapitel 5

Die Beziehung zum Patienten

1. Kommunikation und therapeutische Erziehung

- Bedeutung des Zuhörens und der Empathie

Zuhören und Einfühlungsvermögen sind wesentliche Qualitäten in der Beziehung zwischen Pflegekräften und Patienten. Im medizinischen Bereich, insbesondere in Abteilungen, in denen die Patienten an chronischen Krankheiten leiden, wie in der Endokrinologie, spielen diese Fähigkeiten eine grundlegende Rolle für die Qualität der Pflege. Aktives Zuhören und Einfühlungsvermögen beschränken sich nicht auf einen einfachen verbalen Austausch, sondern tragen dazu bei, ein Klima des Vertrauens und des Respekts zu schaffen, das die ganzheitliche Betreuung des Patienten erleichtert, sein Wohlbefinden steigert und seine Therapietreue stärkt.

Die Bedeutung des Zuhörens in der Pflege

Aktives Zuhören ist die Fähigkeit, den Worten des Patients volle Aufmerksamkeit zu schenken, seine Bedürfnisse und Sorgen zu verstehen, ohne zu urteilen oder vorschnell zu handeln. Für das Pflegepersonal geht diese Fähigkeit über das bloße Hören hinaus: Es geht darum, präsent zu sein, zu entschlüsseln, was der Patient direkt, aber auch durch seine nonverbale Sprache ausdrückt. Dies ermöglicht es, seine Emotionen, seine Zweifel und sogar seine Ängste angesichts der Krankheit wahrzunehmen.

Zuhören, um die Krankheit besser zu verstehen

In der Endokrinologie leben die Patienten häufig mit chronischen Erkrankungen wie Diabetes, Schilddrüsenunterfunktion oder Stoffwechselstörungen. Diese Krankheiten erfordern eine regelmäßige Überwachung und ein komplexes Behandlungsmanagement, z. B. die Anpassung der Insulindosis oder die Überwachung der Nebenwirkungen einer Hormonbehandlung. Zuhören hilft, besser zu verstehen, wie sich diese Krankheiten auf den Alltag des Patienten auswirken, nicht nur in medizinischer, sondern auch in emotionaler und sozialer Hinsicht.

Ein Diabetespatient drückt beispielsweise vielleicht nicht direkt aus, dass er Schwierigkeiten hat, seinen Blutzuckerspiegel zu kontrollieren, aber wenn ein Pfleger aufmerksam zuhört, kann er Hinweise auf Entmutigung, Frustration oder Angst bemerken, die darauf hindeuten, dass der Patient vielleicht Schwierigkeiten hat, seine Diät einzuhalten oder Insulin richtig zu verabreichen. Durch das Zuhören können wertvolle Informationen gesammelt werden, um die Behandlung anzupassen oder zusätzliche Unterstützung anzubieten.

Zuhören, um die Pflege zu personalisieren

Jeder Patient ist einzigartig, mit seinen eigenen Erfahrungen, seinem eigenen Lebensstil und seinen eigenen Erwartungen an die Pflege. Zuhören ermöglicht eine individuelle Pflege, die diese Unterschiede berücksichtigt. Wenn die Pflegekraft auf die Vorlieben des Patienten, seine Einschränkungen und Erwartungen eingeht, kann sie ihre Maßnahmen angemessener und respektvoller anpassen.

Ein Patient kann z. B. Präferenzen äußern, wann er Insulin spritzen soll, wie er über seine Krankheit informiert werden möchte oder wie er mit Nebenwirkungen umgehen soll. Wenn der Pfleger diesen Vorlieben aufmerksam zuhört, kann er besser auf die spezifischen Bedürfnisse des Patienten eingehen und so die Wirksamkeit der Pflege verbessern.

Die Rolle der Empathie in der Pflegebeziehung

Empathie ist die Fähigkeit, sich in die Lage eines anderen Menschen zu versetzen, seine Emotionen und Gefühle zu verstehen, ohne sich von ihnen überwältigen zu lassen. Im Gesundheitswesen ermöglicht Empathie den Aufbau einer vertrauensvollen Beziehung zum Patienten, die für eine umfassende und menschliche Betreuung unerlässlich ist.

Empathie hilft, besser zu verstehen, was der Patient durchmacht, nicht nur in Bezug auf die körperlichen Symptome, sondern auch in Bezug auf sein emotionales und psychologisches Erleben.

Empathie zur Begleitung des Leidens

Patienten mit chronischen Krankheiten können Zeiten körperlichen und seelischen Leids durchmachen. Der Umgang mit einer Krankheit wie Diabetes oder einem Schilddrüsenungleichgewicht kann anstrengend sein, mit anhaltenden Symptomen und behandlungsbedingten Nebenwirkungen. Empathie ermöglicht es dem Pfleger, dieses Leiden zu begleiten, indem er moralische Unterstützung anbietet und dem Patienten versichert, dass er in der Lage ist, diese schwierigen Momente zu überstehen.

Eine einfühlsame Pflegekraft wird die Anzeichen von Entmutigung oder moralischer Erschöpfung bei einem Patienten erkennen, auch wenn diese nicht immer verbal ausgedrückt werden. Beispielsweise kann ein Patient, der angesichts seiner Behandlung demotiviert wirkt, in Wirklichkeit von Angst vor den Ergebnissen seiner Tests geplagt sein oder sich Sorgen über die Zukunft seiner Krankheit machen. Empathie ermöglicht es, diese psychologischen Dimensionen zu berücksichtigen und auf die emotionalen Bedürfnisse des Patienten einzugehen, indem man ihn ermutigt und ihm angemessene Lösungen anbietet.

Empathie zur Stärkung der Therapietreue

Die Therapietreue ist bei der Behandlung chronischer Krankheiten oft ein entscheidendes Thema. Für Diabetespatienten zum Beispiel können die Einhaltung einer strengen Diät, die regelmäßige Verabreichung von Insulin und die Überwachung des Blutzuckerspiegels eine schwere Belastung darstellen. Manchmal neigt der Patient dazu, seine Aufmerksamkeit zu lockern oder die ärztlichen Empfehlungen nicht mehr zu befolgen, was seinen Gesundheitszustand gefährden kann.

Einfühlungsvermögen spielt eine Schlüsselrolle für die Motivation und das Engagement des Patienten. Indem die Pflegekraft Verständnis für die Schwierigkeiten des Patienten aufbringt, kann sie ihm helfen, Hindernisse zu überwinden, ohne zu urteilen oder ihm Vorwürfe zu machen. Durch Einfühlungsvermögen wird ein Klima geschaffen, in dem sich der Patient angehört und unterstützt fühlt, was eine bessere Einhaltung der Behandlung fördert. Der Patient hat dann mehr Vertrauen in seine Betreuer, fühlt sich stärker in seine eigene Behandlung einbezogen und ist eher bereit, den Empfehlungen zu folgen.

Durch Zuhören und Einfühlungsvermögen ein Klima des Vertrauens schaffen

Zuhören und Einfühlungsvermögen sind die Grundpfeiler einer vertrauensvollen Beziehung zwischen Pfleger und Patient. Dieses Vertrauensverhältnis ist entscheidend dafür, dass der Patient sich wohl fühlt, seine Sorgen, Zweifel und sogar Ängste mitzuteilen. Wenn sich ein Patient angehört, aber nicht verurteilt fühlt, ist er eher bereit, offen über seine Schwierigkeiten zu sprechen, sei es im Zusammenhang mit seiner Behandlung, seinem Alltag oder seinem emotionalen Zustand.

Dieses Vertrauen fördert auch einen ehrlicheren und reichhaltigeren Austausch zwischen dem Patienten und dem Betreuer. Der Patient, der sich unterstützt fühlt, ist offener für Ratschläge und Empfehlungen, während der Behandler seine Behandlung besser auf die vom Patienten geteilten Informationen abstimmen kann.

Die Bedeutung der nonverbalen Kommunikation

Zuhören und Einfühlungsvermögen werden nicht nur durch Worte vermittelt. Auch die nonverbale Kommunikation spielt eine Schlüsselrolle beim Aufbau einer vertrauensvollen Beziehung. Gesichtsausdrücke, Tonfall, Blickkontakt und sogar die

Körperhaltung des Pflegers können dem Patienten viel mitteilen. Ein wohlwollender Blick, ein beruhigendes Lächeln oder eine tröstende Geste können eine ebenso starke Wirkung haben wie eine Rede.

Wenn der Pfleger auf die nonverbale Sprache des Patienten achtet, kann er auch Hinweise erkennen, die nicht unbedingt verbal ausgedrückt werden. Beispielsweise kann ein Patient seine Schmerzen oder Sorgen herunterspielen, weil er Angst hat, verurteilt zu werden oder seine Angehörigen zu beunruhigen. Seine Körpersprache (Schulterspannung, Blickvermeidung, Zögern) kann jedoch auf ein tieferes Unbehagen hinweisen, das der Pfleger zu deuten wissen muss.

- Den Patienten helfen, ihre Behandlung zu verstehen (pädagogische Rolle)

Patienten dabei zu helfen, ihre Behandlung zu verstehen, ist ein wesentlicher Aspekt der Rolle des Pflegepersonals und besonders wichtig bei chronischen Krankheiten wie denen, die in der Endokrinologie behandelt werden. Die pädagogische Rolle des Pflegepersonals ist entscheidend, um sicherzustellen, dass die Patienten nicht nur passiv den ärztlichen Anordnungen folgen, sondern zu Akteuren ihrer eigenen Gesundheit werden. Das Verständnis des Patienten für die Behandlung ist in der Tat der Schlüssel zu einer besseren Therapietreue, einem effektiven Umgang mit der Krankheit im Alltag und letztlich zu einer Verbesserung der Lebensqualität.

Die pädagogische Rolle des Pflegepersonals in der therapeutischen Erziehung

Die therapeutische Erziehung beruht auf einem Ansatz zur Vermittlung von Wissen und Fähigkeiten, die der Patient benötigt, um seine Krankheit zu verstehen und mit ihr umzugehen. Es geht nicht nur darum, technische Informationen über die Behandlung zu vermitteln, sondern eine echte Vertrauensbeziehung aufzubauen, in der sich der Patient wohl fühlt, Fragen zu stellen, seine Zweifel zu äußern und seine Erfahrungen mitzuteilen. Die pädagogische Rolle der Pflegekraft besteht darin, diesen Rahmen für den Austausch zu schaffen, ihre Rede an die Bedürfnisse und das Verständnisniveau des Patienten anzupassen und ihn schrittweise in Richtung Autonomie im Umgang mit seiner Krankheit zu begleiten.

Die Behandlung vereinfachen und erklären

Damit Patienten ihre Behandlung verstehen, ist es wichtig, dass das Pflegepersonal eine klare und verständliche Sprache verwendet, die an die Kenntnisse des Patienten angepasst ist. Komplizierte medizinische Begriffe sollten vermieden oder mit einfachen Worten erklärt werden. Der Pfleger sollte auch darauf achten, den Patienten nicht auf einmal mit technischen Informationen zu überhäufen, sondern die Erklärung aufzuschlüsseln, damit der Patient die einzelnen Elemente nach und nach verinnerlichen kann.

Erklären Sie den Mechanismus der Behandlung

Es ist wichtig, dem Patienten zu erklären, welche genaue Rolle die Behandlung bei der Bewältigung seiner Krankheit spielt. Zu verstehen, warum ein Medikament verschrieben wird, hilft, der Behandlung einen Sinn zu geben und den Patienten zu ermutigen, sie konsequent zu befolgen.

Bei einem Diabetespatienten muss z. B. erklärt werden, wie Insulin oder orale Antidiabetika bei der Regulierung des Blutzuckerspiegels helfen, indem sie den Mangel oder die Unzulänglichkeit des natürlichen Insulins ausgleichen. Der Patient muss verstehen, dass Insulin zur Vermeidung von kurzfristigen (Hypoglykämie, Hyperglykämie) und langfristigen (Neuropathie, Retinopathie usw.) Komplikationen unerlässlich ist.

Ebenso ist es bei einem Patienten, der mit Levothyroxin behandelt wird, wichtig, ihm klarzumachen, dass dieses Ersatzhormon die Schilddrüsenhormone ersetzt, die seine Schilddrüse nicht mehr in ausreichender Menge produziert, und dass diese Behandlung lebenslang eingenommen werden muss, um ein optimales hormonelles Gleichgewicht aufrechtzuerhalten.

Machen Sie die Behandlung konkret und verständlich

Eine der besten Möglichkeiten, Patienten dabei zu helfen, ihre Behandlung zu verstehen, besteht darin, sie so konkret wie möglich zu machen. Dies kann durch visuelle Erklärungen geschehen, z. B. durch Schemata, die zeigen, wie ein Medikament im Körper wirkt, oder durch einfache Analogien, die dem Patienten helfen, komplexe Konzepte zu begreifen.

Die Pflegekraft kann auch die erwarteten Auswirkungen der Behandlung und die Anzeichen dafür, dass die Behandlung gut funktioniert, erklären. Bei einem Patienten, der Insulin nimmt, ist es z. B. wichtig zu erklären, wie die Blutzuckerwerte überwacht werden und was die Zahlen in Bezug auf die Ausgewogenheit der Behandlung aussagen. Bei einem Patienten, der eine Schilddrüsenbehandlung erhält, hilft die Erklärung möglicher Nebenwirkungen (wie Müdigkeit oder Unruhe bei Über- oder Unterdosierung) dem Patienten zu wissen, wann er seinen Arzt aufsuchen muss, um die Dosis anzupassen.

Den Patienten in die Verwaltung seiner Behandlung einbeziehen

Ein grundlegender Aspekt der pädagogischen Rolle des Pflegers besteht darin, den Patienten zu ermutigen, selbst zum Akteur seiner eigenen Gesundheit zu werden. Das bedeutet, dass der Patient nicht nur seine Behandlung verstehen muss, sondern auch die Folgen der Krankheit, die Risiken, die mit einer schlechten Befolgung der Behandlung verbunden sind, und die Möglichkeiten, bestimmte Aspekte seines Lebensstils anzupassen, um die Wirkung der Behandlung zu optimieren.

Überwachung und Anpassung der Behandlung

Bei bestimmten chronischen Krankheiten wie Diabetes müssen die Patienten lernen, ihre Behandlung anhand von Parametern wie Ernährung oder körperlicher Betätigung selbst anzupassen. Das Pflegepersonal muss den Patienten daher dazu erziehen, seinen Blutzuckerspiegel regelmäßig zu überwachen und diese Ergebnisse zu interpretieren, um die Insulindosis oder die Medikamente anzupassen.

Diese Autonomie lässt sich nicht von heute auf morgen erlangen und erfordert eine schrittweise Begleitung. Zu Beginn kann die Pflegekraft dem Patienten helfen, zu verstehen, wann und wie die Behandlung aufgrund der erzielten Ergebnisse angepasst werden muss, und mit ihm regelmäßig seine Fortschritte überprüfen. Das Ziel ist, dass der Patient nach und nach in der Lage ist, diese Entscheidungen selbstständig und sicher zu treffen.

Begleitung bei technischen Handlungen

Einige chronische Behandlungen erfordern technische Handgriffe, die der Patient beherrschen muss, z. B. das Injizieren von Insulin oder die korrekte Einnahme von Hormonpräparaten zu bestimmten Tageszeiten. Die Rolle der Pflegekraft besteht darin, diese Handgriffe zu demonstrieren, den Patienten bei der Durchführung anzuleiten und sicherzustellen, dass er sich wohl genug fühlt, um sie allein durchzuführen.

Für einen Diabetespatienten kann dies bedeuten, dass er lernt, Insulin mithilfe eines Injektionspens zu injizieren. Die Pflegekraft sollte nicht nur erklären, wie die Injektion vorbereitet und wo sie durchgeführt wird, sondern den Patienten auch begleiten, bis er sich in der Lage fühlt, die Injektion ohne Hilfe durchzuführen. Ebenso ist es bei Patienten, die mit Kortikosteroiden oder Hormonersatzstoffen behandelt werden, wichtig, darauf hinzuweisen, wie wichtig es ist, die Medikamente zu regelmäßigen Zeiten einzunehmen und die vorgeschriebene Dosis einzuhalten.

Fragen beantworten und Ängste abbauen

Die Rolle des Pflegers beschränkt sich nicht darauf, Erklärungen abzugeben. Er muss auch auf die Fragen und Ängste des Patienten eingehen, die gerade bei langen oder komplexen Behandlungen vielfältig sein können. Manche Patienten haben z. B. Angst vor Nebenwirkungen, befürchten, von ihrer Behandlung abhängig zu werden, oder zweifeln an der Wirksamkeit der Behandlung.

Mythen und Vorurteile ausräumen

Es kommt häufig vor, dass Patienten aufgrund von Fehlinformationen oder Erfahrungen, die sie mit anderen teilen, falsche Vorstellungen über Behandlungen haben. Die Rolle des Betreuers besteht darin, sich diese Bedenken anzuhören und Erklärungen zu geben, die auf zuverlässigen medizinischen Daten beruhen. Dies trägt dazu bei, den Patienten zu beruhigen und sein Vertrauen in die Behandlung zu stärken.

Beispielsweise befürchten manche Patienten, die mit Insulin behandelt werden, dass sie an Gewicht zunehmen oder von dem Medikament abhängig werden könnten. Es ist wichtig, ihnen zu erklären, dass Insulin ein natürliches Hormon ist, das ihr Körper nicht mehr ausreichend produziert, und dass seine Anwendung darauf abzielt, den Glukosespiegel stabil zu halten und potenziell schwerwiegenden Komplikationen vorzubeugen. Indem die Pflegekraft die Vorteile der Behandlung erklärt und auf die spezifischen Ängste des Patienten eingeht, spielt sie eine beruhigende und rückversichernde Rolle.

Einen Raum für wohlwollendes Zuhören schaffen

Schließlich ist es entscheidend, dass der Patient sich mit seinen Fragen gehört und respektiert fühlt. Das Pflegepersonal sollte einen Raum schaffen, in dem der Patient Fragen stellen kann, ohne sich verurteilt zu fühlen. Indem sie geduldig und wohlwollend antworten, ermutigen die Betreuer den Patienten, selbst Akteur seiner Behandlung zu sein und seine Zweifel oder Schwierigkeiten frei zu äußern.

Nachverfolgung und Neubewertung des Wissens des Patienten

Die Therapieerziehung ist ein kontinuierlicher Prozess. Nachdem eine Behandlung erklärt wurde, muss die Pflegekraft regelmäßig das Verständnis des Patienten überprüfen und sicherstellen, dass dieser die erhaltenen Ratschläge korrekt umsetzt. Dies kann durch Gespräche bei Nachsorgeterminen, praktische Demonstrationen oder informelle Einschätzungen, wie der Patient mit seiner Behandlung im Alltag umgeht, geschehen.

Die Pflegekraft sollte auf Anzeichen für ein schlechtes Verständnis oder eine schlechte Compliance achten (z. B. ausgelassene Dosen, falsche Injektionstechnik oder wiederholtes Vergessen) und schnell eingreifen, um die Patientenaufklärung gegebenenfalls neu zu justieren. Ziel ist es, dass der Patient nicht nur über das Wissen, sondern auch über das Vertrauen und die Selbstsicherheit verfügt, die er braucht, um seine Behandlung langfristig wirksam zu steuern.

2. Umgang mit schwierigen Situationen

- Begleitung von Patienten mit psychologischem Leiden (krankheitsbedingte Ängste)

Die Betreuung von Patienten mit psychischen Leiden, insbesondere von Patienten, die mit krankheitsbedingten Ängsten konfrontiert sind, ist ein wesentlicher Aspekt der Rolle des Pflegepersonals. Wenn Patienten an chronischen Krankheiten leiden, wie sie in der Endokrinologie beobachtet werden (Diabetes, Schilddrüsenstörungen usw.), sind sie nicht nur körperlich, sondern auch psychisch beeinträchtigt. Die Ungewissheit über den Krankheitsverlauf, die Angst vor

Komplikationen, der komplexe Umgang mit der Behandlung oder auch die Veränderungen im Alltag können erhebliche Ängste hervorrufen. Die Rolle des Pflegepersonals besteht dann darin, angemessene psychologische Unterstützung zu bieten, zuzuhören, zu beruhigen und die Patienten bei der Bewältigung dieses unsichtbaren, aber realen Leidens anzuleiten.

Krankheitsbedingte Ängste verstehen

Krankheitsbedingte Angst ist eine normale Reaktion auf eine Situation, die als bedrohlich für die Gesundheit und die Zukunft empfunden wird. Bei Patienten mit chronischen Krankheiten kann diese Angst verschiedene Formen annehmen: Angst vor dem Fortschreiten der Krankheit, Angst vor der Einnahme von Medikamenten oder vor Nebenwirkungen und Befürchtungen, ob sie mit der Krankheit im Alltag zurechtkommen werden.

In der Endokrinologie können Ängste durch die Notwendigkeit einer schweren oder belastenden Behandlung verstärkt werden. Beispielsweise müssen Diabetespatienten regelmäßig ihren Blutzuckerspiegel überwachen, ihre Insulindosis anpassen und eine strenge Diät einhalten. Diese Anforderungen können zu ständigem Stress führen, da ein kleines Versehen oder ein Fehler zu ernsthaften Komplikationen führen kann. Ebenso können Patienten mit Schilddrüsenerkrankungen durch die langfristigen Auswirkungen ihrer Krankheit und die Notwendigkeit einer lebenslangen Behandlung verängstigt werden.

Die Schlüsselrolle des Zuhörens und der Validierung von Emotionen

Angesichts der Angst des Patienten besteht die erste Aufgabe des Betreuers darin, aufmerksam zuzuhören und die Gefühle des Patienten zu bestätigen. Es ist von entscheidender Bedeutung, die Ängste des Patienten nicht herunterzuspielen, auch wenn sie irrational oder übertrieben erscheinen mögen. Wenn der Patient die Legitimität seiner Emotionen anerkennt, fühlt er sich gehört und verstanden, was der erste Schritt zur Linderung seiner Angst ist.

Einen wohlwollenden Raum für Gespräche schaffen

Die Pflegekraft sollte einen Raum anbieten, in dem sich der Patient wohlfühlt und seine Ängste ohne Angst vor Verurteilung äußern kann. Für manche Patienten kann es schwierig sein, über ihr psychisches Leiden zu sprechen, weil sie sich vielleicht unverstanden fühlen oder nicht schwach erscheinen wollen. Indem die Pflegekraft offene Fragen stellt und eine wohlwollende, nicht direktive Haltung einnimmt, ermöglicht sie dem Patienten, seine Sorgen zu verbalisieren.

Ein Diabetespatient könnte z. B. anvertrauen, dass er Angst hat, mit einer Hypoglykämie in der Öffentlichkeit nicht umgehen zu können, oder dass er sich von der Notwendigkeit, ständig auf seine Ernährung zu achten, überfordert fühlt. Allein die Tatsache, dass man diese Ängste in einer beruhigenden Umgebung aussprechen kann, kann einen Teil der Angst lindern.

Ein empathisches Zuhören annehmen

Einfühlungsvermögen ist bei der Betreuung von Angstpatienten von entscheidender Bedeutung. Der Pfleger sollte zeigen, dass er versteht, wie sich der Patient fühlt, indem er seine Äußerungen umformuliert und ihm unterstützende Botschaften zurückgibt. Nachdem der Patient beispielsweise seine Angst vor zukünftigen Komplikationen geäußert hat, kann der Pfleger antworten: "Ich verstehe, dass Sie sich Sorgen um die Zukunft machen, das ist eine ganz normale Reaktion auf Ihre Situation. Wir sind hier, um Sie in jeder Phase zu begleiten und Ihnen zu helfen, dies gemeinsam zu bewältigen." Diese Antwort zeigt dem Patienten, dass er nicht allein ist und dass seine Ängste ernst genommen werden.

Informieren, um Ängste abzubauen

Ein großer Teil der krankheitsbedingten Angst entsteht durch Unsicherheit und mangelndes Wissen. Die pädagogische Rolle des Pflegers ist daher entscheidend für die Verringerung dieser Angst. Indem der Pfleger dem Patienten die Mechanismen seiner Krankheit, die Behandlungsschritte und die Möglichkeiten zur Vermeidung von Komplikationen klar und deutlich erklärt, hilft er ihm, seine Situation besser zu verstehen und wieder eine gewisse Kontrolle über seine Gesundheit zu erlangen.

Einfache und zugängliche Erklärungen geben

Eine der besten Möglichkeiten, Angst zu reduzieren, besteht darin, die Krankheit und ihre Behandlung zu entmystifizieren. Wenn der Patient versteht, was in seinem Körper vor sich geht und warum er eine bestimmte Behandlung erhält, ist er weniger geneigt, sich von Angst überwältigen zu lassen. Ein Diabetespatient, der z. B. versteht, wie Insulin bei der Regulierung des Blutzuckerspiegels hilft, wird weniger Angst vor der regelmäßigen Injektion dieses Medikaments haben. Ebenso wird ein Patient mit einer Schilddrüsenunterfunktion, der weiß, dass seine Levothyroxin-Ersatztherapie durch regelmäßige TSH-Bestimmungen gut kontrolliert wird, beruhigt sein, dass die Behandlung langfristig wirksam ist.

Beruhigung über den Umgang mit Symptomen und Krisen

Einer der angstauslösendsten Aspekte für Patienten ist die Befürchtung, nicht zu wissen, wie sie auf eine Krise reagieren sollen, sei es eine Unterzuckerung bei einem Diabetiker oder ein Symptomschub bei einem Patienten mit Schilddrüsenüberfunktion. Der Pfleger sollte erklären, wie er sich im Falle einer Krise verhalten sollte, auf welche Symptome er achten sollte und welche Maßnahmen im Notfall zu ergreifen sind. Diese Vorbereitung gibt dem Patienten mehr Vertrauen in seine Fähigkeit, mit seiner Krankheit umzugehen, was die Angst deutlich verringert.

Beispielsweise kann eine Pflegekraft einem Diabetespatienten erklären, wie er auf eine leichte Hypoglykämie reagieren soll (indem er schnell Kohlenhydrate zu sich nimmt), und ihn über die Warnzeichen informieren, die es ermöglichen, zu handeln, bevor die Situation ernst wird. Ebenso ist es wichtig, den Patienten daran zu erinnern, dass das medizinische Team bei Zweifeln oder Komplikationen immer zur Verfügung steht.

Psychologische Unterstützung und Bewältigungsstrategien

Neben dem Zuhören und Informieren ist es wichtig, dem Patienten Bewältigungsstrategien an die Hand zu geben, mit denen er im Alltag besser mit seinen Ängsten umgehen kann. Dazu gehören praktische Ratschläge, aber auch psychologische Techniken, um mit Stress und Sorgen umzugehen.

Ermutigung zur Stressbewältigung

Das Pflegepersonal kann den Patienten helfen, Techniken zur Stressbewältigung anzuwenden, z. B. Atem- und Entspannungsübungen oder Meditation. Diese Techniken können besonders hilfreich sein, um Angstanfälle zu beruhigen oder den täglichen Stress, der mit dem Umgang mit der Krankheit verbunden ist, zu reduzieren. Ein Patient, der diese Techniken beherrscht, ist besser in der Lage, selbstständig mit angstauslösenden Situationen umzugehen.

Realistische und progressive Ziele vorschlagen

Manchmal entstehen Ängste aus einem Gefühl der Überwältigung durch den Umgang mit der Krankheit. Patienten können sich von den vielen Aspekten ihrer Behandlung und der Disziplin, die diese erfordert, überfordert fühlen. Der Betreuer sollte dem Patienten helfen, sich realistische und schrittweise Ziele zu setzen und dabei die kleinen täglichen Erfolge zu betonen.

Ein Diabetespatient, der sich durch die Verwaltung seiner Mahlzeiten gestresst fühlt, kann z. B. ermutigt werden, zunächst schrittweise gesunde Essgewohnheiten zu integrieren, anstatt alles auf einmal ändern zu wollen. Die Unterteilung von Zielen in kleinere, erreichbare Schritte hilft, den Druck und damit die Angst zu verringern.

Ermutigung zum Ausdruck von Emotionen

Der Patient sollte ermutigt werden, über seine Gefühle zu sprechen, sei es mit der Pflegekraft, einem Psychologen oder seinen Angehörigen. Manchmal wird die krankheitsbedingte Angst durch ein Gefühl der Isolation oder des Nichtverstehens verstärkt. Indem der Pfleger den Patienten dazu ermutigt, seine Gefühle mitzuteilen, trägt er dazu bei, die emotionale Belastung zu verringern. In einigen Fällen kann die Überweisung an eine spezialisiertere psychologische Unterstützung (wie eine kognitive Verhaltenstherapie) vorgeschlagen werden, wenn die Angst schwer zu bewältigen ist.

Familiäre und soziale Unterstützung fördern

Das soziale Netzwerk des Patienten spielt eine entscheidende Rolle bei der Bewältigung krankheitsbedingter Ängste. Der Pfleger kann den Patienten ermutigen, sich auf seine Angehörigen zu verlassen, sei es, um über seine Ängste zu sprechen oder um ihm bei der Bewältigung bestimmter alltäglicher Aufgaben zu helfen. Wenn die Angehörigen über die Krankheit und die Behandlung informiert sind, können sie auch eine aktiv unterstützende Rolle spielen, wodurch das von den Patienten oft empfundene Gefühl der Isolation verringert wird.

- Unterstützung von Familien und Angehörigen

Die Unterstützung von Familien und Angehörigen ist ein grundlegender Aspekt bei der Betreuung von Patienten mit chronischen Erkrankungen, insbesondere in der Endokrinologie, wo die Behandlung von Erkrankungen wie Diabetes, Schilddrüsenstörungen oder Nebenniereninsuffizienz komplex sein kann und ständige Aufmerksamkeit erfordert. Familien und Angehörige spielen eine entscheidende Rolle bei der Betreuung der Patienten, indem sie ihnen helfen, die Behandlung zu bewältigen, die täglichen Herausforderungen zu meistern und eine optimale Lebensqualität aufrechtzuerhalten. Die Rolle des Pflegepersonals besteht also nicht nur darin, sich um den Patienten zu kümmern, sondern auch die Angehörigen in diesem Prozess zu unterstützen, indem sie sie aufklären, beruhigen und ihnen die Werkzeuge an die Hand geben, die sie benötigen, um diese Rolle des Begleiters zu übernehmen.

Die zentrale Rolle der Familien bei der Betreuung des Patienten

Familien und Angehörige sind oft die ersten Personen, an die sich Patienten wenden, um Unterstützung zu erhalten. Bei chronischen Krankheiten kann diese Unterstützung viele Formen annehmen: Hilfe beim Umgang mit Medikamenten, Überwachung der Ernährung, Begleitung zu Arztterminen oder einfach nur Anwesenheit, um emotionalen Trost zu spenden. Diese Verantwortung kann jedoch manchmal schwer zu tragen sein, insbesondere wenn die Krankheit ständige Anpassungen erfordert, wie bei Diabetes, wo die Überwachung des Blutzuckerspiegels und das Injizieren von Insulin zu den täglichen Aufgaben gehören.

Die Bedeutung der Aufklärung von Angehörigen

Einer der ersten Schritte zur wirksamen Unterstützung von Familien besteht darin, ihnen eine klare und umfassende Aufklärung über die Krankheit und die Behandlung des Patienten zu bieten. Allzu oft können sich Angehörige angesichts der Komplexität der Pflege hilflos fühlen oder befürchten, Fehler zu begehen. Als Pflegende ist es entscheidend, ihnen das nötige Wissen zu vermitteln, damit sie die Herausforderungen der Krankheit und die Behandlungsschritte verstehen können.

Die Krankheit und ihre Auswirkungen erklären

Es ist wichtig, dass die Angehörigen nicht nur die Natur der Krankheit verstehen, sondern auch, wie sie sich auf das tägliche Leben auswirkt. Für eine Familie, die einen Diabetespatienten unterstützt, kann das zum Beispiel bedeuten, zu verstehen, wie Insulin funktioniert, wie man den Blutzuckerspiegel überwacht oder wie man bei Hypoglykämie reagiert. Bei Schilddrüsenerkrankungen ist es hilfreich, die möglichen Nebenwirkungen von Hormontherapien wie Levothyroxin zu erklären und zu klären, auf welche Symptome man achten sollte, um eine Über- oder Unterdosierung zu vermeiden.

Diese Aufklärung sollte sich nicht auf theoretische Erklärungen beschränken. Sie sollte auch praktische Demonstrationen beinhalten, z. B. wie man Insulin spritzt oder wie man Blutzuckerwerte interpretiert. Indem das Pflegepersonal den Angehörigen hilft, diese Handgriffe zu beherrschen, ermöglicht es ihnen, eine aktive Rolle bei der Betreuung des Patienten zu spielen und so die Angst vor der Krankheit zu verringern.

Emotionale Begleitung von Angehörigen

Neben den praktischen Aspekten ist es wichtig zu erkennen, dass Familien und Angehörige oftmals eine starke emotionale Belastung erleben. Sie können Angst vor der Gesundheit ihres kranken Familienmitglieds haben, sich gestresst fühlen, weil sie Verantwortung übernehmen müssen, oder körperlich und psychisch müde sein, wenn die Pflege über einen längeren Zeitraum hinweg erfolgt. Manchmal fühlen sie sich sogar hilflos, insbesondere wenn die Krankheit fortschreitet oder Komplikationen auftreten.

ihre Emotionen erkennen und validieren

Pflegende sollten auf die Emotionen der Angehörigen achten und sie ermutigen, ihre Gefühle auszudrücken, ohne zu urteilen. Dazu gehören nicht nur Ängste und Sorgen, sondern auch Emotionen, die schwerer zuzugeben sind, wie Frustration oder Erschöpfung. Diese Gefühle zu bewerten ist wichtig, damit sich die Angehörigen nicht isoliert oder schuldig fühlen, weil sie nicht alles bewältigen können.

Es ist auch wesentlich, die Angehörigen daran zu erinnern, dass es normal ist, nicht immer zu wissen, wie man reagieren soll, und dass sie das Recht haben, um Hilfe zu bitten, sei es von den Pflegekräften oder von ihrem Umfeld. Die Förderung des Dialogs und des Austauschs mit anderen Menschen in ähnlichen Situationen, z. B. in Selbsthilfegruppen, kann ebenfalls hilfreich sein.

Psychologische Unterstützung anbieten

In manchen Situationen können der Stress und die emotionale Belastung für die Angehörigen erdrückend werden, vor allem wenn die Krankheit einen unvorhersehbaren Verlauf nimmt oder eine sehr schwere Behandlung erfordert. Dann kann es hilfreich sein, psychologische Unterstützung anzubieten, sei es in Form von Beratungen durch einen Psychologen oder durch die Teilnahme an Gesprächsgruppen. Diese Unterstützung ermöglicht es den Angehörigen, besser mit dem Stress umzugehen, Abstand zur Situation zu gewinnen und neue Kraft zu schöpfen, um den Patienten weiterhin gelassener zu begleiten.

Ermutigung der Angehörigen zur aktiven Teilnahme an der Pflege

Die aktive Einbeziehung von Angehörigen in den Pflegeprozess ist eine hervorragende Möglichkeit, den Familienzusammenhalt zu stärken und die Belastung für den Patienten zu verringern.

Angehörige können bei der Planung von Arztterminen, der Überwachung der Behandlung oder bei praktischen Aspekten des Alltags helfen (z. B. angepasste Mahlzeiten bei Diabetespatienten).

Die Pflegeverwaltung teilen

Oft ist es hilfreich, die Verantwortung auf verschiedene Familienmitglieder zu verteilen, damit nicht eine Person die ganze Last trägt. Beispielsweise kann ein Familienmitglied für die Überwachung der Arzttermine zuständig sein, während ein anderes sich um die Verwaltung der Medikamente oder die emotionale Unterstützung kümmert. Dadurch wird die Belastung für jeden Einzelnen verringert und sichergestellt, dass alle Dimensionen der Betreuung abgedeckt sind.

Pflegende können die Angehörigen auch dazu ermutigen, sich um den kranken Menschen herum zu organisieren, um ein harmonisches Unterstützungsnetzwerk zu schaffen. Indem man die anstehenden Aufgaben klar erklärt und mehrere Personen einbezieht, kann man die Erschöpfung der Angehörigen verringern und gleichzeitig eine gleichbleibend hohe Pflegequalität für den Patienten aufrechterhalten.

Familien auf Notsituationen vorbereiten

Im Rahmen bestimmter chronischer Krankheiten wie Diabetes oder Nebenniereninsuffizienz können akute Krisen auftreten, die ein schnelles Eingreifen erfordern. Das Pflegepersonal ist dafür verantwortlich, die Angehörigen auf solche Notsituationen vorzubereiten, indem es ihnen beibringt, wie sie reagieren und welche Maßnahmen sie ergreifen sollen.

Unterrichten von Notfallmaßnahmen

Ein geschulter und gut informierter Angehöriger ist für den Patienten in einer Krise von unschätzbarem Wert. Es ist von entscheidender Bedeutung, dass Angehörige die Warnzeichen einer Notfallsituation wie einer schweren Hypoglykämie erkennen und wissen, wie sie bis zum Eintreffen des Rettungsdienstes reagieren müssen. Dazu gehört auch die Verwendung spezieller Vorrichtungen wie eine Glukagoninjektion bei einer Hypoglykämie oder die Verabreichung von injizierbarem Hydrocortison bei einer Krise der Nebennierenrinde.

Das Pflegepersonal sollte sich die Zeit nehmen, den Angehörigen diese Notfallmaßnahmen zu zeigen und sicherzustellen, dass sie sich wohl genug fühlen, um bei Bedarf einzugreifen. Diese Vorbereitung beruhigt sowohl die Patienten als auch ihre Familien und gibt ihnen das nötige Selbstvertrauen, um solche Situationen ohne Panik zu bewältigen.

Langfristige Unterstützung der Angehörigen

Die Unterstützung der Familien sollte sich nicht auf die erste Zeit der Krankheit beschränken. Bei chronischen Erkrankungen ist der Umgang mit der Krankheit ein langfristiger Prozess, und die Angehörigen können nach und nach erschöpft werden oder die Bedeutung ihres eigenen Wohlergehens aus den Augen verlieren. Es ist entscheidend, die Angehörigen regelmäßig daran zu erinnern, dass sie auch auf sich selbst achten müssen, da ihre Erschöpfung die Qualität der Unterstützung, die sie dem Patienten bieten, beeinträchtigen kann.

Ermutigung zu Entlastung und Selbstfürsorge

Das Pflegepersonal sollte die Familien für die Bedeutung von Erholungsphasen sensibilisieren und sie dazu ermutigen, Pausen einzulegen, sich auszuruhen und Zeit für sich selbst zu bewahren. Es kann hilfreich sein, ihnen von Möglichkeiten der Überbrückung oder externer Hilfe wie Hausdiensten oder Tagesstätten zu erzählen, um die tägliche Belastung zu verringern.

Sich um sich selbst zu kümmern ist für Angehörige kein Luxus, sondern eine Notwendigkeit. Pflegende sollten dies betonen und sie daran erinnern, dass ihr Wohlbefinden von entscheidender Bedeutung ist, um dem Patienten weiterhin eine qualitativ hochwertige Unterstützung bieten zu können.

3. Achtung der Würde und Intimsphäre der Patienten

- Vertraulichkeit und Respekt vor der Person

Vertraulichkeit und Respekt vor der Person sind grundlegende Prinzipien, die jeder Pflegebeziehung zugrunde liegen. Im medizinischen Umfeld sind diese Werte nicht nur gesetzliche Verpflichtungen, sondern auch moralische Verpflichtungen, die dem Patienten ein Umfeld des Vertrauens und der Würde sichern. Insbesondere bei Patienten mit chronischen oder komplexen Erkrankungen wie in der Endokrinologie, wo die Behandlungen intim sein können und eine langfristige Betreuung erfordern, ist die Achtung der Vertraulichkeit und der Person von entscheidender Bedeutung für den Aufbau einer vertrauensvollen Beziehung, die Förderung der Pflegetreue und die Wahrung der Integrität des Patienten.

Vertraulichkeit: ein Grundrecht des Patienten

Vertraulichkeit im medizinischen Umfeld bedeutet, dass alle Informationen über die Gesundheit, die Behandlung und das Privatleben des Patienten geschützt werden müssen und nicht ohne seine Zustimmung weitergegeben werden dürfen. Dieser Grundsatz gewährleistet, dass der Patient seine medizinischen Informationen frei mit dem Behandlungsteam teilen kann, ohne befürchten zu müssen, dass sie an Dritte weitergegeben werden, was für den Aufbau eines Vertrauensverhältnisses von entscheidender Bedeutung ist.

Das Arztgeheimnis als Grundlage der Pflegebeziehung

Die ärztliche Schweigepflicht ist ein absolutes Recht des Patienten und eine Verpflichtung für den Behandler. In der Praxis bedeutet dies, dass alle Informationen über die Krankheit, die Behandlung, die medizinische Vorgeschichte oder private Aspekte des Lebens des Patienten geschützt werden müssen. Diese Wahrung der Vertraulichkeit ermöglicht es den Patienten, sich sicher zu fühlen, offen über ihre gesundheitlichen Probleme zu sprechen und manchmal sensible Themen wie hormonelle Erkrankungen oder Stoffwechselstörungen anzusprechen, ohne Angst vor Verurteilung oder Indiskretion haben zu müssen.

Ein Patient mit einer chronischen Krankheit, z. B. Diabetes oder Schilddrüsenunterfunktion, muss unter Umständen persönliche Informationen über seinen Lebensstil, seine Essgewohnheiten oder seine Symptome mitteilen, da es sich hierbei um intime Themen handelt. Die Pflegekraft muss sicherstellen, dass diese Informationen nur mit den betreffenden Mitgliedern des Pflegeteams geteilt werden und niemals ohne die ausdrückliche Zustimmung des Patienten an Außenstehende weitergegeben werden.

Medizinische Daten schützen

Neben den Gesprächen zwischen Patient und Pfleger betrifft die Vertraulichkeit auch die Verwaltung von Krankenakten. Unabhängig davon, ob die Informationen in Papierform oder elektronisch gespeichert werden, müssen sie vor unbefugter Einsichtnahme geschützt werden. Das Pflegepersonal muss sicherstellen, dass nur die an der Pflege des Patienten beteiligten Fachkräfte Zugang zu diesen Daten haben und dass jeder Zugriff streng überwacht und begründet wird.

Mit der allgemeinen Verbreitung von elektronischen Patientenakten ist der Schutz persönlicher Daten zu einem wichtigen Thema geworden. Es ist wichtig, dass der Patient weiß, dass seine Informationen sicher sind und dass besondere

Maßnahmen ergriffen werden, um einen unbefugten Zugriff auf seine Daten zu verhindern. Dies stärkt das Sicherheitsgefühl des Patienten und veranlasst ihn, offener mit seinem Behandlungsteam umzugehen.

Respekt für die Person: ein ganzheitlicher und humanistischer Ansatz

Der Respekt vor der Person geht weit über den Schutz der Privatsphäre hinaus. Sie umfasst die gesamte Behandlung des Patienten und berücksichtigt seine Würde, seine Werte, seinen Glauben und seine Bedürfnisse. Dieser Respekt drückt sich durch Zuhören, Wohlwollen und Sorgfalt bei der Behandlung des Patienten aus, und zwar sowohl als einzigartiges Individuum als auch als leidende Person.

Die Würde und Autonomie des Patienten respektieren

Die Würde des Patienten zu achten bedeutet, dass er immer mit Rücksicht behandelt werden muss, unabhängig von der Schwere seiner Krankheit oder seiner körperlichen Verfassung. Das bedeutet, dass die Pflege mit Feingefühl, ohne Verurteilung und unter Wahrung des Schamgefühls des Patienten erfolgen muss, insbesondere bei intimen medizinischen Maßnahmen wie Injektionen oder körperlichen Untersuchungen.

In der Endokrinologie können Patienten chronische Krankheiten haben, die ihr Körperbild oder ihr Selbstwertgefühl beeinträchtigen, wie z. B. Diabetes oder hormonelle Störungen, die zu einer starken Gewichtszunahme oder -abnahme führen können. Das Pflegepersonal muss sich der psychologischen Auswirkungen dieser Krankheiten bewusst sein und darauf achten, dass Patienten niemals aufgrund ihres Aussehens oder ihres Gesundheitszustands stigmatisiert werden. Beispielsweise muss bei einem Patienten mit Cushing-Syndrom, das zu Gewichtszunahme und deutlichen körperlichen Veränderungen führen kann, besonders darauf geachtet werden, wie er diese körperlichen Veränderungen möglicherweise empfindet.

Darüber hinaus bedeutet die Achtung der Patientenautonomie, dass der Patient vollständig in die Entscheidungen über seine Behandlung einbezogen werden muss. Der Patient hat das Recht, eine Behandlung abzulehnen, eine zweite ärztliche Meinung einzuholen oder seine Präferenzen hinsichtlich der gewünschten Versorgung zu äußern. Die Rolle des Pflegepersonals besteht darin, diese Entscheidungen zu respektieren und gleichzeitig klare und umfassende Informationen bereitzustellen, die dem Patienten helfen, fundierte Entscheidungen zu treffen.

Die Pflege an die Überzeugungen und Werte des Patienten anpassen

Jeder Patient kommt mit seinen eigenen Werten, Überzeugungen und Prioritäten. Diese müssen bei der Behandlung unbedingt berücksichtigt werden, um sicherzustellen, dass die Pflege den Erwartungen der Person entspricht. Beispielsweise können einige Patienten religiöse Überzeugungen haben, die ihre medizinischen Entscheidungen beeinflussen, wie z. B. die Ablehnung bestimmter Behandlungen oder Medikamente. Der Pfleger sollte diese Überzeugungen anhören und respektieren, während er sich gleichzeitig bemüht, alternative Lösungen zu finden, die die medizinischen Bedürfnisse mit den persönlichen Überzeugungen des Patienten in Einklang bringen.

Ebenso können manche Patienten spezifische Prioritäten in Bezug auf ihre Lebensqualität haben, wie z. B. die Bevorzugung von Komfort und Lebensqualität im Alltag gegenüber invasiveren Behandlungen. In diesem Fall muss die Pflegekraft die Betreuung so anpassen, dass diese Prioritäten berücksichtigt werden, indem sie Lösungen vorantreibt, die die Belastungen für den Patienten minimieren, ohne seine Gesundheit zu gefährden.

Respektvolle und persönliche Kommunikation

Die Achtung vor der Person drückt sich auch in der Art und Weise aus, wie der Pfleger mit dem Patienten kommuniziert. Die Kommunikation muss an das Verständnisniveau des Einzelnen angepasst werden. Es ist wichtig, nicht infantil zu werden oder zu technisch zu sprechen, ohne sich die Zeit zu nehmen, sich zu vergewissern, dass der Patient die ihm gegebenen Informationen verstanden hat. Eine respektvolle Kommunikation beruht auf Zuhören, Einfühlungsvermögen und der Fähigkeit, Informationen klar zu formulieren, damit der Patient aktiv an seiner Behandlung teilhaben kann.

Berücksichtigen Sie die Emotionen und Sorgen des Patienten

Zum Respekt vor der Person gehört auch die Anerkennung der emotionalen Dimension, die mit der Krankheit verbunden ist. Patienten mit chronischen Krankheiten können angesichts ihres Gesundheitszustands Angst, Furcht oder Frustration empfinden. Es ist von entscheidender Bedeutung, dass sich der Pfleger die Zeit nimmt, diesen Emotionen zuzuhören und sie zu validieren. Indem der Pfleger das emotionale Leiden des Patienten anerkennt, zeigt er, dass er den Menschen in seiner Gesamtheit wahrnimmt, über die bloße Behandlung der körperlichen Symptome hinaus.

Ein Patient, bei dem kürzlich eine Schilddrüsenunterfunktion diagnostiziert wurde, kann sich z. B. von der Vorstellung, lebenslang Medikamente einnehmen zu müssen, überwältigt fühlen. Der Pfleger sollte nicht nur die Bedeutung der Behandlung klar erklären, sondern auch zuhören und die Ängste des Patienten vor den Auswirkungen der Krankheit auf sein tägliches Leben zerstreuen.

Vertraulichkeit und Respekt in der Zusammenarbeit mit Angehörigen

Die Vertraulichkeit betrifft nicht nur die direkte Beziehung zwischen Patient und Pflegekraft, sondern auch die Interaktion mit Angehörigen. Wenn Familienangehörige oder Freunde in die Betreuung einbezogen werden möchten, ist es wichtig, den Willen des Patienten hinsichtlich der Informationen, die weitergegeben werden dürfen, zu respektieren. Die Zustimmung des Patienten ist entscheidend, bevor Informationen an seine Angehörigen weitergegeben werden, und der Betreuer sollte die Entscheidung des Patienten respektieren, bestimmte Personen aus seinem Umfeld nicht einzubeziehen, wenn er dies wünscht.

Ebenso bedeutet Respekt vor der Person, wichtige Beziehungen im Leben des Patienten anzuerkennen und sie wohlwollend in die Pflege einzubeziehen, solange dies den Wünschen des Patienten entspricht. Eine offene und respektvolle Kommunikation mit den Angehörigen kann dazu beitragen, die Qualität der Pflege zu verbessern und die Unterstützung für den Patienten zu stärken.

• Professionelle Handhabung der Intimpflege

Der professionelle Umgang mit der Intimpflege ist ein grundlegender Aspekt der Pflegepraxis, der eine besondere Aufmerksamkeit für die Würde, das Schamgefühl und den Respekt vor der Person erfordert. Die Intimpflege, sei es die Hilfe bei der Körperpflege, die Hygienepflege oder der Umgang mit Medizinprodukten in sensiblen Bereichen, berührt sehr persönliche Dimensionen des Patienten. Bei diesen Interventionen muss die Pflegekraft technische Kompetenz und Beziehungsqualität miteinander verbinden, um den physischen und psychischen Komfort des Patienten zu gewährleisten und gleichzeitig seine Integrität und seinen Respekt zu wahren. Professionalität bedeutet auch die Fähigkeit, diese Situationen mit einem empathischen und wohlwollenden Ansatz zu bewältigen und dabei das Unbehagen und die Unannehmlichkeiten, die die Patienten empfinden können, auf ein Minimum zu reduzieren.

Achtung der Würde und des Schamgefühls des Patienten

Die Achtung der Würde ist eine der obersten Prioritäten, wenn es um die Intimpflege geht. Auch wenn diese Pflege zur medizinischen Routine gehört, kann sie für den Patienten unangenehm sein, da sie sehr persönliche und manchmal tabuisierte Aspekte des täglichen Lebens berührt. Die Pflegekraft sollte daher eine respektvolle Haltung einnehmen, die zeigt, dass sie sich dieser Intimität bewusst ist und sie so weit wie möglich schützt.

Die Scham während der Pflege wahren

Eines der wichtigsten Prinzipien im Umgang mit der Intimpflege ist es, das Schamgefühl des Patienten zu wahren. Dies bedeutet, die Entblößung des Körpers auf ein Minimum zu beschränken und Methoden zu verwenden, die die Privatsphäre des Patienten schützen. Bei der Hilfe bei der Körperpflege ist es beispielsweise wichtig, nur den betreffenden Körperteil zu entblößen und darauf zu achten, dass der Rest mit einem Handtuch oder einem Bettlaken bedeckt ist. Ebenso sollte die Pflegekraft bei der Pflege im Bett dafür sorgen, dass die Umgebung privat ist, indem sie die Tür schließt oder einen Paravent verwendet, um Privatsphäre zu schaffen.

Indem die Pflegekraft das Schamgefühl des Patienten bewahrt, zeigt sie, dass sie die Integrität der Person respektiert und auf ihre Bedürfnisse nach Schutz und Komfort achtet. Dies trägt dazu bei, das Unbehagen, das der Patient möglicherweise empfindet, zu verringern, und stärkt gleichzeitig das Vertrauen in die Pflegebeziehung.

Respektieren Sie den Rhythmus und die Grenzen des Patienten

Jeder Patient hat eine andere Vorstellung von Intimität und Bequemlichkeit. Manche fühlen sich bei der Intimpflege vielleicht wohler als andere. Die Rolle der Pflegekraft besteht darin, sich auf jeden Patienten einzustellen und seine Grenzen zu respektieren. Dazu kann es gehören, den Patienten regelmäßig zu fragen, ob er sich wohlfühlt oder ob er während der Pflege Pausen braucht. Wenn der Patient sich unwohl fühlt oder Unbehagen äußert, ist es wichtig, ihm zuzuhören und sich auf seine Bedürfnisse einzustellen, sei es, dass Sie das Tempo der Pflege verlangsamen, die angewandte Technik ändern oder Alternativen vorschlagen.

In diesem Zusammenhang ist die Kommunikation von entscheidender Bedeutung. Die Pflegekraft sollte jeden Schritt der Pflege erklären, den Patienten über den Ablauf beruhigen und ihm die Möglichkeit geben, Fragen zu stellen oder auf Beschwerden hinzuweisen. Durch diesen Dialog wird das Gefühl des Patienten, die Kontrolle über die Situation zu haben, gestärkt, was dazu beiträgt, Angst und Unbehagen zu verringern.

Klare und einfühlsame Kommunikation

Ein guter Umgang mit der Intimpflege erfordert eine klare und einfühlsame Kommunikation. Die Pflegekraft sollte im Voraus erklären, was sie tun wird, warum sie es tun muss und wie es ablaufen wird. Diese Erklärung ermöglicht es dem Patienten, die Pflege besser zu verstehen, sich mental vorzubereiten und sich wohler zu fühlen. Indem der Pfleger Überraschungen vermeidet, fördert er ein Vertrauensverhältnis und beruhigt den Patienten.

Verwenden Sie eine respektvolle Sprache

Die Wortwahl ist bei der Intimpflege von entscheidender Bedeutung. Der Pfleger sollte zu technische oder unpersönliche Begriffe vermeiden, die die Distanz zwischen ihm und dem

Patienten verstärken könnten. Umgekehrt ist es wichtig, den Patienten nicht zu infantilisieren, indem man zu einfache oder herablassende Begriffe verwendet. Die Verwendung einer neutralen, respektvollen und wohlwollenden Sprache ermöglicht es, eine professionelle Beziehung aufrechtzuerhalten und gleichzeitig den persönlichen und intimen Aspekt der Pflege zu berücksichtigen.

Darüber hinaus sollten der Tonfall und die allgemeine Haltung der Pflegekraft von Sanftheit und Respekt geprägt sein. Der Patient muss spüren, dass die Pflegekraft ihm zuhört und seine Gefühle berücksichtigt, was dazu beiträgt, während der Pflege eine Atmosphäre der Gelassenheit und des Vertrauens zu schaffen.

Auf die Emotionen des Patienten achten

Die Intimpflege kann bei den Patienten unterschiedliche Emotionen auslösen, wie z. B. Verlegenheit, Scham oder sogar Verlegenheit. Es ist wichtig, dass die Pflegekraft auf diese Emotionen achtet und mit Einfühlungsvermögen darauf reagiert. Dazu gehört, den Patienten zu beruhigen und ihn daran zu erinnern, dass diese Pflege notwendig und normal ist, und gleichzeitig anzuerkennen, dass die Situation für den Patienten schwierig zu bewältigen sein kann.

Der Pfleger sollte auf Anzeichen von Unwohlsein achten, wie z. B. nonverbale Reaktionen (verkrampfte Körperhaltung, vermeidender Blick, Anspannung) oder emotionale Reaktionen (längeres Schweigen, einsilbige Antworten, Zittern). Wenn er merkt, dass der Patient besonders ängstlich ist, kann er ihm tröstende Worte anbieten oder vorschlagen, eine Pause zu machen, damit der Patient sich wohler fühlen kann.

Professionalität und therapeutische Distanz

Professionalität bedeutet, eine respektvolle therapeutische Distanz zu wahren, die den Patienten schützt, während die notwendige Pflege durchgeführt wird. Diese therapeutische Distanz ist wesentlich, um jede Zweideutigkeit in der Beziehung zwischen Pfleger und Pflegebedürftigem zu vermeiden, insbesondere bei der Intimpflege. Sie ermöglicht es dem Pfleger, auf die Pflege konzentriert zu bleiben und gleichzeitig eine respektvolle und von Wohlwollen geprägte menschliche Beziehung aufrechtzuerhalten.

Vermeiden von unangemessenen Gesten oder Haltungen

Es ist von entscheidender Bedeutung, dass die Pflegekraft jederzeit eine professionelle Haltung einnimmt und Vertrautheit oder unangemessene Gesten vermeidet. Bei der Intimpflege muss jede Geste maßvoll sein und durch eine medizinische oder hygienische Notwendigkeit gerechtfertigt werden. Die Pflegekraft muss darauf achten, dass sie niemals die Grenzen dessen überschreitet, was für die Durchführung der Pflege notwendig ist, um Situationen zu vermeiden, die als aufdringlich oder respektlos empfunden werden könnten.

Therapeutische Distanz bedeutet auch, die emotionalen Grenzen des Patienten zu respektieren. Wenn ein Patient beispielsweise Vorbehalte oder ein besonderes Unbehagen äußert, sollte der Behandler versuchen, den Patienten zu verstehen und seine Vorgehensweise anzupassen, ohne den Patienten jedoch jemals dazu zu zwingen, eine Behandlung zu akzeptieren, wenn er noch nicht bereit ist oder mehr Zeit benötigt.

Die Autonomie des Patienten fördern

Soweit möglich, ist es wichtig, den Patienten zu ermutigen, sich aktiv an seiner Pflege zu beteiligen. Dies kann besonders bei der Intimpflege hilfreich sein, da der Patient so trotz teilweiser oder vorübergehender Abhängigkeit ein Gefühl der Kontrolle und einen Teil seiner Autonomie bewahren kann.

Bei einem Patienten, der in der Lage ist, sich an seiner persönlichen Hygiene zu beteiligen, kann die Pflegekraft ihm beispielsweise vorschlagen, bestimmte Handgriffe selbst auszuführen, während sie ihn bei Bedarf begleitet und ihm assistiert. Dies stärkt das Vertrauen des Patienten in seine eigenen Fähigkeiten und verringert das Gefühl der Verletzlichkeit, das manchmal mit der Intimpflege einhergehen kann.

Vertraulichkeit respektieren

Intimpflege setzt aufgrund ihrer Natur einen strengen Schutz der Vertraulichkeit voraus. Der Pfleger muss dafür sorgen, dass alles, was mit dieser Pflege zusammenhängt - seien es Gespräche, Gesten oder geteilte Informationen - vertraulich und geschützt bleibt. Dies trägt dazu bei, eine Pflegeumgebung zu schaffen, in der sich der Patient sicher und respektiert fühlt.

Der Pfleger sollte intime Pflegedetails niemals mit anderen Personen besprechen, die nicht direkt an der Pflege des Patienten beteiligt sind. Darüber hinaus muss jede Pflegedokumentation mit demselben Maß an Diskretion behandelt werden wie andere medizinische Informationen.

Kapitel 6

Mit dem multidisziplinären Team zusammenarbeiten

1. Die Bedeutung von Teamarbeit

- Koordination mit Krankenpflegern, Ärzten, Ernährungswissenschaftlern

Die Koordination mit Krankenschwestern, Ärzten und Ernährungswissenschaftlern ist ein wesentlicher Bestandteil der umfassenden Patientenbetreuung, insbesondere im Bereich der Endokrinologie, wo die Behandlung chronischer Krankheiten wie Diabetes, Schilddrüsenstörungen oder hormonellem Ungleichgewicht einen multidisziplinären Ansatz erfordert. Diese Koordination gewährleistet nicht nur die Kontinuität der Versorgung, sondern ermöglicht es auch, dem Patienten eine kohärente und umfassende Betreuung zu bieten, bei der alle Aspekte seiner Gesundheit berücksichtigt werden. Die Zusammenarbeit mit diesen verschiedenen Gesundheitsfachkräften ermöglicht es, die Behandlungen anzupassen, den Krankheitsverlauf zu überwachen und sicherzustellen, dass die besonderen Bedürfnisse jedes einzelnen Patienten berücksichtigt werden.

Die Bedeutung einer multidisziplinären Behandlung

Bei chronischen und komplexen Krankheiten, wie sie in der Endokrinologie behandelt werden, spielt jeder Angehörige des Gesundheitswesens eine spezifische, aber miteinander verbundene Rolle. Der Arzt stellt die Diagnose und verschreibt die Behandlung, die Pflegekraft sorgt für deren Verabreichung und achtet auf die Therapieerziehung, und der Ernährungswissenschaftler bringt sein wesentliches Fachwissen ein, um die Ernährung des Patienten an seine Erkrankung anzupassen. Die Koordination zwischen diesen Akteuren ermöglicht es, ihre Kompetenzen zu bündeln und den vielfältigen Bedürfnissen des Patienten auf harmonische Weise gerecht zu werden.

Zusammenarbeit mit Ärzten

Ärzte, ob Allgemeinmediziner oder Fachärzte für Endokrinologie, spielen eine zentrale Rolle bei der medizinischen Betreuung eines Patienten. Sie stellen die Diagnose, passen die Behandlung an die Untersuchungsergebnisse an und überwachen den Krankheitsverlauf durch regelmäßige Konsultationen. Die Zusammenarbeit zwischen Pflegekräften und Ärzten ist von entscheidender Bedeutung, um sicherzustellen, dass die medizinischen Anweisungen befolgt werden, notwendige Anpassungen vorgenommen werden und die verabreichte Pflege den Bedürfnissen des Patienten entspricht.

Die Aufgabe des Pflegepersonals, wie z. B. Krankenpfleger und Pfleger, besteht darin, dem Arzt regelmäßig über klinische Beobachtungen, die Reaktionen des Patienten auf Behandlungen und alle Veränderungen seines Gesundheitszustands zu berichten. Dazu gehört zum Beispiel die Meldung von Hypoglykämie-Episoden bei einem Diabetes-Patienten oder von Hyperthyreose-Symptomen bei einem Patienten, der Schilddrüsenmedikamente einnimmt. Diese Rückmeldungen ermöglichen es dem Arzt, die Medikamentendosis anzupassen oder gegebenenfalls weitere Untersuchungen zu veranlassen.

Arbeiten Sie mit Krankenpflegern zusammen, um eine tägliche Betreuung zu gewährleisten.

Krankenschwestern und Krankenpfleger stehen bei der Durchführung der vom Arzt verordneten Behandlung an vorderster Front. Sie führen Insulininjektionen durch, überwachen die Vitalwerte des Patienten, verabreichen Medikamente und führen Nachsorgemaßnahmen durch. Eine reibungslose Kommunikation zwischen dem Pflegepersonal und den Krankenschwestern ist entscheidend, um sicherzustellen, dass die Pflege unter den besten Bedingungen durchgeführt wird und dass jede Maßnahme gut koordiniert wird.

Die Krankenschwester spielt auch eine Schlüsselrolle bei der Therapieerziehung des Patienten, insbesondere indem sie ihm hilft, seine Behandlung im Alltag zu bewältigen. Dies kann das Erlernen des Umgangs mit einem Blutzuckermessgerät, das Spritzen von Insulin oder das Verständnis für Anpassungen bei Mahlzeiten und körperlicher Aktivität beinhalten. Pflegehilfskräfte und andere Mitglieder des Pflegeteams müssen daher mit Krankenschwestern und Krankenpflegern zusammenarbeiten, um sicherzustellen, dass diese Botschaften an den Patienten weitergegeben und von ihm verstanden werden.

Der entscheidende Beitrag von Ernährungswissenschaftlern

Bei Krankheiten wie Diabetes, Fettleibigkeit oder Stoffwechselstörungen spielt die Ernährung eine entscheidende Rolle. Der Ernährungswissenschaftler ist ein wichtiger Partner bei der Behandlung des Patienten, indem er seine Ernährungsempfehlungen an die spezifischen Bedürfnisse der jeweiligen Erkrankung anpasst. Er stellt individuelle Diäten zusammen, die nicht nur die medizinischen Einschränkungen, sondern auch die Essgewohnheiten und Vorlieben des Patienten berücksichtigen.

Damit diese Empfehlungen wirksam befolgt werden, ist eine enge Zusammenarbeit mit dem Pflegepersonal erforderlich. Die Rolle der Betreuer und Krankenschwestern besteht darin, den Patienten bei der Umsetzung dieser Ernährungsempfehlungen zu begleiten, ihre Einhaltung zu überwachen und auf mögliche Schwierigkeiten hinzuweisen, die der Patient haben könnte. Beispielsweise kann ein Diabetespatient aufgrund seiner Insulinbehandlung Schwierigkeiten haben, seine Mahlzeiten ausgewogen zu gestalten. Durch eine enge Abstimmung mit dem Ernährungsberater kann das Pflegepersonal bei der Anpassung der Ernährung helfen und unausgewogenen Blutzuckerwerten vorbeugen.

Regelmäßiger Austausch, um die Betreuung anzupassen

Die ständige Kommunikation zwischen diesen verschiedenen Berufsgruppen ist entscheidend, um sicherzustellen, dass der Patient die bestmögliche Versorgung erhält. Dies kann durch regelmäßige Treffen zwischen Ärzten, Krankenpflegern, Ernährungswissenschaftlern und anderen Mitgliedern des Pflegeteams geschehen. Bei diesen Treffen werden die Fortschritte des Patienten besprochen, die Behandlungen aufgrund neuer Informationen angepasst und Beobachtungen über den allgemeinen Gesundheitszustand des Patienten ausgetauscht.

Die Organisation dieser multidisziplinären Treffen ist besonders für Patienten mit komplexen chronischen Erkrankungen von Vorteil, da sie einen Überblick über die gesamte Pflege ermöglicht. So kann jeder Fachmann sein Fachwissen einbringen und Anpassungen oder spezifische Empfehlungen vorschlagen, um die Qualität der Versorgung zu verbessern.

Die Rolle der Pflegekräfte bei der Koordinierung der Pflege

Pflegekräfte spielen bei dieser Koordination eine wesentliche Rolle, da sie die direkte Verbindung zwischen dem Patienten und den verschiedenen Mitgliedern des medizinischen Teams sind. Da sie täglich mit dem Patienten in Kontakt stehen, sind sie oft die Ersten, die Veränderungen des Gesundheitszustands oder Schwierigkeiten bei der Verwaltung der Behandlungen bemerken. Diese Beobachtungen müssen an das Pflegepersonal und die Ärzte weitergeleitet werden, damit schnell Anpassungen vorgenommen werden können.

Gewährleistung der Kontinuität der Pflege

Die Kontinuität der Pflege ist ein grundlegender Aspekt der Pflege, insbesondere in Situationen, in denen mehrere Fachkräfte involviert sind. Die Rolle der Pflegekräfte besteht darin, dafür zu sorgen, dass Informationen zwischen den verschiedenen Beteiligten weitergegeben werden, dass die Pflege koordiniert wird und dass der Patient ständig betreut wird. Beispielsweise kann nach einer Konsultation mit dem Arzt der Krankenpfleger damit beauftragt werden, Änderungen der Behandlung umzusetzen, und der Ernährungsberater kann die Ernährung entsprechend anpassen. Indem sie auf die tägliche Umsetzung dieser Empfehlungen achten, spielen die Pflegekräfte eine zentrale Rolle in dieser Kontinuität.

Den Informationsaustausch erleichtern

Für eine wirksame Koordination ist es unerlässlich, dass der Informationsfluss zwischen allen Mitgliedern des Behandlungsteams reibungslos und transparent verläuft. Dazu gehören das Führen von Krankenakten, der Austausch von klinischen Beobachtungen und die Weitergabe von Rückmeldungen des Patienten über seine Behandlung. Da die Pflegekräfte dem Patienten so nahe wie möglich sind, sammeln sie oft wertvolle Informationen über die Einhaltung der Behandlung oder über aufgetretene Schwierigkeiten, die sie dann an das Team weiterleiten müssen, um eine angemessene Behandlung zu gewährleisten.

Wenn ein Diabetespatient beispielsweise Schwierigkeiten hat, seine Insulindosis in Abhängigkeit von seinen Mahlzeiten zu steuern, muss diese Information an die Krankenschwester und den Arzt, aber auch an den Ernährungsberater weitergeleitet werden, damit eine umfassende Neubewertung des Ernährungs- und Therapiegleichgewichts vorgenommen werden kann.

Vorteile einer guten Koordination für den Patienten

Eine gute Koordination zwischen Pflegekräften, Ärzten, Krankenpflegern und Ernährungsberatern bringt dem Patienten viele Vorteile. Sie ermöglicht eine effizientere und individuellere Behandlung, bei der alle Aspekte der Krankheit, der Behandlung und des Lebensstils berücksichtigt werden. Darüber hinaus verbessert sie die Qualität der Pflege, da Fehler oder Doppelarbeit vermieden werden und sichergestellt wird, dass alle Teammitglieder auf die Pflegeziele ausgerichtet sind.

Stärkung des Vertrauens des Patienten

Wenn der Patient merkt, dass seine verschiedenen medizinischen Ansprechpartner gut miteinander kommunizieren, stärkt dies sein Vertrauen in die Behandlung. Er fühlt sich angehört, unterstützt und ganzheitlich betreut. Dieses Vertrauen fördert auch eine bessere Therapietreue, da der Patient versteht, dass sein Gesundheitszustand genau überwacht wird und dass jede Anpassung das Ergebnis gemeinsamer Überlegungen ist.

Verbesserung der Therapietreue

Dank der Koordination können Pflegekräfte und andere Gesundheitsberufe den Patienten besser bei der täglichen Bewältigung seiner Krankheit unterstützen. Wenn sie zusammenarbeiten, können sie Hindernisse für die Therapietreue erkennen und geeignete Lösungen vorschlagen, sei es die Anpassung der Behandlung, die Überprüfung der Ernährung oder das Angebot von Techniken zur Stressbewältigung.

- Teilnahme an Dienstbesprechungen
Die Teilnahme an Dienstbesprechungen ist eine Schlüsselkomponente des Pflegemanagements in Krankenhäusern, insbesondere in Fachabteilungen wie der Endokrinologie. Bei diesen Besprechungen treffen sich die verschiedenen Gesundheitsberufe - Ärzte, Krankenschwestern, Pfleger, Ernährungswissenschaftler und andere Mitglieder des Pflegeteams -, tauschen Informationen aus und treffen abgestimmte Entscheidungen über die Behandlung der Patienten. Es ist ein Moment der Zusammenarbeit, in dem die Erfahrungen und Beobachtungen aller Beteiligten zusammenfließen, um eine optimale Koordination der Pflege zu gewährleisten und eine

umfassende, wirksame und individuelle Betreuung für jeden Patienten sicherzustellen.

Die Rolle der Dienstbesprechungen für die Qualität der Pflege

Die Dienstbesprechungen sind ein bevorzugter Ort, um die Fälle der Patienten zu besprechen, die Entwicklung ihres Gesundheitszustands zu überprüfen und die Behandlungen gegebenenfalls anzupassen. Sie ermöglichen es dem gesamten Team, sich über medizinische Entscheidungen auf dem Laufenden zu halten, klinische Beobachtungen auszutauschen und einen koordinierten Ansatz zu entwickeln. Jeder Gesundheitsexperte bringt seine einzigartige Perspektive ein, was das Gesamtverständnis des Patienten bereichert und die Bereitstellung einer auf seine spezifischen Bedürfnisse zugeschnittenen Versorgung erleichtert.

Ein Ort des interdisziplinären Austauschs und der Kommunikation

Dienstbesprechungen fördern die interdisziplinäre Kommunikation, indem sie es jedem Fachmann ermöglichen, wichtige Informationen über Patienten auszutauschen. Ein Arzt kann z. B. die neuesten Untersuchungsergebnisse darlegen und Behandlungsanpassungen besprechen. Die Pflegekraft berichtet ihrerseits über tägliche klinische Beobachtungen, wie die Reaktion des Patienten auf die Behandlung, mögliche Nebenwirkungen oder die Entwicklung der Vitalparameter. Die Pflegehelfer, die den ganzen Tag über in direktem Kontakt mit den Patienten stehen, können ihrerseits wertvolle Informationen über den Allgemeinzustand des Patienten, sein Verhalten, seine Moral oder seine Toleranz gegenüber der Behandlung liefern.

Durch diesen Austausch entsteht ein Gesamtbild des Patienten, bei dem jeder Beteiligte zusätzliche Informationen mitteilt. Diese Gesamtsicht ist entscheidend, um sicherzustellen, dass die

Behandlung auf die tatsächlichen Bedürfnisse des Patienten abgestimmt wird und dass die Pflege mit den kurz- und langfristigen Gesundheitszielen übereinstimmt.

Anpassung der Pflege und kollektive Entscheidungsfindung

Die Dienstbesprechungen sind auch ein Ort, an dem wichtige Entscheidungen über die Behandlung oder spezielle Pflege getroffen werden. Häufig entscheidet das Team bei diesen Besprechungen, welche Therapieanpassungen je nach Krankheitsverlauf vorgenommen werden müssen. Wenn ein Diabetespatient beispielsweise häufige Episoden von Hypoglykämie aufweist, kann die Besprechung dazu dienen, die Insulinbehandlung anzupassen, wobei die Empfehlungen des Arztes und die Beobachtungen der Pflegekraft berücksichtigt werden.

Diese Entscheidungen werden kollegial getroffen, wobei die Meinungen aller beteiligten Berufsgruppen berücksichtigt werden. Dieser multidisziplinäre Ansatz gewährleistet, dass die Entscheidungen wohlüberlegt und gut informiert sind, wodurch dem Patienten die bestmögliche Versorgung geboten werden kann. Darüber hinaus stellt er sicher, dass jedes Teammitglied die Ziele der Behandlung versteht, was die Kohärenz und Kontinuität der Versorgung stärkt.

Die aktive Rolle von Pflegehelfern bei Dienstbesprechungen

Auch wenn Pflegehilfskräfte bei medizinischen Entscheidungen nicht immer an vorderster Front stehen, ist ihre Teilnahme an Dienstbesprechungen von entscheidender Bedeutung. Sie spielen eine Schlüsselrolle beim Berichten von Informationen aus dem Feld, da sie oft die meiste Zeit bei den Patienten verbringen. Durch ihre tägliche Interaktion mit den Kranken können Pflegehilfskräfte wichtige Details liefern, die aus den medizinischen Untersuchungen oder Laborergebnissen nicht immer ersichtlich sind.

Konkrete klinische Beobachtungen einbringen

Pflegehilfskräfte haben eine ständige Beobachtungsfunktion bei den Patienten. Sie bemerken subtile Veränderungen im Verhalten, im Wohlbefinden oder in der Toleranz gegenüber der Pflege. Beispielsweise können sie feststellen, dass ein Diabetespatient ungewöhnliche Ermüdungserscheinungen zeigt, oder dass ein Patient mit Schilddrüsenunterfunktion deprimiert oder besonders langsam in seinen Bewegungen erscheint. Diese Informationen sind zwar manchmal unauffällig, können aber entscheidend sein, um die Pflege anzupassen oder Komplikationen frühzeitig zu erkennen.

Indem sie diese Beobachtungen bei Dienstbesprechungen weitergeben, tragen die Pflegehilfskräfte aktiv zur Verbesserung der Pflegequalität bei. Ihr Feedback aus der Praxis hilft Ärzten und Pflegekräften, die Alltagsrealität der Patienten besser zu verstehen und die Behandlung entsprechend anzupassen. Dadurch können auch Probleme erkannt werden, die von den Patienten selbst nicht geäußert werden, wie z. B. nicht verbalisierte Schmerzen oder psychisches Unbehagen, die ohne genaue Beobachtung unbemerkt bleiben können.

Unterstützen Sie therapeutische Anpassungen und die tägliche Pflege

Sobald Entscheidungen über die Behandlung eines Patienten getroffen wurden, spielen Pflegekräfte eine zentrale Rolle bei deren Umsetzung im Alltag. Bei Dienstbesprechungen erhalten sie Anweisungen, welche Anpassungen sie bei der Pflege vornehmen müssen. Wenn z. B. in Absprache mit einem Ernährungswissenschaftler eine Änderung der Ernährung beschlossen wird, muss die Pflegekraft darauf achten, dass die neuen Empfehlungen bei den Mahlzeiten des Patienten eingehalten werden.

Sie tragen auch dazu bei, die Entwicklung der Patienten zu verfolgen, indem sie die in den Besprechungen erteilten Anweisungen umsetzen, z. B. genauer auf Anzeichen einer Hypoglykämie achten, den Blutzucker häufiger messen oder bei Patienten, die ein Risiko für Hautkomplikationen haben, stärker auf den Hautzustand achten. Durch ihre aktive Beteiligung wird sichergestellt, dass die in den Sitzungen getroffenen Entscheidungen streng und aufmerksam verfolgt und umgesetzt werden.

Stärkung des Teamzusammenhalts und der Pflegekoordination

Die Dienstbesprechungen stärken auch den Zusammenhalt zwischen den verschiedenen Mitgliedern des Pflegeteams. Sie schaffen einen Raum, in dem jeder seine Meinung äußern, seine Sorgen mitteilen oder Fragen stellen kann. Dies fördert ein besseres Verständnis der Rollen und Verantwortlichkeiten jedes Einzelnen und hilft, die Pflegeziele für die Patienten zu verdeutlichen.

Fördern Sie eine flüssige und transparente Kommunikation

Durch die Förderung einer regelmäßigen Kommunikation zwischen den Angehörigen der Gesundheitsberufe tragen Dienstbesprechungen zu einer besseren Koordinierung der Pflege bei. Sie helfen, Missverständnisse oder Fehler zu vermeiden, die ohne eine klare Kommunikation entstehen könnten. Jedes Teammitglied weiß, was die anderen tun. Das erleichtert die Zusammenarbeit und sorgt für eine reibungslosere und einheitlichere Versorgung.

Für Pflegekräfte bedeutet die Teilnahme an diesen Besprechungen, dass sie medizinische Entscheidungen besser verstehen, was wiederum ihre Fähigkeit verbessert, den Patienten die Pflege zu erklären. Da sie über Therapieanpassungen oder neue Empfehlungen informiert sind, können sie besser auf die

Fragen der Patienten und Familien eingehen und so eine umfassende und beruhigende Betreuung gewährleisten.

Ein Ansatz zur kontinuierlichen Verbesserung der Pflege

Die Dienstbesprechungen bieten auch die Gelegenheit, die Qualität der geleisteten Pflege zu bewerten und Verbesserungsvorschläge zu machen. Durch den Austausch von Erfolgen wie auch von Schwierigkeiten, die bei der Patientenbetreuung aufgetreten sind, kann das Team seine Praktiken anpassen, um die Betreuung zu optimieren. Diese gemeinsame Reflexion ermöglicht es, Strategien zur Verbesserung der Effizienz der Pflege zu entwickeln und dabei das Feedback aller Beteiligten zu berücksichtigen.

Bewertung und Anpassung von Pflegepraktiken

Dienstbesprechungen beschränken sich nicht auf die Besprechung von klinischen Fällen. Sie sind auch ein Moment, um die Pflegepraktiken in ihrer Gesamtheit zu analysieren. Wenn eine Abteilung beispielsweise feststellt, dass mehrere Diabetespatienten ähnliche Schwierigkeiten beim Umgang mit ihrem Blutzuckerspiegel haben, kann das Team neue Methoden der Begleitung oder der therapeutischen Erziehung diskutieren. Wenn Pflegeassistenten in diesen Prozess einbezogen werden, können sie Ideen aus ihrer Praxiserfahrung einbringen und zur Umsetzung neuer Ansätze beitragen.

2. Übermittlungen und Nachverfolgung von Fällen

- Bedeutung schriftlicher und mündlicher Übermittlungen

Schriftliche und mündliche Übermittlungen sind wesentliche Elemente für die Kontinuität und Qualität der Pflege. Sie stellen sicher, dass Informationen über den Gesundheitszustand des Patienten, seine Behandlungen, seine besonderen Bedürfnisse und die durchgeführten Maßnahmen klar, präzise und strukturiert an alle Mitglieder des Pflegeteams weitergegeben werden. Diese Übermittlungen, ob mündlich bei Schichtwechseln oder schriftlich in der Krankenakte, spielen eine grundlegende Rolle, um sicherzustellen, dass jede Pflegekraft ein vollständiges und aktuelles Bild des Patienten hat. In Abteilungen wie der Endokrinologie, in denen die Patienten oft an chronischen Krankheiten leiden, die eine langfristige Pflege erfordern, ist eine sorgfältige Übertragung unerlässlich, um Fehler zu vermeiden, Komplikationen vorzubeugen und eine harmonisierte und auf jeden Patienten abgestimmte Pflege anzubieten.

Die Bedeutung mündlicher Übermittlungen bei der Koordinierung der Pflege

Mündliche Übergaben, die in der Regel während der Schichtwechsel zwischen Tag- und Nachtschicht oder zwischen verschiedenen Fachkräften innerhalb einer Schicht stattfinden, sind ein Schlüsselmoment in der Pflegekoordination. Sie ermöglichen den Pflegekräften, die die Schicht übernehmen, einen aktuellen Überblick über den Zustand des Patienten und die jüngsten Ereignisse zu erhalten.

Unmittelbare und aktuelle Informationen austauschen

Mündliche Übermittlungen werden häufig bevorzugt, um unmittelbare Informationen auszutauschen, die besondere Aufmerksamkeit oder ein schnelles Eingreifen erfordern. Wenn beispielsweise ein Diabetespatient in der Nacht eine Hypoglykämie hatte, muss diese Information klar und schnell an die Frühschicht weitergegeben werden, damit diese die Blutzuckerüberwachung anpassen oder den zuständigen Arzt informieren kann. Ebenso sollte jede kürzliche Änderung der

Behandlung, jede Veränderung des Allgemeinzustands des Patienten (wie Unruhe, vermehrte Schmerzen oder ein ungewöhnliches klinisches Zeichen) mündlich gemeldet werden, damit das nächste Team ohne Zeitverlust die Behandlung übernehmen kann.

Erleichterung des Austauschs von spezifischen und personalisierten Informationen

Mündliche Übermittlungen bieten auch die Möglichkeit, Kontextelemente hinzuzufügen, die in den schriftlichen Übermittlungen nicht immer enthalten sind. Mündliche Übergaben bieten die Möglichkeit, bestimmte Aspekte des Patientenverhaltens, des psychologischen Zustands oder der Therapietreue zu erläutern, die sich schriftlich nur schwer vollständig festhalten lassen. Beispielsweise kann eine Pflegekraft, die viel Zeit mit einem Patient verbracht hat, Anzeichen von Müdigkeit, Angst oder Frustration in Bezug auf seine Ernährung feststellen. Diese Beobachtungen sind zwar subtil, können aber für die Anpassung der Pflege entscheidend sein und werden oft besser mündlich weitergegeben.

Fragen live klären und beantworten

Mündliche Übergaben haben auch den Vorteil, dass sie einen interaktiven Dialog ermöglichen. Wenn eine Pflegekraft eine Ablösung übernimmt und weitere Klärungen oder Details über den Zustand eines Patienten benötigt, kann sie direkt Fragen stellen und erhält präzise Antworten. Diese Interaktivität stellt sicher, dass alle notwendigen Informationen richtig verstanden werden, was die Sicherheit der Pflege erhöht und Missverständnisse oder Ungenauigkeiten vermeidet. Mündliche Übermittlungen sind somit nicht nur ein Moment des Informationsaustauschs, sondern auch ein Moment der Überprüfung und Validierung von Daten.

Die Strenge der schriftlichen Übermittlungen, um die Kontinuität der Pflege zu gewährleisten

Schriftliche Übermittlungen spielen eine ebenso wichtige Rolle für die Kontinuität der Pflege, da sie eine dauerhafte und durchsuchbare Aufzeichnung der den Patienten betreffenden Maßnahmen und Beobachtungen ermöglichen. Sie stellen sicher, dass wichtige Informationen zwischen den verschiedenen Beteiligten nicht verloren gehen, und bieten einen Überblick über die Entwicklung des Gesundheitszustands des Patienten.

Eine detaillierte und dauerhafte Aufzeichnung der Pflege zu führen

Schriftliche Übermittlungen werden in der Krankenakte des Patienten festgehalten und gewährleisten die Kontinuität der Informationen von einem Team zum anderen, aber auch von einem Tag zum anderen. Sie sind unerlässlich, um die Entwicklung klinischer Parameter (wie Blutzucker, Blutdruck oder Temperatur), Therapieanpassungen und wichtige Beobachtungen zu verfolgen. In einer endokrinologischen Abteilung beispielsweise werden durch schriftliche Übermittlungen Änderungen der Insulindosis, die Ergebnisse von Blutzuckertests oder mögliche Nebenwirkungen von Hormonbehandlungen genau verfolgt.

Diese Übermittlungen stellen ein kollektives Gedächtnis der Pflege dar, das jederzeit von allen Mitgliedern des Pflegeteams eingesehen werden kann, und sind wesentlich, um Fehler oder Vergesslichkeit zu vermeiden. Sie stellen auch sicher, dass vergangene Maßnahmen gut dokumentiert sind und können zur Analyse der langfristigen Entwicklung des Patienten herangezogen werden.

Sicherstellung der Genauigkeit der Informationen und Vermeidung von Interpretationen

Schriftliche Übermittlungen ermöglichen es, Beobachtungen und durchgeführte Handlungen genau und objektiv zu dokumentieren. Im Gegensatz zu mündlichen Übermittlungen, die durch die Interpretation oder das Gedächtnis der Person, die sie vornimmt, beeinflusst werden können, bieten schriftliche Übermittlungen eine feststehende Information, die jederzeit wieder gelesen und abgerufen werden kann. Dies ist besonders wichtig, wenn es sich um quantitative Daten (wie Untersuchungsergebnisse oder Vitalparameter) handelt, bei denen es auf Genauigkeit ankommt.

Bei der Betreuung eines Diabetespatienten z. B. ermöglicht die genaue Aufzeichnung der verabreichten Insulindosen und der Ergebnisse der Blutzuckermessungen dem Pflegepersonal und den Ärzten, die Behandlung genau anzupassen. Eine klare und gut strukturierte schriftliche Übermittlung verhindert Dosierungsfehler und stellt sicher, dass jedes Team über die gleichen Informationen verfügt, um die Krankheit einheitlich zu behandeln.

Erleichterung der Längsschnittüberwachung und der Pflegebewertung

Schriftliche Übermittlungen ermöglichen es auch, die Entwicklung der Patienten über einen längeren Zeitraum zu verfolgen. Durch den Vergleich der über Tage oder Wochen hinweg aufgezeichneten Informationen können Pflegekräfte und Ärzte Trends oder Veränderungen erkennen, die ein Eingreifen erfordern. Bei der Behandlung von Hormonstörungen beispielsweise kann das Verfolgen der Ergebnisse von Bluttests über mehrere Tage hinweg Aufschluss darüber geben, ob eine Behandlung wirksam ist oder ob sie angepasst werden muss.

Schriftliche Übermittlungen bilden auch eine solide Grundlage für die Bewertung der Qualität der Patientenversorgung. Im Falle einer Komplikation oder eines unerwünschten Ereignisses ermöglichen sie einen Rückblick und eine Analyse des Pflegeverlaufs, um zu verstehen, was das Problem verursacht haben könnte und wie die Pflege verbessert werden kann.

Die Bedeutung der Komplementarität von schriftlichen und mündlichen Übermittlungen

Obwohl mündliche und schriftliche Übermittlungen zwei unterschiedliche Formen der Kommunikation sind, ergänzen sie einander und sind unerlässlich füreinander. Mündliche Übermittlungen ermöglichen einen schnellen und interaktiven Informationsaustausch, während schriftliche Übermittlungen eine dauerhafte und genaue Aufzeichnung der Pflege gewährleisten. Gemeinsam stellen sie sicher, dass die Informationen über den Patienten vollständig sind, von allen Beteiligten richtig verstanden und zur Anpassung der Pflege angemessen verwendet werden.

Die Koordination stärken und Fehler vermeiden

Mündliche Übermittlungen stellen sicher, dass jede Pflegekraft über die neuesten Informationen verfügt, auch wenn diese noch nicht in die Akte eingetragen wurden. Sie ermöglichen es auch, die zu ergreifenden Maßnahmen direkt zu besprechen und zu überprüfen, ob die Anweisungen richtig verstanden wurden. Schriftliche Übermittlungen hingegen ermöglichen es, diesen Austausch zu formalisieren und sicherzustellen, dass alle wichtigen Details festgehalten werden.

Das Fehlen wirksamer mündlicher oder schriftlicher Übermittlungen kann zu Pflegefehlern oder Versäumnissen führen, z. B. wenn vergessen wird, ein Medikament zu verabreichen oder einen wichtigen Vitalparameter zu überwachen. Aus diesem Grund sind eine sorgfältige und komplementäre Übertragung von entscheidender Bedeutung, um die Sicherheit des Patienten und die Kontinuität der Pflege zu gewährleisten.

- Wie man effektiv über klinische Beobachtungen berichtet

Die effiziente Berichterstattung über klinische Beobachtungen ist eine Kernkompetenz aller Angehörigen der Gesundheitsberufe. Dadurch kann eine genaue, angemessene und sichere Behandlung für jeden Patienten gewährleistet werden. Eine gute Berichterstattung über klinische Beobachtungen sorgt dafür, dass Pfleger, Ärzte und andere Mitglieder des medizinischen Teams über klare, zuverlässige und aktuelle Informationen verfügen, um fundierte Entscheidungen über die Behandlung oder Pflege zu treffen. Ob im Krankenhaus oder in der häuslichen Pflege, die Art und Weise, wie diese Beobachtungen mündlich oder schriftlich weitergegeben werden, hat einen direkten Einfluss auf die Qualität der Pflege und die Sicherheit des Patienten.

Die Bedeutung der Genauigkeit bei der Berichterstattung über klinische Beobachtungen

Der Bericht über die klinischen Beobachtungen muss präzise und sachlich sein, damit das Behandlungsteam genau verstehen kann, was beobachtet wurde, und entsprechend handeln kann. Es ist wichtig, die klinischen Anzeichen oder Symptome des Patienten detailliert zu beschreiben, ohne persönliche Interpretation oder Wertung, auf der Grundlage von beobachtbaren und messbaren Fakten.

Objektive und messbare Daten verwenden

Wenn man über klinische Beobachtungen berichtet, ist es von entscheidender Bedeutung, sich auf objektive Daten zu stützen. Dazu gehören z. B. die Ergebnisse von Messungen wie Körpertemperatur, Blutdruck, Herzfrequenz, Blutzuckerspiegel oder Atemfrequenz. Diese Daten müssen genau berichtet werden, wobei die genauen Werte sowie die Uhrzeit und die Bedingungen der Messung anzugeben sind. Dies ermöglicht es, den Zustand des Patienten kontinuierlich zu verfolgen und schnell auf Abweichungen zu reagieren.

Bei einem Diabetespatienten ist es beispielsweise entscheidend, nicht nur über die erzielten Blutzuckerwerte zu berichten, sondern auch über den Kontext, in dem sie gemessen wurden (vor oder nach einer Mahlzeit, nach der Insulininjektion usw.), da dies die Interpretation der Ergebnisse beeinflusst. Eine Beobachtung wie: "Blutzuckerwert 6,5 mmol/L um 9.30 Uhr, nach dem Frühstück" ist viel informativer als ein einfaches "Blutzuckerwert heute Morgen normal".

Melden von beobachtbaren klinischen Anzeichen

Neben den Zahlenangaben sollten auch die beobachtbaren klinischen Anzeichen detailliert berichtet werden. Dazu gehören z. B. die Hautfarbe (Blässe, Rötung), der Zustand der Schleimhäute (trocken, feucht), das Aussehen von Wunden oder das Verhalten des Patienten (Unruhe, Schläfrigkeit, Ängstlichkeit). Diese Anzeichen können auf eine Veränderung des Gesundheitszustands des Patienten oder eine Reaktion auf eine Behandlung hindeuten.

Wenn ein Patient ein wichtiges klinisches Zeichen wie Schmerzen oder Ödeme hat, ist es wichtig, die Intensität, den Ort, die Dauer und den Verlauf anzugeben. Anstatt beispielsweise zu sagen "Der Patient hat Schmerzen", ist es hilfreicher zu berichten: "Der Patient klagt über Schmerzen von 7/10 im linken Bein, seit heute Morgen um 8 Uhr, verstärkt beim Gehen". Durch diese Präzisierung kann der Arzt den Schweregrad der Situation besser einschätzen und die erforderlichen Maßnahmen festlegen.

Strukturierung des Berichts über klinische Beobachtungen

Eine klare und gut strukturierte Übermittlung erleichtert es dem Pflegeteam, die Informationen zu verstehen. Oft wird empfohlen, beim Berichten klinischer Beobachtungen eine bestimmte

Methode zu befolgen, um Verwirrung oder Auslassungen zu vermeiden. Eine der am häufigsten verwendeten Methoden im medizinischen Bereich ist die **SBAR-Methode** (Situation, Background, Assessment, Recommendation), die einen effektiven Rahmen für die Organisation von Übermittlungen bietet.

Situation (S): Stellen Sie den unmittelbaren Kontext dar.

Der Bericht sollte mit einer kurzen, aber präzisen Beschreibung der aktuellen Situation des Patienten beginnen. Dazu gehören der Name des Patienten, seine Hauptkrankheit und der Grund, warum über die Beobachtung berichtet wird. Dadurch soll ein schneller Überblick über den Zustand des Patienten zum Zeitpunkt der Beobachtung gegeben werden.

Zum Beispiel: "Frau Müller, 56 Jahre, wird wegen Typ-2-Diabetes behandelt. Weist heute Morgen eine erhebliche Hyperglykämie mit einem Blutzuckerwert von 14 mmol/L auf, trotz Injektion von schnellem Insulin".

Background (B): Hintergrund und relevante Informationen bereitstellen

In diesem Abschnitt ist es hilfreich, wichtige Informationen über den Gesundheitszustand des Patienten, laufende Behandlungen und die Krankengeschichte, die sich auf die gemachten Beobachtungen auswirken können, in Erinnerung zu rufen. Dadurch wird die Beobachtung in einen Gesamtzusammenhang gestellt und die Interpretation erleichtert.

Beispiel: "Vorgeschichte eines schlecht eingestellten Diabetes, der vor den Mahlzeiten schnelles Insulin und am Abend langsames Insulin erhält. Hatte in den vergangenen Wochen trotz Anpassungen mehrere Episoden von Hypoglykämie ».

Assessment (A): Beschreibe die klinischen Beobachtungen

Hier werden die klinischen Beobachtungen selbst detailliert berichtet, wobei die Grundsätze der Genauigkeit und Strenge befolgt werden. Hier wird beschrieben, was gemessen oder beobachtet wurde, mit spezifischen Daten wie den Ergebnissen der klinischen Untersuchungen, dem Verlauf der Symptome oder den Vitalparametern.

Beispiel: "Blutzuckerspiegel um 8 Uhr auf 14 mmol/L, nachdem um 7 Uhr 8 Einheiten schnelles Insulin gespritzt wurden. Der Patient leidet unter übermäßigem Durst und leichter Verwirrtheit. Keine Anzeichen einer Ketonurie".

Recommendation (R): Eine Empfehlung oder eine Aktion vorschlagen

Schließlich muss der Bericht mit einer Empfehlung oder einem Vorschlag für eine Maßnahme enden. Dies kann eine Aufforderung zu einer medizinischen Beurteilung, einer Anpassung der Behandlung oder einer verstärkten Überwachung beinhalten. Die Idee dahinter ist, das Behandlungsteam darauf hinzuweisen, was notwendig ist, um die Situation zu verbessern oder die Sicherheit des Patienten zu gewährleisten.

Beispiel: "Eine Neubewertung der Insulindosis durch den Endokrinologen empfehlen und den Blutzuckerspiegel in den nächsten Stunden engmaschig überwachen."

Wissen, wie man seinen Bericht je nach Kontext anpasst

Der Bericht über die klinischen Beobachtungen kann je nach den Umständen unterschiedlich ausfallen. Es ist wichtig, sich an die Dringlichkeit der Situation und die Art der Pflege anzupassen. In Notfallsituationen sollten die Übermittlungen knapp gehalten werden und sich auf die wichtigsten Informationen für ein schnelles Eingreifen konzentrieren, während in stabileren Situationen ein ausführlicherer Bericht erforderlich sein kann.

In Notfällen

In einer Notfallsituation ist es von entscheidender Bedeutung, kritische Beobachtungen sofort zu melden und das Pflegeteam zu alarmieren. Wenn ein Patient beispielsweise plötzlich Atemnot oder Brustschmerzen hat, ist es unbedingt erforderlich, die wichtigsten Informationen unverzüglich weiterzuleiten: "Herr Martin, 68 Jahre, hat akute Brustschmerzen, eine Sauerstoffsättigung von 85 % und eine Tachykardie von 120 Schlägen pro Minute."

Durch diese Art der schnellen Berichterstattung kann eine sofortige Intervention eingeleitet werden, was für die Sicherheit des Patienten von entscheidender Bedeutung ist.

In einer Routinepflegesituation

In routinemäßigeren Pflegesituationen können die Beobachtungen ausführlicher berichtet werden, wobei man sich die Zeit nimmt, die im Laufe der Tage beobachteten Entwicklungen und Trends zu erläutern. Dies ermöglicht dem Pflegeteam, sich einen Überblick über die Entwicklung des Patienten zu verschaffen und entsprechende Entscheidungen zu treffen. Bei einem Patienten, der wegen einer chronischen Erkrankung betreut wird, ist es beispielsweise wichtig, allmähliche Veränderungen bei den Symptomen oder der Reaktion auf die Behandlung zu dokumentieren.

Kapitel 7

Umgang mit Stress und Burnout

1. Die psychologischen Herausforderungen des Berufs

• Umgang mit der Wiederholbarkeit der Pflege

Der Umgang mit der Wiederholung von Pflegehandlungen ist eine unumgängliche Realität für Pflegekräfte, insbesondere für diejenigen, die mit chronisch kranken oder pflegebedürftigen Patienten arbeiten. In Fachbereichen wie der Endokrinologie, in denen sich Handlungen wie das Messen des Blutzuckerspiegels, das Injizieren von Insulin oder die Verabreichung von Medikamenten täglich wiederholen, kann diese Wiederholbarkeit manchmal zu einer Herausforderung werden. Der Umgang mit diesen Wiederholungen ist jedoch weit davon entfernt, eine bloße mechanische Routine darzustellen, sondern sollte als Chance gesehen werden, eine vertrauensvolle Beziehung zu den Patienten aufzubauen, eine gleichbleibende Qualität der Pflege zu gewährleisten und bei jeder Intervention einen menschlichen und wohlwollenden Ansatz zu wahren.

Die Bedeutung von Regelmäßigkeit und Gründlichkeit bei der sich wiederholenden Pflege

Wiederholte Pflege steht häufig im Zusammenhang mit der Behandlung chronischer Erkrankungen, die regelmäßige und standardisierte Maßnahmen erfordern. Bei Diabetes beispielsweise kann die Pflege häufige Blutzuckermessungen, Insulininjektionen zu festen Zeiten oder die Überwachung auf Anzeichen von Komplikationen umfassen. Diese Handlungen sind zwar Routine, aber unerlässlich, um den Gesundheitszustand des Patienten zu stabilisieren und schweren Komplikationen vorzubeugen. Die Strenge und Regelmäßigkeit, mit der diese Pflegemaßnahmen durchgeführt werden, haben einen direkten Einfluss auf ihre Wirksamkeit.

Gewährleistung der Sicherheit und Kontinuität der Pflege

Bei einer sich wiederholenden Pflege ist Regelmäßigkeit ein Schlüsselfaktor, um die Sicherheit des Patienten zu gewährleisten.

Jede Pflegemaßnahme, auch wenn sie täglich durchgeführt wird, muss mit der gleichen Präzision und Aufmerksamkeit ausgeführt werden. Eine schlecht ausgeführte Pflege oder eine Pflege, die unter dem Vorwand der Wiederholung auf die leichte Schulter genommen wird, kann negative Folgen für die Gesundheit des Patienten haben. Beispielsweise kann eine falsche Technik bei der Insulininjektion oder eine Nachlässigkeit bei der Blutzuckermessung zu gefährlichen Blutzuckerungleichgewichten führen.

So müssen die Pflegenden bei jeder Intervention konzentriert und wachsam bleiben und dabei bedenken, dass selbst eine hundertfach wiederholte Pflege für den Patienten in diesem Moment einzigartig bleibt. Die Wiederholung sollte nicht als monotone Aufgabe gehandhabt werden, sondern als grundlegendes Element zur Erhaltung der Gesundheit des Patienten.

Vermeidung einer Automatisierung der Pflege und Beibehaltung eines menschlichen Ansatzes

Ein Risiko, das mit der Wiederholung von Pflegetätigkeiten verbunden ist, besteht darin, in eine Form der Automatisierung zu verfallen, bei der die Handgriffe mechanisch und gedankenlos werden. Dies kann zu einer Entmenschlichung der Pflege führen, bei der sich der Pfleger nur noch auf die zu erledigende Aufgabe konzentriert, ohne dem emotionalen oder psychologischen Zustand des Patienten genügend Aufmerksamkeit zu schenken. Nun ist aber jeder Patient eine einzigartige Person mit spezifischen Bedürfnissen, und es ist wichtig, diesen Aspekt nie aus den Augen zu verlieren.

Jede Pflege individuell gestalten

Um eine solche Automatisierung zu vermeiden, ist es von entscheidender Bedeutung, bei jeder Pflege, auch wenn sie sich wiederholt, einen individuellen Ansatz beizubehalten. Jeder

Patient reagiert anders auf Behandlungen und Eingriffe, und die Pflegekraft sollte stets ein offenes Ohr für die Reaktionen des Patienten haben. Beispielsweise kann ein Patient im Zusammenhang mit einer Insulininjektion an manchen Tagen mehr Schmerzen oder Unwohlsein empfinden oder besondere Sorgen äußern. Diese Anzeichen sollten beachtet werden und können die Pflegekraft dazu veranlassen, ihre Technik anzupassen oder zusätzliche Unterstützung anzubieten.

Die sich wiederholende Pflege zu personalisieren bedeutet auch, die eigene Haltung an den Zustand des Patienten anzupassen. Manche Patienten können angesichts der wiederholten Behandlung ängstlich oder entmutigt sein, und die Pflegekraft hat eine wichtige Rolle dabei zu spielen, sie zu beruhigen, zu ermutigen und ihnen eine wohlwollende Präsenz zu bieten. Sich beispielsweise einen Moment Zeit zu nehmen, um mit dem Patienten zu sprechen, die Bedeutung der Behandlung noch einmal zu erklären oder einfach nur ein paar tröstende Worte auszutauschen, kann einen großen Unterschied darin machen, wie der Patient die Pflege wahrnimmt.

In der Wiederholung einen Sinn finden

Die Wiederholung der Pflege kann bei den Pflegenden manchmal ein Gefühl der Ermüdung oder Müdigkeit hervorrufen, da sich die Handgriffe Tag für Tag wiederholen und die Gefahr besteht, dass die Motivation verloren geht. Es ist jedoch von entscheidender Bedeutung, das Endziel nicht aus den Augen zu verlieren: die Gesundheit und das Wohlbefinden des Patienten. Jede Pflegemaßnahme, auch wenn sie zum hundertsten Mal durchgeführt wird, ist eine wesentliche Handlung, die direkt zur Verbesserung des Gesundheitszustands des Patienten oder zur Vermeidung von Komplikationen beiträgt.

Motiviert bleiben, indem man sich auf die Ergebnisse konzentriert

Um die Motivation angesichts der Wiederholung intakt zu halten, kann es hilfreich sein, sich auf die Ergebnisse zu konzentrieren, die durch die Pflege erzielt werden. Ein Patient, dessen Gesundheitszustand sich dank einer regelmäßigen und sorgfältigen Pflege verbessert, ist ein konkretes Beispiel dafür, dass sich Wiederholungen lohnen. Zu wissen, dass jede Pflege dazu beiträgt, die Lebensqualität des Patienten zu verbessern oder schwerwiegende Komplikationen zu vermeiden, gibt der Routine wieder einen Sinn.

Außerdem kann der Pflegende durch die Beobachtung der Fortschritte des Patienten, auch in kleinen Details, die positiven Auswirkungen seiner Maßnahmen erkennen. Bei einem Diabetespatienten kann es beispielsweise eine Quelle der Zufriedenheit sein und die Motivation des Pflegenden steigern, wenn er sieht, wie sich die Blutzuckerwerte stabilisieren oder die Hypoglykämie-Episoden nach mehreren Wochen regelmäßiger Pflege reduziert werden.

Die Pflege anpassen, um Erschöpfung und Monotonie zu vermeiden

Der Umgang mit Wiederholungen betrifft nicht nur den Patienten, sondern auch das Wohlbefinden der Pflegekraft. Tag für Tag sich wiederholende Aufgaben zu erledigen, kann zu einer Form von Monotonie und sogar zu Burnout führen, wenn keine Strategien für den Umgang mit dieser Routine entwickelt werden. Für Pflegekräfte ist es wichtig, auf sich selbst zu achten und gleichzeitig die Qualität der von ihnen erbrachten Pflege zu gewährleisten.

Aufgaben variieren und das Pflegeteam fordern

Eine wirksame Methode, mit Wiederholungen umzugehen, besteht darin, die Aufgaben so weit wie möglich zu variieren. Im Rahmen eines Teams kann es hilfreich sein, die Pflege so aufzuteilen, dass nicht jede Pflegekraft immer denselben Patienten oder denselben Aufgaben zugewiesen wird. Der Wechsel zwischen verschiedenen Interventionen hilft, eine gewisse Vielfalt in der täglichen Pflege zu erhalten und das Gefühl der Routine zu verringern.

Es ist auch wichtig, sich auf das Pflegeteam zu stützen, um Verantwortung und Erfahrungen zu teilen. Gespräche mit Kollegen, der Austausch von Ratschlägen zum Umgang mit Wiederholungen oder das Teilen von Lösungen, wie bestimmte Handgriffe für den Patienten angenehmer gestaltet werden können, können helfen, das Engagement zu erneuern und die Isolation angesichts dieser repetitiven Aufgabe zu vermeiden.

Aufrechterhaltung eines Ansatzes zur kontinuierlichen Verbesserung

Auch bei sich wiederholender Pflege ist es wichtig, weiterhin nach Möglichkeiten zur Verbesserung der Praxis zu suchen und auf Entwicklungen zu achten. Eine Wiederholung ist nie genau gleich, und jede Situation kann Möglichkeiten zum Lernen und zur Anpassung bieten.

Aufmerksam auf technologische Entwicklungen und Innovationen sein

Die Technologien und Methoden der Pflege entwickeln sich ständig weiter, auch im Bereich der chronischen Pflege. Wenn Sie über neue Techniken, Hilfsmittel oder Empfehlungen für den Umgang mit wiederkehrenden Pflegetätigkeiten auf dem

Laufenden bleiben, kann dies die Qualität der Pflege verbessern und bestimmte Aufgaben effizienter machen. Beispielsweise kann bei Diabetes der Einsatz neuer Geräte wie kontinuierliche Blutzuckersensoren oder Insulinpumpen die Art und Weise der Pflege verändern und Alternativen zu sich wiederholenden manuellen Handgriffen bieten.

- Konfrontation mit Situationen am Lebensende oder chronischem Leiden

Die Konfrontation mit Situationen am Lebensende oder mit chronischem Leiden stellt eine große emotionale und berufliche Herausforderung für Pflegekräfte dar. Diese Momente, in denen die Medizin nicht mehr auf Heilung, sondern auf Begleitung abzielt, erfordern nicht nur fachliche Kompetenz, sondern auch tiefes Einfühlungsvermögen und Sensibilität. Angesichts des Lebensendes oder chronischen Leidens verändert sich die Rolle der Pflegenden: Es geht darum, Schmerzen zu lindern, die Würde des Patienten zu wahren und ihm durch physische, psychologische und manchmal auch spirituelle Unterstützung zu helfen, diese schwierige Phase zu überstehen. Diese Situationen erfordern einen menschlichen und ganzheitlichen Ansatz, bei dem die Beziehung zwischen Pfleger und Patient eine noch intimere und wesentlichere Dimension annimmt.

Das Lebensende begleiten: eine menschliche und berufliche Herausforderung

Das Lebensende ist eine äußerst sensible Zeit, sowohl für den Patienten als auch für seine Angehörigen. In diesen Momenten konzentriert sich die Pflege nicht mehr auf die Behandlung der Krankheit, sondern auf die Linderung von Schmerzen und unangenehmen Symptomen, die Bewältigung von Ängsten und die Vorbereitung auf den Tod. Die Rolle des Pflegers besteht darin, dafür zu sorgen, dass der Patient seine letzten Momente in Würde verbringen kann, umgeben von Wohlwollen und Respekt.

Die Bedeutung von Schmerzlinderung und Komfort

Eines der Hauptziele der Pflege am Lebensende ist die Linderung von Schmerzen und anderen unangenehmen Symptomen. Die Schmerzbehandlung wird zur Priorität, sei es durch die Verabreichung von Schmerzmitteln, die Einrichtung einer Palliativversorgung oder die Anpassung der Behandlung an die spezifischen Bedürfnisse des Patienten. Es ist von entscheidender Bedeutung, dass das Pflegepersonal diese Techniken rigoros beherrscht und auf Anzeichen von Schmerzen achtet, auch wenn der Patient sich nicht mehr verbal ausdrücken kann.

Die Linderung von körperlichen Schmerzen reicht jedoch nicht aus. Genauso wichtig ist es, für den allgemeinen Komfort des Patienten zu sorgen: auf seine Position im Bett achten, Druckgeschwüren vorbeugen, seine Haut mit Feuchtigkeit versorgen und die Hygienepflege an seinen Zustand anpassen. Diese Handlungen sind zwar technisch, aber sie sind auch Mittel, um einem Menschen am Lebensende eine Form von Trost und Respekt zu vermitteln.

Unterstützen Sie die emotionale und psychologische Dimension

Das Lebensende wird häufig von psychischen Belastungen begleitet, sowohl für den Patienten als auch für seine Angehörigen. Die Angst vor dem Tod, die Angst vor dem Unbekannten und das Gefühl des Autonomieverlusts können zu großem emotionalen Leid führen. Das Pflegepersonal muss diesen Dimensionen besondere Aufmerksamkeit schenken, indem es aktiv zuhört und dem Patienten erlaubt, seine Ängste, Fragen, ja sogar seine Wut oder Verzweiflung auszudrücken.

Der Pfleger muss auch in der Lage sein, auf diese Ängste sensibel zu reagieren, indem er ehrliche, aber beruhigende Antworten gibt und den Ernst der Situation niemals herunterspielt. Manchmal reicht es aus, einfach nur anwesend zu sein, ein tröstendes Wort anzubieten oder eine Hand auf die des Patienten zu legen, um eine große Not zu lindern. Die menschliche Beziehung gewinnt dann die Oberhand über die Technik, und jede Pflegehandlung wird zu einem Akt der Begleitung.

Respektieren Sie den Willen des Patienten und bewahren Sie seine Würde

Eine der größten Herausforderungen für den Pfleger besteht darin, den Willen des Patienten am Lebensende zu respektieren, auch wenn es schwierig sein kann, diesen Willen zu akzeptieren. Manche Patienten entscheiden sich dafür, medizinische Eingriffe zu begrenzen, um das Leiden nicht unnötig zu verlängern, während andere alles tun möchten, um so lange wie möglich am Leben zu bleiben. Die Achtung dieser Entscheidungen ist von grundlegender Bedeutung, und der Pfleger muss dafür sorgen, dass die Behandlung und Pflege mit den vom Patienten oder seiner Familie geäußerten Wünschen übereinstimmt.

Die Würde des Patienten zu wahren, ist ebenfalls eine Priorität. Das bedeutet, seine Intimsphäre auch in den verletzlichsten Momenten zu respektieren und sicherzustellen, dass er bis zu seinem letzten Atemzug mit Respekt behandelt wird, als vollwertiger Mensch und nicht auf seine Krankheit reduziert. Eine respektvolle Sprache zu pflegen, jede Pflegehandlung zu erklären und den Patienten in Entscheidungen, die ihn betreffen, einzubeziehen, selbst in kleinen Details, sind alles Mittel, um diese Würde zu bewahren.

Umgang mit chronischem Leiden: eine langfristige Begleitung

Chronisches Leiden, sei es physischer oder psychischer Art, ist für viele Patienten mit langwierigen Krankheiten wie endokrinen Erkrankungen, Krebs oder degenerativen Störungen eine Realität. Die Rolle der Pflegekraft in diesen Situationen besteht darin, den Patienten langfristig zu unterstützen, indem sie nicht nur technische Pflege anbietet, sondern auch ständig zuhört und psychologische Hilfe leistet.

Beherrschen Sie den Umgang mit chronischen Schmerzen

Chronisch leidende Patienten leben oft mit ständigen oder wiederkehrenden Schmerzen, die ihre Lebensqualität stark beeinträchtigen können. Daher ist es von entscheidender Bedeutung, dass das Pflegepersonal die verschiedenen Techniken der Schmerzbehandlung beherrscht. Dabei kann es sich um medikamentöse Behandlungen (Schmerzmittel, Opioide) oder alternative Methoden wie Physiotherapie, Massagen oder auch Entspannungstechniken handeln.

Die Behandlung chronischer Schmerzen erfordert auch viel Geduld und Anpassungsfähigkeit, da jeder Patient anders auf die Behandlung reagiert und es oft keine Patentlösung gibt. Man muss die Dosis anpassen, verschiedene Medikamentenkombinationen ausprobieren und auf das Feedback des Patienten hören, um die Behandlung schrittweise zu verbessern. Manchmal kann allein die Tatsache, dass der Patient seine Schmerzen erkennt und ihm zeigt, dass er ernst genommen wird, eine beruhigende Wirkung haben.

Die Moral des Patienten angesichts der Chronizität unterstützen

Schmerzen und chronische Krankheiten gehen oft mit Entmutigung oder sogar Depressionen einher. Das Leben mit dauerhaften Schmerzen oder Funktionseinschränkungen kann die Motivation des Patienten untergraben und seine Zukunftsvorstellungen beeinträchtigen. Das Pflegepersonal spielt hier eine entscheidende Rolle, um dem Patienten durch diese schwierigen Zeiten zu helfen, indem es ihm emotionale Unterstützung bietet und ihn dazu ermutigt, angesichts der Krankheit nicht zu resignieren.

In manchen Fällen kann es notwendig sein, den Patienten an eine spezialisiertere psychologische Unterstützung wie einen Psychologen oder Psychiater zu verweisen, um ihm zu helfen, mit dem emotionalen Leid, das mit seinem Zustand verbunden ist, besser umzugehen. Die Pflegekraft muss in der Lage sein, solche Momente psychischer Not zu erkennen und entsprechend zu handeln, ohne zu warten, bis sich die Situation verschlimmert.

Umgang mit den eigenen Emotionen als Pflegekraft

Die Begleitung eines Patienten am Lebensende oder mit chronischem Leiden ist eine emotional anspruchsvolle Aufgabe für den Pfleger. Einen Patienten leiden zu sehen und manchmal mit seinem Tod konfrontiert zu werden, kann zu einer großen emotionalen Belastung führen. Der Pfleger muss lernen, mit seinen eigenen Emotionen umzugehen und gleichzeitig für den Patienten verfügbar zu bleiben, ohne dass diese Gefühle die Qualität der Pflege beeinträchtigen.

Die Bedeutung der emotionalen Distanzierung

Um weiterhin eine qualitativ hochwertige Pflege anbieten zu können, ist es wichtig, dass der Pfleger ein Gleichgewicht zwischen Einfühlungsvermögen und Distanzierung findet. Er muss in der Lage sein, den Patienten zu unterstützen, ohne sich von seinen eigenen Emotionen überwältigen zu lassen. Das bedeutet nicht, kalt oder distanziert zu sein, sondern die Fähigkeit zu besitzen, sich emotional zu schützen und gleichzeitig für den Patienten präsent zu bleiben. Diese Distanzierung ist notwendig, um Burnout zu vermeiden und die Stabilität in der täglichen Arbeit zu erhalten.

Unterstützung im Team und bei Kollegen suchen

Pflegekräfte, die mit Situationen am Lebensende oder mit chronischem Leiden konfrontiert sind, sollten nicht zögern, sich

Unterstützung von Kollegen zu holen oder an Gesprächsgruppen teilzunehmen. Der Erfahrungsaustausch mit anderen Berufsgruppen, die mit denselben Herausforderungen konfrontiert sind, hilft, die emotionale Belastung zu lindern und Isolation zu vermeiden. Solche Momente des Austauschs bieten auch Gelegenheiten, gemeinsam darüber nachzudenken, wie man die Betreuung von Patienten verbessern und neue Strategien zur Bewältigung des Leidens entwickeln kann.

2. Strategien zur Stressbewältigung

• Techniken zur Erhaltung des geistigen Wohlbefindens
Die Erhaltung des geistigen Wohlbefindens ist für jeden Menschen von entscheidender Bedeutung. Besonders entscheidend ist dies jedoch für Pflegekräfte, deren Alltag häufig von stressigen Situationen, schweren emotionalen Belastungen und dem Umgang mit dem Leid anderer geprägt ist. Angesichts dieser Herausforderungen ist es unerlässlich, sich Techniken und Strategien anzueignen, um ein dauerhaftes seelisches Gleichgewicht zu bewahren. Zum psychischen Wohlbefinden eines Pflegers gehört nicht nur die Vermeidung von Erschöpfung, sondern auch die Aufrechterhaltung einer inneren Gelassenheit, die es ihm ermöglicht, seinen Beruf weiterhin mit Wohlwollen, Einfühlungsvermögen und Effizienz auszuüben. Indem er sich um seine psychische Gesundheit kümmert, stellt ein Pfleger sicher, dass er weiterhin in der Lage ist, seinen Patienten die bestmögliche Unterstützung zukommen zu lassen und gleichzeitig eine erfüllte persönliche Lebensqualität zu bewahren.

Techniken zur Stressbewältigung anwenden

Stress ist ein integraler Bestandteil des Pflegeberufs, insbesondere wenn es darum geht, mit Notfallsituationen, hoher

Arbeitsbelastung oder emotional belastenden Situationen wie dem Lebensende umzugehen. Wenn man diesem Stress jedoch über einen längeren Zeitraum ausgesetzt ist, kann dies negative Auswirkungen auf die psychische Gesundheit haben, die von emotionaler Erschöpfung bis hin zum Burnout reichen können. Um diesen Risiken vorzubeugen, sind wirksame Stressbewältigungstechniken von entscheidender Bedeutung.

Bewusste Atmung praktizieren

Die bewusste Atmung ist eine einfache, aber wirkungsvolle Methode, um Stress in wenigen Minuten abzubauen. Sie besteht darin, sich auf die Atmung zu konzentrieren, indem man tief einatmet und langsam ausatmet, wodurch das Nervensystem beruhigt und Ängste abgebaut werden. Wenn sich die Pflegekraft vor oder nach einer stressigen Situation (wie einer schwierigen Pflege oder einem angespannten Meeting) ein paar Minuten Zeit nimmt, um diese Technik zu üben, kann sie ein Gefühl der Ruhe und Kontrolle erlangen.

Die Bauchatmung z. B. hilft, den Herzschlag zu verlangsamen und die Muskeln zu entspannen. Diese Technik kann zu jeder Tageszeit angewendet werden, vor allem bei unmittelbarer Anspannung, um zu verhindern, dass sich Stress aufbaut.

Rituale zur Entschleunigung nach der Arbeit einführen

Nach einem Tag in der Pflege ist es wichtig, sich zu entspannen und die angesammelten Spannungen abzubauen. Ein Dekompressionsritual einzuführen kann dabei helfen, das Berufsleben vom Privatleben zu trennen. Das kann eine körperliche Aktivität sein (wie ein Spaziergang, eine Yoga- oder Sportstunde), die den körperlichen und geistigen Druck abbauen hilft. Für andere kann es eine Möglichkeit sein, beruhigende Musik zu hören, Meditation zu praktizieren oder sich in die Lektüre eines Buches zu vertiefen, um den Geist zu entspannen und sich neu zu fokussieren.

Diese Momente ermöglichen es, Spannungen zu lösen, mit Emotionen besser umzugehen und die psychologischen Auswirkungen von Stress über einen längeren Zeitraum zu reduzieren.

Emotionale Widerstandsfähigkeit entwickeln

Resilienz ist die Fähigkeit, an Schwierigkeiten abzuprallen und sich an widrige Situationen anzupassen, ohne von negativen Emotionen überwältigt zu werden. Im Pflegebereich, wo Pflegekräfte oft mit schwierigen Situationen konfrontiert sind - Leid, Tod und Not der Patienten - ist die Entwicklung emotionaler Resilienz entscheidend für die Erhaltung des psychischen Wohlbefindens.

Seine Grenzen akzeptieren

Ein wichtiger Aspekt der Resilienz ist die Fähigkeit, die eigenen Grenzen zu akzeptieren. Als Pfleger kann es schwierig sein, sich nicht für jedes Detail verantwortlich zu fühlen oder das gesamte Leid der Patienten lindern zu wollen. Dennoch ist es von entscheidender Bedeutung, anzuerkennen, dass sich manche Dinge unserer Kontrolle entziehen und dass man nicht alles lösen kann. Wenn man seine Grenzen akzeptiert, wird man nicht von Versagens- oder Schuldgefühlen überwältigt, wenn die Dinge nicht wie geplant laufen.

Dazu gehört auch, nein sagen zu können, wenn man sich überfordert fühlt, oder Kollegen um Hilfe zu bitten, wenn die Belastung zu groß wird. Wer seine eigenen Grenzen erkennt, vermeidet es, in eine emotionale Erschöpfung zu geraten.

Achtsamkeit praktizieren

Achtsamkeit bedeutet, sich auf den gegenwärtigen Moment zu konzentrieren, ohne zu urteilen, und dabei voll und ganz auf das zu achten, was man hier und jetzt erlebt. Diese Technik, die zunehmend für ihre Vorteile für die geistige Gesundheit anerkannt wird, hilft, emotionale Widerstandsfähigkeit zu entwickeln, indem man lernt, sich nicht von negativen Emotionen oder aufdringlichen Gedanken mitreißen zu lassen.

In der Pflegepraxis kann dies bedeuten, sich nur auf den Patienten oder die aktuelle Aufgabe zu konzentrieren, ohne den gegenwärtigen Moment von Sorgen oder äußeren Ereignissen beeinflussen zu lassen. Diese Praxis hilft, besser mit stressigen Situationen umzugehen und eine geistige Überlastung durch übermäßige Gedanken an die Zukunft oder vergangene Sorgen zu vermeiden.

Grenzen zwischen Berufs- und Privatleben ziehen

Eine der größten Herausforderungen für Pflegekräfte ist es, eine Trennung zwischen ihrem Berufs- und ihrem Privatleben aufrechtzuerhalten. Denn wenn man ständig mit dem Leid und den Bedürfnissen anderer Menschen konfrontiert ist, kann es schwierig sein, diese emotionale Belastung nicht mit nach Hause zu nehmen. Um das seelische Wohlbefinden zu erhalten, ist es jedoch unerlässlich, klare Grenzen zwischen den beiden Lebensbereichen zu schaffen.

Nehmen Sie die Sorgen der Arbeit nicht mit nach Hause

Es ist wichtig, zu vermeiden, dass die mit der Arbeit verbundenen Sorgen nach der Rückkehr nach Hause fortgesetzt werden. Wenn dies schwierig sein kann, kann es helfen, Übergangsrituale einzuführen, wie bereits erwähnt, um den Arbeitstag mental "abzuschließen". Vor dem Verlassen des Dienstes mit einem Kollegen zu sprechen, um schwierige Situationen nachbesprechen zu können, kann ebenfalls eine Möglichkeit sein, die Geschehnisse am Arbeitsplatz hinter sich zu lassen, so dass man sich nach der Rückkehr voll und ganz auf sein Privatleben konzentrieren kann.

Aktivitäten außerhalb der Arbeit kultivieren

Um das geistige Wohlbefinden zu erhalten, ist es wichtig, sich Zeit für Aktivitäten zu nehmen, die Freude bereiten oder der Entspannung dienen und nichts mit der Arbeit zu tun haben. Dazu können kreative Hobbys (wie Malen, Musizieren oder Kochen), körperliche Aktivitäten oder entspannende Momente mit der Familie oder Freunden gehören. Diese Aktivitäten helfen, die emotionale Belastung auszugleichen und erinnern daran, dass es auch ein Leben außerhalb der Arbeit gibt.

Diese Momente des Abschaltens sind wichtig, um neue Energie zu tanken, sich zu entspannen und ein Gleichgewicht zwischen Arbeit und Privatleben zu wahren. Sie ermöglichen es auch, ein gewisses Selbstwertgefühl außerhalb der Pflegerolle wiederzufinden.

Unterstützung suchen und annehmen

In Pflegeberufen kann es manchmal die Tendenz geben, die Verantwortung für alles allein tragen zu wollen, doch das kann zu Stress und Isolation führen. Die Fähigkeit, um Unterstützung zu bitten und diese anzunehmen, ist eine wichtige Fähigkeit, um das eigene psychische Wohlbefinden zu erhalten.

Sich auf Kollegen stützen und Erfahrungen austauschen

Kollegen sind oft die Personen, die die Schwierigkeiten, mit denen Sie konfrontiert sind, am besten verstehen können. Wenn Sie Ihre Erfahrungen, Sorgen oder Emotionen regelmäßig mit anderen Pflegekräften teilen, fühlen Sie sich unterstützt, verstanden und weniger isoliert. Diese Momente des Austauschs fördern auch die gegenseitige Unterstützung und können praktische Lösungen für die Herausforderungen bieten, denen Sie begegnen.

Teamarbeit ist eine wertvolle Ressource, um die emotionale Last bestimmter Situationen nicht allein tragen zu müssen. Die Möglichkeit, mit Gleichaltrigen zu diskutieren, hilft dabei, Schwierigkeiten zu relativieren und aus der Distanz zu betrachten, während man sich gleichzeitig unterstützt fühlt.

Bei Bedarf professionelle psychologische Unterstützung in Anspruch nehmen

Es ist nicht immer leicht, sich einzugestehen, dass man Hilfe für sich selbst braucht. Dennoch ist es manchmal notwendig, einen Psychologen oder eine andere Fachkraft für psychologische Unterstützung aufzusuchen, um über die eigenen Gefühle, den Stress oder die Erschöpfung zu sprechen. Dadurch können Strategien gefunden werden, um besser mit den eigenen Emotionen und Gefühlen umzugehen, und es kann verhindert werden, dass Symptome einer Depression oder eines Burnouts auftreten.

Professionelle Hilfe in Anspruch zu nehmen ist kein Zeichen von Schwäche, sondern im Gegenteil ein Akt der Prävention und Selbstfürsorge, der für die Aufrechterhaltung eines guten geistigen Gleichgewichts unerlässlich ist.

- Bedeutung des Gleichgewichts zwischen Berufs- und Privatleben

Ein ausgewogenes Verhältnis zwischen Berufs- und Privatleben ist von entscheidender Bedeutung, um sowohl das geistige und körperliche Wohlbefinden von Pflegekräften zu gewährleisten als auch ihre Leistungsfähigkeit bei der Ausübung ihres Berufes aufrechtzuerhalten. In einem Umfeld, in dem die Arbeitsbelastung oft hoch ist, in dem man mit emotional belastenden Situationen konfrontiert ist und in dem die Verantwortung gegenüber den Patienten groß ist, wird das Finden und Bewahren dieses

Gleichgewichts zu einer entscheidenden Herausforderung. Wenn es nicht gelingt, diese beiden Bereiche ins Gleichgewicht zu bringen, kann dies zu Burnout führen, die persönlichen Beziehungen beeinträchtigen und letztendlich die Qualität der Patientenversorgung beeinträchtigen. Im Gegenteil, ein gut gemanagtes Gleichgewicht ermöglicht es, sowohl im beruflichen als auch im privaten Bereich erfüllt, leistungsfähig und voll präsent zu bleiben.

Burnout und Erschöpfung vorbeugen

Eines der Hauptrisiken, die mit einem Ungleichgewicht zwischen Berufs- und Privatleben einhergehen, ist das Burnout-Syndrom, allgemein bekannt als Ausbrennen. Dieses Phänomen tritt auf, wenn der Druck und der Stress am Arbeitsplatz zu groß werden und es der Pflegekraft nicht mehr gelingt, in ihrem Privatleben Momente der Ruhe oder des Auftankens zu finden. Vor allem Pflegeberufe sind aufgrund der emotionalen Investitionen, die sie erfordern, und der kontinuierlichen Natur der Arbeit anfällig für diese Art von Ungleichgewicht.

Erkennen Sie die Warnzeichen einer Unausgeglichenheit

Wenn es einem Menschen nicht mehr gelingt, sein Berufs- und Privatleben ins Gleichgewicht zu bringen, können verschiedene Warnsignale auftreten: ständige Müdigkeit, das Gefühl, überfordert oder überfordert zu sein, erhöhte Reizbarkeit, ein Gefühl der Entmutigung oder Motivationsverlust oder sogar soziale Isolation. Diese Symptome sind Indikatoren dafür, dass diese Balance dringend neu bewertet und Korrekturmaßnahmen ergriffen werden müssen, damit sich die Situation nicht weiter verschlechtert.

Burnout kann auch zu einer schlechteren Qualität der geleisteten Pflege führen, da es einem erschöpften Pfleger schwerer fällt, konzentriert zu bleiben, empathisch zu sein und seine täglichen Aufgaben effektiv zu bewältigen. Ein längeres Ungleichgewicht zwischen Berufs- und Privatleben betrifft also keineswegs nur den Einzelnen, sondern kann sich auch auf die Patienten auswirken.

Sich Ruhepausen gönnen, um neue Kraft zu schöpfen

Einer der Schlüssel zur Vorbeugung von Burnout ist es, sich Ruhepausen zu gönnen, in denen man sich körperlich und geistig erholen kann. Es ist wichtig, sich im Laufe des Tages regelmäßige Pausen zu gönnen, aber auch darauf zu achten, an freien Tagen oder im Urlaub Momente zu bewahren, in denen man völlig abschalten kann. Diese Momente ermöglichen es, Spannungen abzubauen, Abstand zu gewinnen und sich wieder auf sich selbst und seine persönlichen Bedürfnisse zu konzentrieren.

Eine qualitativ hochwertige Erholung, zu der auch ausreichend Schlaf gehört, ist unerlässlich, um die Batterien wieder aufzuladen und die Energie für die täglichen Herausforderungen zu finden. Dazu gehört auch die Einhaltung klarer Grenzen für die Arbeitszeit: Es ist entscheidend, dass man nicht systematisch in sein Privatleben eingreift, indem man seine Arbeitszeit verlängert oder Arbeit mit nach Hause nimmt.

Erhalten Sie erfüllende soziale und familiäre Beziehungen

Das persönliche Leben und insbesondere die Beziehungen zu Familie, Freunden oder auch Partnern spielen eine grundlegende Rolle für das allgemeine Wohlbefinden. Soziale Beziehungen ermöglichen es, über den beruflichen Tellerrand hinauszuschauen, gemeinsame Momente zu erleben und in schwierigen Zeiten emotionale Unterstützung zu finden. Werden diese Beziehungen aufgrund einer Überinvestition in das Berufsleben vernachlässigt, besteht nicht nur die Gefahr, dass man sich isoliert, sondern auch, dass Spannungen in den persönlichen Beziehungen entstehen.

Zeit für seine Lieben einräumen

Es ist wichtig, sich Qualitätsmomente mit seinen Lieben zu bewahren, sei es mit der Familie oder mit Freunden. Diese Momente helfen, Dampf abzulassen, den Kopf frei zu bekommen und sich wieder mit dem zu verbinden, was außerhalb der Arbeit wichtig ist. Sie bieten ein emotionales Gleichgewicht und helfen dabei, sich nicht von beruflichen Sorgen überwältigen zu lassen.

Auch in Zeiten hoher Arbeitsbelastung ist es wichtig, Zeit für seine Lieben einzuplanen und sich zu verpflichten, diese Zeit zu respektieren. Dazu können gemeinsame Aktivitäten wie Familienessen, Ausflüge oder Hobbys gehören, die der Entspannung dienen und die Bindung stärken.

Unterstützung in schwierigen Zeiten finden

Auch Angehörige können in schwierigen Zeiten eine wertvolle Quelle emotionaler Unterstützung sein. Wenn man bei der Arbeit unter starkem Stress steht, ist es von entscheidender Bedeutung, mit vertrauten Personen darüber sprechen zu können, die ein offenes Ohr und Trost spenden können. Diese Unterstützung hilft, die psychische Belastung zu verringern und berufliche Herausforderungen besser zu bewältigen.

Es ist jedoch auch wichtig, ein Gleichgewicht bei der Art und Weise zu wahren, wie man seine Sorgen mit seinen Angehörigen teilt. Wenn man die Probleme am Arbeitsplatz nicht systematisch mit nach Hause nimmt, bewahrt man eine Trennung zwischen diesen beiden Sphären und verhindert, dass sie sich miteinander vermischen.

Sich Zeit für sich selbst nehmen und erfüllende Aktivitäten ausüben

Ein ausgewogenes Verhältnis zwischen Berufs- und Privatleben zu finden bedeutet nicht nur, sich um Familie oder Freunde zu kümmern, sondern auch, sich Zeit für sich selbst zu nehmen. Es ist entscheidend, die eigenen Bedürfnisse und Leidenschaften nicht zu vernachlässigen, auch wenn man eine zeitintensive Karriere hat. Zeit für sich selbst ermöglicht es, neue Energie zu tanken und eine von der Arbeit unabhängige persönliche Zufriedenheit zu kultivieren.

Freizeitaktivitäten ausüben

Freizeit und persönliche Aktivitäten sind für die Aufrechterhaltung des geistigen und emotionalen Gleichgewichts von entscheidender Bedeutung. Ob Sport, kreative Aktivitäten, Lesen, Musik hören oder sogar meditieren - diese Zeit für sich selbst hilft, Spannungen zu lösen und ein Gefühl des Wohlbefindens zu nähren. Sie helfen Ihnen, sich vom Alltagsstress zu lösen und sich auf Aktivitäten zu konzentrieren, die Ihnen Freude bereiten und Sie zufriedener machen.

Diese Aktivitäten außerhalb des beruflichen Umfelds bieten auch ein Gefühl der Erfüllung und ermöglichen es, eine persönliche Identität zu entwickeln, die sich von der mit dem Pflegeberuf verbundenen unterscheidet. Wenn man sich regelmäßig Aktivitäten widmet, die Freude bereiten, kann man mit Zeiten von Stress und Überlastung am Arbeitsplatz besser umgehen.

Mit Achtsamkeit das innere Gleichgewicht kultivieren

Achtsamkeit oder **Mindfulness** ist eine Technik, bei der es darum geht, im Augenblick ganz präsent zu sein und seine Gedanken und Gefühle zu beobachten, ohne sie zu bewerten. Diese Praxis kann dabei helfen, Stress abzubauen, sich zu zentrieren und ein inneres Gleichgewicht zu finden, selbst angesichts eines intensiven Arbeitslebens. Sie hilft, mit Emotionen besser umzugehen und sich nicht von übermäßigen Sorgen überwältigen zu lassen.

Wer regelmäßig Achtsamkeitsübungen praktiziert, sei es bei der Arbeit oder außerhalb, lernt, mit stressigen Situationen besser umzugehen und auch in Zeiten hoher Arbeitsbelastung eine gewisse Gelassenheit zu bewahren.

Klare Grenzen zwischen Arbeit und Privatleben setzen

Ein wesentlicher Aspekt für die Aufrechterhaltung eines guten Gleichgewichts ist es, klare Grenzen zwischen Arbeit und Privatleben zu ziehen. Dazu gehört die Fähigkeit, nach Feierabend von der Arbeit abzuschalten, berufliche Belange nicht systematisch mit nach Hause zu nehmen und Ruhe- und Urlaubszeiten zu respektieren.

Nein sagen können und am Arbeitsplatz delegieren

Um zu verhindern, dass die Arbeit zu sehr in das Privatleben eingreift, ist es wichtig, bei der Arbeit Grenzen setzen zu können, insbesondere indem man lernt, nein zu sagen, wenn die Belastung zu groß wird. Die Fähigkeit, bestimmte Aufgaben zu delegieren oder Kollegen um Hilfe zu bitten, hilft ebenfalls dabei, die Arbeit besser zu verteilen und zu vermeiden, dass man überfordert ist. Zu lernen, wie man seine Zeit effektiv einteilt und Aufgaben priorisiert, ist eine wichtige Fähigkeit, damit die Arbeit nicht auf das Privatleben übergreift.

Vermeidung des Eindringens der Arbeit in das Privatleben

Mit der Entwicklung der Kommunikationstechnologien ist es einfacher geworden, auch zu Hause ständig mit der Arbeit verbunden zu sein. Dennoch ist es wichtig, der Versuchung zu widerstehen, auch außerhalb der Arbeitszeit berufliche E-Mails zu checken oder Anrufe zu beantworten, sofern es sich nicht um einen echten Notfall handelt. Regelmäßiges Abschalten hilft, einen privaten Raum zu bewahren, in dem die Arbeit keinen Platz hat, und das ist unerlässlich, um neue Energie zu tanken.

Kapitel 8

Notfallmanagement in der Endokrinologie

1. Schnelles Erkennen und Eingreifen bei endokrinen Notfällen

• Umgang mit schweren Hypoglykämiekrisen

Die Bewältigung von schweren Hypoglykämiekrisen ist eine Notfallsituation, die ein schnelles, wirksames und koordiniertes Eingreifen erfordert. Eine Hypoglykämie tritt auf, wenn der Glukosespiegel im Blut unter den normalen Grenzwert fällt, in der Regel unter 0,7 g/L (3,9 mmol/L). Bei einer leichten bis mittelschweren Hypoglykämie kann der Blutzuckerspiegel oft mit einer einfachen Zuckergabe korrigiert werden. Wird sie jedoch schwer, kann sie zu schwerwiegenden Symptomen wie Verwirrung, Krämpfen oder sogar Bewusstlosigkeit führen und damit lebensbedrohlich werden. Als Pflegekraft ist es entscheidend, die Warnsignale einer schweren Hypoglykämie zu kennen, schnell reagieren zu können und die Behandlungstechniken zu beherrschen, um schwere Komplikationen zu verhindern.

Erkennen der Anzeichen einer schweren Hypoglykämie

Der erste Schritt bei der Bewältigung von schweren Hypoglykämieattacken besteht darin, die Anzeichen und Symptome, die auf einen gefährlich niedrigen Blutzuckerspiegel hinweisen, schnell zu erkennen. Diabetespatienten, insbesondere solche, die Insulin oder bestimmte blutzuckersenkende Behandlungen erhalten, sind am stärksten gefährdet, hypoglykämische Episoden zu entwickeln. Daher ist es für das Pflegepersonal von entscheidender Bedeutung, auf Warnzeichen zu achten.

Körperliche und kognitive Symptome

Zu den ersten Anzeichen einer Hypoglykämie gehören Zittern, Schwitzen, Hungergefühl, Herzklopfen und Reizbarkeit. In Fällen von schwerer Hypoglykämie werden die Symptome jedoch viel schwerwiegender und können geistige Verwirrung, Sprechschwierigkeiten, Koordinationsverlust, Krämpfe und in den extremsten Fällen Bewusstlosigkeit umfassen. Der Patient kann auch blass und unruhig sein oder ungewöhnliche Verhaltensweisen zeigen, die auf den raschen Abfall der Gehirnglukose zurückzuführen sind.

Das frühzeitige Erkennen dieser Anzeichen ist von grundlegender Bedeutung, um eine Verschlimmerung des Anfalls zu verhindern. Insbesondere bei Diabetespatienten, die Insulin oder blutzuckersenkende Medikamente einnehmen, muss die Pflegekraft wachsam bleiben und beim Auftreten der ersten Anzeichen reagieren.

Schnell eingreifen: Die Priorität der Behandlung

In einer schweren Hypoglykämie-Situation ist der Zeitfaktor kritisch. Ein schnelles Eingreifen kann schwerwiegende Komplikationen wie Krampfanfälle oder Koma verhindern. Die sofortige Behandlung einer schweren Hypoglykämie beruht auf der Verabreichung von Glukose, um den Blutzuckerspiegel schnell wieder auf ein normales Niveau zu bringen. Die Art der Verabreichung variiert jedoch je nach Bewusstseinszustand des Patienten.

Patient bei Bewusstsein: orale Glukosezufuhr

Wenn der Patient noch bei Bewusstsein ist, aber Anzeichen einer schweren Hypoglykämie (Verwirrtheit, Zittern, Schwitzen) aufweist, ist es vorrangig, ihm schnell eine schnelle Zuckerquelle zu geben. Dabei kann es sich um Glukose in Tablettenform oder als Lösung handeln oder um jede leicht verwertbare süße Nahrung wie Fruchtsäfte oder Würfelzucker. Die ideale Menge liegt in der Regel bei 15 bis 20 Gramm schnell resorbierbarer Kohlenhydrate. Es ist wichtig, daran zu erinnern, dass diese Kohlenhydrate einfach und schnell im Körper verfügbar sein müssen, um einen zu langsamen Abbau des Zuckers zu vermeiden.

Nach der Verabreichung der Glukose wird empfohlen, den Blutzuckerspiegel nach 15 Minuten zu überprüfen. Wenn er weiterhin unter den normalen Grenzwerten liegt, kann es notwendig sein, eine zweite Dosis Zucker zu verabreichen. In der Zwischenzeit sollte der Patient sorgfältig überwacht werden, um einen Rückfall zu vermeiden.

Bewusstloser Patient: intravenöse Verabreichung von Glukagon oder Glukose

Wenn der Patient bewusstlos ist oder nicht schlucken kann, ist die orale Verabreichung von Zucker nicht möglich und stellt ein Erstickungsrisiko dar. In diesem Fall muss sofort eine **Glukagon-Injektion** verabreicht werden. Glukagon ist ein Hormon, das die Leber dazu anregt, Glukose in das Blut freizusetzen. Es wird intramuskulär oder subkutan verabreicht und ist in Form von Notfallsets erhältlich, die Betreuer und Angehörige von Diabetespatienten immer griffbereit haben sollten.

Wenn sich die Pflegekraft in einem medizinischen Umfeld befindet, ist eine **intravenöse Glukoseinfusion** eine weitere Option. Durch die Verabreichung von 20 bis 50 ml konzentrierter Glukoselösung (normalerweise 20 % bis 30 %) wird der Blutzuckerspiegel schnell wieder auf ein normales Niveau gebracht.

In jedem Fall ist es wichtig, den Notarzt zu rufen, wenn der Patient nicht schnell auf die Behandlung anspricht oder wenn man nicht in der Lage ist, die Notfallversorgung ordnungsgemäß durchzuführen.

Rückfälle überwachen und verhindern

Sobald sich der Blutzuckerspiegel des Patienten stabilisiert hat, ist es wichtig, seinen Zustand genau zu überwachen und einen weiteren Abfall des Blutzuckerspiegels zu verhindern. Nach der Korrektur einer schweren Hypoglykämie empfiehlt es sich, dem Patienten eine Mahlzeit oder einen Snack mit komplexen

Kohlenhydraten und Proteinen zu geben, um den Blutzuckerspiegel langfristig zu stabilisieren.

Es ist auch wichtig, den Blutzuckerspiegel in den Stunden nach der hypoglykämischen Episode weiter zu überwachen, da es zu einem weiteren Abfall kommen kann, insbesondere wenn der Patient eine intensive Diabetesbehandlung erhält. Regelmäßige Überprüfungen stellen sicher, dass der Glukosespiegel im Normalbereich bleibt, und beugen weiteren Anfällen vor.

Schwere Hypoglykämieanfälle verhindern

Neben der Bewältigung der Krise selbst ist die Vermeidung schwerer Hypoglykämie-Episoden ein grundlegendes Ziel für das Pflegepersonal, insbesondere bei Risikopatienten mit Diabetes. Es ist wichtig, mit dem medizinischen Team zusammenzuarbeiten, um die Behandlung anzupassen, den Blutzuckerspiegel regelmäßig zu überwachen und die Patienten und ihre Familien über die frühen Anzeichen einer Hypoglykämie und wie sie darauf reagieren sollen, aufzuklären.

Die Behandlung anpassen und den Blutzuckerspiegel regelmäßig überwachen

Bei Patienten, die Insulin oder blutzuckersenkende Medikamente erhalten, ist eine regelmäßige Anpassung der Dosis entscheidend, um Hypoglykämien zu vermeiden, insbesondere wenn sich die Bedürfnisse des Patienten ändern (Ernährungsumstellung, körperliche Aktivität, Infektionen usw.). Das Pflegepersonal sollte den Blutzuckerspiegel des Patienten zu verschiedenen Tageszeiten überwachen, z. B. vor den Mahlzeiten, nach dem Sport oder bei verdächtigen Symptomen.

Auch die Verwendung von Geräten zur kontinuierlichen Glukoseüberwachung (CGM) kann für Patienten mit hohem Risiko für schwere Hypoglykämien eine große Hilfe sein, da ein

Absinken des Blutzuckerspiegels schneller erkannt und Maßnahmen ergriffen werden können, bevor es zu einer Krise kommt.

Patienten und ihre Angehörigen aufklären

Die Aufklärung der Patienten und ihrer Familien ist ein Schlüsselelement bei der Vorbeugung von Hypoglykämien. Das Pflegepersonal sollte dafür sorgen, dass der Patient die Warnzeichen einer Hypoglykämie kennt und weiß, wie er sofort reagieren muss. Sie sollten auch dafür sorgen, dass die Angehörigen des Patienten wissen, wie man im Notfall Glukagon verabreicht, und dass sie verstehen, wie wichtig es ist, niemals mit dem Handeln zu warten.

Außerdem wird empfohlen, dass Patienten, bei denen das Risiko einer schweren Hypoglykämie besteht, ein Identifikationsarmband tragen, das auf ihren Diabetesstatus hinweist, damit externe Helfer im Falle eines Bewusstseinsverlusts schnell die Ursache feststellen können.

- Intervention bei diabetischem Koma (Ketoazidose, hyperosmolares Koma)

Die Intervention bei diabetischem Koma ist ein kritischer medizinischer Notfall, der eine schnelle, koordinierte und spezialisierte Behandlung erfordert. Diabetisches Koma kann in zwei Hauptformen auftreten: die diabetische Ketoazidose (DKA) und das hyperosmolare Koma. Diese beiden Zustände sind zwar die Folge eines schweren Ungleichgewichts im Glukosestoffwechsel, unterscheiden sich jedoch in ihren Mechanismen und Symptomen, haben jedoch eine gemeinsame Schwere, die eine sofortige Reaktion erfordert, um irreversible oder sogar tödliche Komplikationen zu vermeiden. Bei einem diabetischen Koma spielt der Pfleger eine entscheidende Rolle, sowohl bei der Erkennung der klinischen Anzeichen als auch bei der Einleitung der ersten Maßnahmen, bevor der Patient in ein Krankenhaus eingeliefert wird.

Diabetische Ketoazidose (DKA): Verstehen und schnell handeln

Die diabetische Ketoazidose ist eine akute Komplikation von Diabetes, die hauptsächlich mit Typ-1-Diabetes in Verbindung gebracht wird, aber unter bestimmten Bedingungen auch bei Patienten mit Typ-2-Diabetes auftreten kann. Sie entsteht durch einen erheblichen Insulinmangel, der den Körper dazu veranlasst, Fett als alternative Energiequelle zu nutzen und dabei überschüssige Ketonkörper zu produzieren. Diese Ketonkörper, die sich im Blut ansammeln, führen zu einer gefährlichen Übersäuerung des Körpers, der sogenannten Azidose. Ohne schnelle Behandlung kann diese Azidose zu einem diabetischen Koma führen.

Erkennen der Anzeichen und Symptome von DKA

Die DKA tritt allmählich auf, mit Symptomen der Verschlimmerung, die den Betreuer alarmieren sollten. Zu den Warnzeichen gehören Polyurie (häufiges und reichliches Wasserlassen), Polydipsie (übermäßiger Durst), extreme Müdigkeit, schneller Gewichtsverlust und Dehydrierung. Mit zunehmender Verschlechterung treten beunruhigendere Symptome auf: Übelkeit, Erbrechen, Bauchschmerzen, fruchtiger Atem (aufgrund des Vorhandenseins von Aceton) und Atemstörungen mit einem schnellen und tiefen Rhythmus, der sogenannten Kussmaul-Atmung. Wenn diese Symptome unbehandelt bleiben, können sie sich zu Verwirrung, Schläfrigkeit und schließlich zum Koma entwickeln.

Sobald die Anzeichen einer Ketoazidose auftreten, ist schnelles Handeln entscheidend, da sich der Zustand des Patienten innerhalb weniger Stunden verschlechtern kann.

Erstmaßnahmen bei DKA

Bei einem Patienten mit diabetischer Ketoazidose ist der erste Schritt, die Situation zu bestätigen, indem der Blutzuckerspiegel überprüft und das Blut oder der Urin auf Ketone untersucht wird. Ein hoher Blutzuckerspiegel in Verbindung mit einer Ketonurie oder Ketonämie ist ein Anzeichen für eine schwere Erkrankung. Bei Vorliegen dieser Anzeichen ist es zwingend erforderlich, den Patienten sofort in eine Notaufnahme zu verlegen oder den Notarzt zu rufen.

Bis zu einer fachärztlichen Intervention können bestimmte Maßnahmen durchgeführt werden, um den Patienten vorübergehend zu stabilisieren. Wenn der Patient bei Bewusstsein und in der Lage ist zu trinken, wird empfohlen, ihn mit Wasser zu versorgen, um eine weitere Dehydrierung zu verhindern. Es ist entscheidend, dass kein Insulin ohne medizinische Betreuung verabreicht wird, da eine falsche Handhabung die Ketoazidose verschlimmern kann.

Der Patient muss ständig überwacht werden, um sicherzustellen, dass sich sein Zustand nicht rapide verschlechtert. Wenn Verwirrung, Schläfrigkeit oder Bewusstlosigkeit auftreten, muss der Patient unbedingt in die sichere Seitenlage gebracht werden, bis Hilfe eintrifft.

Hyperosmolares Koma: eine Komplikation von Typ-2-Diabetes

Das hyperosmolare Koma, auch hyperglykämisches hyperosmolares Syndrom (HHS) genannt, tritt vor allem bei älteren Menschen mit Typ-2-Diabetes auf, häufig als Reaktion auf eine Infektion, Stress oder eine unangemessene Behandlung. Im Gegensatz zur diabetischen Ketoazidose werden beim hyperosmolaren Koma keine Ketone gebildet, sondern es ist durch einen extrem hohen Blutzuckerspiegel gekennzeichnet, der häufig 33 mmol/L (600 mg/dL) übersteigt und mit schwerer

Dehydrierung und fortschreitender Bewusstseinsveränderung einhergeht.

Erkennen Sie die Anzeichen eines hyperosmolaren Komas

Die Anzeichen des hyperosmolaren Komas entwickeln sich langsamer als die der diabetischen Ketoazidose, manchmal über mehrere Tage oder Wochen. Zu den ersten Symptomen gehören Polyurie, Polydipsie, Muskelschwäche und starke Müdigkeit. Der Patient hat vermehrten Durst, aber paradoxerweise kann es ihm schwerfallen, ausreichend Flüssigkeit zu sich zu nehmen, was die Dehydrierung noch verschlimmert. Mit fortschreitender Dehydrierung treten neurologische Anzeichen auf: Verwirrung, Halluzinationen, Sehstörungen, Krampfanfälle und schließlich Koma.

Vorgehen bei einem hyperosmolaren Koma

Wie bei der DKA hängt die anfängliche Behandlung des hyperosmolaren Komas von einer schnellen medizinischen Intervention ab. Die Diagnose wird auf der Grundlage der schweren Hyperglykämie und der hohen Osmolarität des Blutes gestellt. Wenn der Patient bei Bewusstsein ist, sollte er bis zum Eintreffen des Rettungsdienstes sofort mit Wasser versorgt werden. Wenn er jedoch neurologische Anzeichen aufweist oder bewusstlos ist, ist eine dringende Krankenhausbehandlung erforderlich.

Die Ziele der Krankenhausbehandlung sind die Wiederherstellung des Wasserhaushalts, die Korrektur des Blutzuckerspiegels und die Behandlung der zugrunde liegenden Ursache (Infektion, unangemessene Behandlung usw.). Die Infusion von Kochsalzlösung zur Rehydrierung des Patienten und die Verabreichung von Insulin zur Senkung des Blutzuckerspiegels sind die ersten Schritte der Behandlung. Elektrolyte wie Kalium können ebenfalls verabreicht werden, um die in diesem Zusammenhang auftretenden Elektrolytverschiebungen zu korrigieren.

Gesten, die Sie vermeiden sollten, wenn Sie auf Hilfe warten

In solchen Notfallsituationen sollten bestimmte Handlungen vermieden werden, um den Zustand des Patienten nicht zu verschlechtern. Bei einem Koma oder einer schweren Verwirrtheit ist es wichtig, dass Sie niemals versuchen, den Patienten zum Trinken oder Essen zu bewegen, da dies zum Ersticken führen könnte. Ebenso wird von der Verabreichung von Insulin ohne ärztliche Aufsicht abgeraten, da dies einen schweren hypoglykämischen Zustand beschleunigen könnte. Schließlich ist es von entscheidender Bedeutung, einen bewusstlosen Patienten niemals unbeaufsichtigt zu lassen und immer dafür zu sorgen, dass er sich in der sicheren Seitenlage befindet, um Atemwegskomplikationen vorzubeugen.

Stationäre Behandlung: Reanimation und kontinuierliche Überwachung

Unabhängig davon, ob ein Patient an einer diabetischen Ketoazidose oder einem hyperosmolaren Koma leidet, ist eine Krankenhausbehandlung unerlässlich, um den Zustand des Patienten zu stabilisieren und die zugrunde liegenden Ursachen zu behandeln. Der Krankenhausaufenthalt erfolgt in der Regel auf der Intensivstation, wo der Patient engmaschig überwacht wird, um seinen Blutzuckerspiegel, seine Elektrolyte, seinen Bewusstseinszustand und seine Nierenfunktion zu monitoren.

Die Behandlung beruht auf intravenöser Rehydrierung, Insulin zur Senkung des Blutzuckerspiegels und der Korrektur von Elektrolytstörungen. Entscheidend ist auch die Behandlung der auslösenden Ursache, sei es eine Infektion, ein Herzproblem oder eine schlechte Befolgung der Therapie.

Eine kontinuierliche Überwachung ist erforderlich, um Komplikationen wie ein Hirnödem (bei zu schneller Korrektur der

Hyperglykämie), schwere Elektrolytstörungen oder ein Multisystemversagen zu vermeiden.

Prävention von diabetischem Koma

Die Vorbeugung eines diabetischen Komas beruht in erster Linie auf einer konsequenten Diabeteseinstellung und einer regelmäßigen Überwachung des Blutzuckerspiegels. Risikopatienten müssen über die Bedeutung der Blutzuckerselbstkontrolle, die korrekte Einnahme ihrer Medikamente und das Erkennen von Frühzeichen einer Hyperglykämie oder Ketoazidose aufgeklärt werden. Entscheidend ist auch, dass die Patienten wissen, wie sie ihre Insulindosen bei Krankheit, Stress oder Veränderungen im Tagesablauf anpassen können.

Das Pflegepersonal spielt bei dieser Prävention eine zentrale Rolle, indem es den Patienten hilft, ihre Behandlung zu verstehen, ihre Blutzuckerwerte regelmäßig zu überwachen und schnell zu reagieren, wenn sie aus dem Gleichgewicht geraten. Die Zusammenarbeit mit einem multidisziplinären Ärzteteam, zu dem Diabetologen, Ernährungswissenschaftler und Pflegekräfte gehören, ist für eine optimale Betreuung und die Vermeidung akuter Diabeteskomplikationen von entscheidender Bedeutung.

• Anzeichen einer akuten Thyreotoxikose oder Hyperthyreose

Die Thyreotoxikose, auch thyreotoxische Krise oder akute Hyperthyreose genannt, ist eine schwere und potenziell lebensbedrohliche Form der Hyperthyreose. Sie tritt auf, wenn die Schilddrüse eine übermäßige Menge an Schilddrüsenhormonen in den Blutkreislauf abgibt, was zu einer gefährlichen Beschleunigung des Stoffwechsels führt. Dies kann durch verschiedene Faktoren ausgelöst werden, u. a. durch eine Infektion, starken Stress, eine Operation oder eine unangemessene Einnahme von Schilddrüsenmedikamenten. Die Anzeichen einer Thyreotoxikose sind oft schwerer als die einer chronischen Hyperthyreose und erfordern sofortiges ärztliches Eingreifen. Die Rolle des Betreuers ist entscheidend, um diese Anzeichen schnell zu erkennen, eine Notfallbehandlung einzuleiten und schwere Komplikationen wie Herzversagen, Schock oder Koma zu verhindern.

Hyperthyreose: Die Zusammenhänge vor der akuten Krise verstehen

Bevor wir die Anzeichen einer Thyreotoxikose im Einzelnen erläutern, ist es wichtig, die Erscheinungsformen der Hyperthyreose zu verstehen, die die Vorstufe zur thyreotoxischen Krise darstellt. Eine Hyperthyreose tritt auf, wenn die Schilddrüse einen Überschuss an Schilddrüsenhormonen (T3 und T4) produziert. Diese Hormone, die den Grundumsatz steuern, regen viele Systeme im Körper an, darunter das Herz-Kreislauf-, Nerven-, Verdauungs- und Muskelsystem.

Bei der klassischen Hyperthyreose können die Patienten Symptome wie :

- **Gewichtsverlust** trotz erhaltenem oder gesteigertem Appetit.
- **Tachykardie** (hoher Herzschlag) oder Herzklopfen.
- Feines **Zittern** der Hände.
- **Nervosität** oder Reizbarkeit.
- **Hitzeunverträglichkeit** mit übermäßigem Schwitzen.
- **Durchfall** oder häufiger Stuhlgang.
- Allgemeine **Müdigkeit** trotz wahrgenommener Hyperaktivität.

Diese Symptome können chronisch sein und relativ gut toleriert werden, wenn der Patient eine geeignete Behandlung erhält. Wenn die Hyperthyreose jedoch nicht kontrolliert oder durch einen Auslöser verschlimmert wird, kann sie sich zu einer akuten Thyreotoxikose entwickeln.

Anzeichen einer akuten Thyreotoxikose: ein medizinischer Notfall

Die akute Thyreotoxikose, auch "Schilddrüsensturm" genannt, ist eine verschärfte und gefährliche Form der Hyperthyreose. Die Anzeichen dieser Krise sind viel intensiver und treten plötzlich auf, oft ausgelöst durch eine für den Körper belastende Situation (Infektion, Operation, Schwangerschaft oder plötzliches Absetzen der Schilddrüsenmedikation).

Die charakteristischen Symptome einer akuten Thyreotoxikose können mehrere Körpersysteme betreffen :

Herz-Kreislauf-System: Tachykardie, Vorhofflimmern und Herzinsuffizienz

Eines der wichtigsten Anzeichen einer Thyreotoxikose ist eine gefährliche Beschleunigung der Herztätigkeit. Der Patient hat in der Regel eine **schwere Tachykardie** mit einer Herzfrequenz, die 140 Schläge pro Minute überschreiten kann. Diese Tachykardie kann sich zu **Vorhofflimmern** entwickeln, einer Herzrhythmusstörung, die durch unregelmäßiges und unwirksames Schlagen der Vorhöfe gekennzeichnet ist, was das Risiko von Blutgerinnseln und Schlaganfällen erhöht.

Wenn die Tachykardie nicht kontrolliert wird, kann das Herz, das einer übermäßigen Stimulation ausgesetzt ist, schwächer werden, was zu einer **akuten Herzinsuffizienz** führt. In diesem Fall kann der Patient Anzeichen eines Lungenödems, Dyspnoe (Atemnot) und ein peripheres Ödem (Schwellung der Gliedmaßen) entwickeln. Diese Symptome weisen auf eine schwere Schädigung des Herz-Kreislauf-Systems hin und erfordern eine dringende Behandlung.

Zentrales Nervensystem: Unruhe, Verwirrung, Koma

Die Auswirkungen der Thyreotoxikose auf das zentrale Nervensystem sind ebenso schwerwiegend. Der Patient kann extrem **unruhig** sein, **starke Nervosität** und Verhaltensstörungen zeigen. Diese Symptome können sich rasch zu **geistiger Verwirrung**, **Halluzinationen** und sogar **Desorientierung** entwickeln.

Wenn die Thyreotoxikose nicht rechtzeitig behandelt wird, kann der Patient in ein thyreotoxisches **Koma** fallen, das eine extreme Notfallsituation darstellt. In diesem Stadium sinken die Überlebenschancen ohne eine schnelle und angemessene medizinische Intervention erheblich.

Schwere Hyperthermie: hohes Fieber

Ein weiteres klassisches Anzeichen für eine Thyreotoxikose ist eine **schwere Hyperthermie** mit einer Körpertemperatur, die über 40 °C steigen kann. Dieses Fieber steht nicht im Zusammenhang mit einer Infektion, sondern ist das Ergebnis einer übermäßigen Anregung des Stoffwechsels. Dieser gefährliche Anstieg der Körpertemperatur kann zu einer erheblichen Dehydrierung führen und den Allgemeinzustand des Patienten verschlechtern.

Es ist wichtig zu beachten, dass das Fieber bei der Thyreotoxikose herkömmlichen Behandlungen wie fiebersenkenden Mitteln widerstehen kann, da es mit dem hormonellen Ungleichgewicht und nicht mit einer Infektion zusammenhängt.

Hitzeunverträglichkeit und übermäßiges Schwitzen

Im Zusammenhang mit der Hyperthermie leidet der Thyreotoxikose-Patient häufig unter einer **ausgeprägten Hitzeunverträglichkeit**. Er schwitzt selbst in kühler Umgebung stark und übermäßig, was die Dehydrierung verschlimmert.

Gastrointestinale Beschwerden: Durchfall und Erbrechen

Das Verdauungssystem ist bei einer akuten Thyreotoxikose ebenfalls betroffen. Der Patient kann häufigen, manchmal schweren **Durchfall** haben, der zur Dehydrierung beiträgt. In einigen Fällen kann **es** zu **Erbrechen** kommen, wodurch der Flüssigkeits- und Elektrolytverlust noch verstärkt wird.

Diese Dehydrierung kann zusammen mit dem schnellen Flüssigkeitsverlust schnell zu einem **hypovolämischen Schock** führen, wenn sie nicht angemessen behandelt wird.

Schneller Gewichtsverlust und extreme Müdigkeit

Aufgrund der übermäßigen Anregung des Stoffwechsels verliert der Patient mit akuter Thyreotoxikose schnell und deutlich an Gewicht, oft innerhalb weniger Tage oder Wochen. Dieser schnelle Gewichtsverlust wird von **extremer Müdigkeitund allgemeiner Schwäche** begleitet, trotz eines Gefühls der inneren Unruhe.

Notfallversorgung: den Patienten schnell stabilisieren

Die Thyreotoxikose ist ein medizinischer Notfall, der sofortiges Handeln erfordert. Wenn eine Pflegekraft diese Anzeichen bei einem Patienten erkennt, muss unbedingt schnell der Notdienst verständigt und der Patient zur fachärztlichen Behandlung in ein Krankenhaus gebracht werden. Das Hauptziel der Behandlung besteht darin, den Zustand des Patienten zu stabilisieren, indem die übermäßige Produktion von Schilddrüsenhormonen kontrolliert und die potenziell lebensbedrohlichen Symptome behandelt werden.

Erste Maßnahmen vor dem Eintreffen der Rettungskräfte

Bis zum Eintreffen der Rettungskräfte sollte der Patient in einer ruhigen Umgebung mit mäßiger Temperatur untergebracht werden, um eine Verschlimmerung des Zustands zu vermeiden. Es ist wichtig, eine orale Flüssigkeitszufuhr zu fördern, wenn der Patient bei Bewusstsein ist, um die Dehydrierung auszugleichen. Es sollten jedoch keine spezifischen medikamentösen Maßnahmen ohne ärztliche Aufsicht ergriffen werden.

Stationäre Behandlung

Die Behandlung im Krankenhaus zielt darauf ab :

- **Die Produktion von Schilddrüsenhormonen** durch Schilddrüsenmedikamente (wie Propylthiouracil oder Methimazol) zu **reduzieren**.
- **Kontrollieren Sie Tachykardie** und Herzrhythmusstörungen mit Betablockern wie Propranolol, die die Herzfrequenz verlangsamen und die Unruhe verringern.
- **Den Patienten** intensiv mit Flüssigkeit versorgen, mit intravenösen Infusionen von Salzlösungen, um die Dehydrierung zu korrigieren.
- **Behandeln Sie das Fieber** und beugen Sie einem Schock vor, indem Sie den Allgemeinzustand des Patienten genau überwachen.

Bei Herzkomplikationen oder Koma kann eine Intensivpflege erforderlich sein, bei der die Vitalfunktionen ständig überwacht werden müssen.

Prävention der akuten Thyreotoxikose

Die Prävention beruht hauptsächlich auf einer angemessenen Behandlung der Hyperthyreose mit regelmäßiger Überwachung der Schilddrüsenfunktion und Anpassung der Behandlung. Patienten mit Hyperthyreose sollten über Warnsymptome und Risikofaktoren für eine Thyreotoxikose aufgeklärt werden. Dazu gehören Infektionen, übermäßiger Stress und Behandlungsfehler (Überdosierung oder plötzliches Absetzen von Medikamenten).

Die Aufgabe des Pflegepersonals besteht darin, eine strenge Überwachung zu gewährleisten, sicherzustellen, dass die Patienten ihre Medikamente einhalten, und auf Anzeichen einer Dekompensation zu achten, die einen Anfall ankündigen könnten.

2. Zusammenarbeit in kritischen Situationen

• Die Rolle des Pflegehelfers im Notfallteam

Die Rolle des Pflegehelfers in einem Notfallteam ist von entscheidender Bedeutung für eine schnelle, effiziente und koordinierte Versorgung von Patienten in kritischen Situationen. Obwohl der Pflegehelfer nicht an vorderster Front steht, um Diagnosen zu stellen oder komplexe Behandlungen einzuleiten, ist sein Beitrag entscheidend für die Aufrechterhaltung eines reibungslosen Ablaufs, die Stressbewältigung und die Unterstützung anderer Gesundheitsfachkräfte, insbesondere Krankenschwestern und Notärzte. Die Pflegekraft spielt mit ihrer Beobachtungsgabe, ihren technischen Fähigkeiten und ihrem menschlichen Ansatz eine zentrale Rolle bei der Organisation der Notfallversorgung, indem sie für die Sicherheit, den Komfort und die Begleitung der Patienten während des gesamten Behandlungsverlaufs sorgt.

Begrüßen und beruhigen Sie den Patienten bei seiner Ankunft

In Notfallsituationen kommen die Patienten oft in einem intensiven Stresszustand an, leiden unter Schmerzen, Angst oder Unverständnis über ihre Situation. Die Rolle des Pflegehelfers beginnt bereits bei der Aufnahme des Patienten, wo er aktiv an der Begrüßung teilnimmt, indem er sich um die anfänglichen Aspekte der Einrichtung kümmert und einen ersten menschlichen und beruhigenden Kontakt herstellt. Seine ruhige und einfühlsame Haltung kann den Patienten und seine Angehörigen beruhigen und so die mit dem medizinischen Notfall verbundene Anspannung verringern.

Eine beruhigende Pflegeumgebung schaffen

Der Pflegehelfer sorgt dafür, dass der Patient unter optimalen Bedingungen untergebracht wird, indem er für seinen Komfort sorgt, die Position des Patienten auf der Trage oder dem Bett anpasst und seine unmittelbaren Bedürfnisse (Decke, Wasser usw.) befriedigt. Er stellt auch sicher, dass der Patient korrekt identifiziert wird, dass er ggf. ein Identifikationsarmband trägt und dass seine persönlichen Dinge gesichert sind. Dieser erste Kontakt macht die Betreuung menschlich und gibt dem Patienten das Gefühl, trotz der Notsituation umsorgt zu sein.

Beobachten und Weiterleiten von Schlüsselinformationen

Sobald der Patient in Empfang genommen wird, beobachtet der Pflegehelfer aufmerksam seinen physischen und psychischen Zustand. Er ist oft der Erste, der Anzeichen einer Verschlechterung (Atemnot, starke Schmerzen, Verwirrtheit) erkennt, und seine Aufgabe ist es, diese Beobachtungen sofort dem Pflegeteam zu melden. Seine Beobachtungsgabe trägt dazu bei, die Reaktionsfähigkeit des Teams zu verbessern, indem er die Interventionen gezielter ausrichtet. Diese reibungslose Kommunikation ist von entscheidender Bedeutung, um eine schnelle und der Dringlichkeit der Situation angemessene Behandlung zu gewährleisten.

Gewährleistung einer wesentlichen technischen und logistischen Betreuung

In einer Notfallsituation ist der Krankenpflegehelfer an der Durchführung der Erstversorgung beteiligt, indem er Krankenpflegern und Ärzten bei technischen und logistischen

Aufgaben assistiert. Er stellt sicher, dass alle Materialien verfügbar und funktionstüchtig sind, dass medizinische Geräte einsatzbereit sind und dass der Patient angemessen auf medizinische Eingriffe vorbereitet ist.

Bereiten Sie das Material für die Notfallversorgung vor.

Die Pflegekraft muss die Organisation der Station und die verfügbaren Materialien genau kennen, um eine schnelle und effiziente Vorbereitung der Pflege zu gewährleisten. Ob es darum geht, Notfallwagen vorzubereiten, die Verfügbarkeit der Ausrüstung (Sauerstoffmasken, Blutdruckmessgeräte, Spritzen, Infusionen) zu gewährleisten oder den Behandlungsraum für die Aufnahme eines Patienten in einer kritischen Situation vorzubereiten - er ist für die materielle Organisation verantwortlich, die es dem medizinischen Team ermöglicht, sich voll und ganz auf die medizinischen Handlungen zu konzentrieren.

In einer Notfallsituation zählt jede Sekunde, und die Fähigkeit des Pflegehelfers, die Bedürfnisse des Behandlungsteams vorauszusehen, ist entscheidend, um Zeit zu sparen und die Überlebenschancen des Patienten zu verbessern. Der Krankenpflegehelfer muss auch für die Verwaltung der Bestände und die regelmäßige Versorgung mit den für die Arbeit in der Notaufnahme erforderlichen Materialien sorgen.

Unterstützung bei technischen Handlungen

Der Krankenpflegehelfer ist an der Durchführung technischer Handlungen beteiligt, indem er Krankenpflegern und Ärzten bei Eingriffen assistiert. Er bereitet z. B. den Patienten auf das Legen einer Infusion oder eines Katheters vor, hilft bei der Aufrechterhaltung einer angemessenen Körperhaltung bei der Blutentnahme oder anderen Untersuchungen oder installiert Geräte für die Sauerstoffversorgung. Außerdem trägt er/sie zur Überwachung der Vitalzeichen (Blutdruck, Sauerstoffsättigung,

Herzfrequenz) bei und alarmiert bei Abweichungen sofort die Krankenschwester oder den Arzt.

Durch die Unterstützung der Pflegekraft kann sich das medizinische Team auf technisch anspruchsvollere Handlungen konzentrieren und gleichzeitig sicherstellen, dass der Patient in einem organisierten, sicheren und schnellen Rahmen versorgt wird.

Für den Komfort und die psychologische Unterstützung des Patienten sorgen

Neben dem technischen Aspekt ist der Pflegehelfer ein Hauptakteur bei der psychologischen Unterstützung des Patienten. In einer Notfallsituation, in der die Pflege schmerzhaft, beängstigend oder für den Patienten unverständlich sein kann, positioniert sich der Pflegehelfer als wohlwollender und einfühlsamer Vermittler. Er sorgt für eine beruhigende Präsenz, hört sich die Sorgen des Patienten an und nimmt sich die Zeit, um zu erklären, was passiert, wobei er eine einfache und angemessene Sprache verwendet.

Umgang mit Schmerzen und Unwohlsein

Der Pflegehelfer sorgt dafür, dass der Patient in einer möglichst bequemen Position liegt, dass er bei Schüttelfrost Wärme erhält und achtet darauf, körperliche Beschwerden, die durch die Ruhigstellung oder die Eingriffe entstehen, zu lindern. Wenn schmerzhafte Behandlungen oder Untersuchungen durchgeführt werden müssen, hilft er, den Patienten zu beruhigen, indem er ihm z. B. erklärt, welche Handgriffe durchgeführt werden, und verbale Unterstützung bietet, um Ängste abzubauen.

Die Angehörigen des Patienten begleiten

In vielen Notfallsituationen sind die Angehörigen des Patienten anwesend und oft sehr besorgt. Der Pflegehelfer spielt auch bei der Betreuung dieser Familien eine wichtige Rolle. Er informiert sie über die ersten Schritte der Pflege, beantwortet ihre unmittelbaren Fragen, bleibt dabei aber innerhalb der Grenzen seiner Kompetenzen und bietet ihnen emotionale Unterstützung. Die Aufrechterhaltung einer guten Kommunikation mit den Angehörigen trägt dazu bei, ihren Stress zu lindern, und hilft ihnen, besser zu verstehen, was vor sich geht.

Zusammenarbeit und Kommunikation mit dem Notfallteam

Die Effizienz des Notdienstes hängt von der engen Zusammenarbeit aller Mitglieder des Pflegeteams ab. Die Pflegekraft muss daher in der Lage sein, sich perfekt mit Krankenpflegern, Ärzten und anderen Beteiligten abzustimmen, und zwar in einem Umfeld, in dem es auf schnelle Reaktionen und Kommunikation ankommt.

Verflüssigung der interdisziplinären Kommunikation

Als Schnittstelle zwischen den verschiedenen Teammitgliedern trägt die Pflegekraft dazu bei, den Informationsaustausch zu erleichtern, auf die unmittelbaren Bedürfnisse der Patienten hinzuweisen und sicherzustellen, dass die mündlichen oder schriftlichen Übermittlungen vollständig und genau sind. Bei Schichtwechseln z. B. nimmt die Pflegekraft an den Übergaben teil, indem sie relevante Beobachtungen, ausgeführte Handlungen und spezifische Bedürfnisse der Patienten weitergibt.

Eine effektive Kommunikation innerhalb des Notfallteams ist entscheidend, um Pflegefehler zu vermeiden und sicherzustellen, dass jede Fachkraft über die notwendigen Informationen verfügt, um fundierte Entscheidungen zu treffen.

Proaktiv im Umgang mit kritischen Situationen sein

In einer Notaufnahme ist ständig mit Unvorhergesehenem zu rechnen, und die Pflegekraft muss in der Lage sein, sich schnell anzupassen, Aufgaben zu priorisieren und die Bedürfnisse des medizinischen Teams zu antizipieren. Diese Fähigkeit, proaktiv zu handeln, ist in kritischen Situationen, in denen jedes Teammitglied schnell und koordiniert handeln muss, von entscheidender Bedeutung.

Beitrag zur administrativen Verwaltung und zur Kontinuität der Pflege

Der Krankenpflegehelfer ist auch an der administrativen Verwaltung von Notfallpatienten beteiligt. Es kann erforderlich sein, dass er die Pflegedokumentation führt, Teile der Krankenakte ausfüllt oder die notwendigen Dokumente für die Verlegung des Patienten in eine andere Abteilung vorbereitet. Diese Verwaltungsaufgaben sind entscheidend, um die Kontinuität der Versorgung zu gewährleisten und sicherzustellen, dass alle relevanten Informationen den Patienten während seines gesamten Krankenhausaufenthalts begleiten.

- Bedeutung einer schnellen und effektiven Kommunikation mit Krankenpflegern und Ärzten

Eine schnelle und effiziente Kommunikation zwischen den Pflegekräften, insbesondere zwischen Pflegekräften, Krankenschwestern und Ärzten, ist ein wesentlicher Bestandteil des reibungslosen Funktionierens jedes Gesundheitsdienstes, insbesondere in Notfallsituationen oder bei komplexer Pflege. Eine reibungslose Kommunikation gewährleistet nicht nur eine optimale Patientenversorgung, sondern auch die Sicherheit der Pflege, das Voraussehen von Komplikationen und die Aufrechterhaltung einer reibungslosen Koordination innerhalb des Pflegeteams. Ob es um die Übermittlung lebenswichtiger Informationen, die Weitergabe klinischer Beobachtungen oder die

Zusammenarbeit bei Therapieentscheidungen geht - die Effektivität der Kommunikation zwischen diesen verschiedenen Akteuren hat einen direkten Einfluss auf die Qualität der Pflege.

Gewährleistung der Sicherheit und Kontinuität der Pflege

Die Sicherheit der medizinischen Versorgung beruht zu einem großen Teil auf einer klaren und präzisen Übermittlung von Informationen über den Zustand des Patienten. In Krankenhäusern, in denen mehrere Gesundheitsfachkräfte zu verschiedenen Zeiten an einem Patienten arbeiten, wird die Kommunikation zwischen Pfleger, Krankenschwester und Arzt zu einem wesentlichen Bindeglied, das die Kontinuität und Kohärenz der Pflege gewährleistet.

Genaue und aktuelle Informationen weitergeben

Die Pflegekraft, die den ganzen Tag über in direktem Kontakt mit dem Patienten steht, beobachtet oft als Erstes subtile Veränderungen im Gesundheitszustand des Patienten, z. B. eine Veränderung des Bewusstseins, Anzeichen von unausgesprochenen Schmerzen oder Veränderungen des Allgemeinzustands (Blässe, Schweißausbrüche, Unruhe). Es ist äußerst wichtig, dass diese Beobachtungen sofort an das Pflegepersonal oder den Arzt weitergeleitet werden, da sie die ersten Anzeichen für eine Verschlechterung des Gesundheitszustands des Patienten sein können.

Eine schnelle und klare Kommunikation ermöglicht es dem Arzt oder der Pflegekraft, unverzüglich zu reagieren, die Behandlung anzupassen oder zusätzliche Untersuchungen durchzuführen, um Komplikationen vorzubeugen. Wenn z. B. ein Pflegehelfer dem Krankenpfleger bei Verdacht auf eine schnelle Verschlechterung einen plötzlichen Blutdruckabfall oder Atemnot meldet, können schnell Notfallpflegeprotokolle aktiviert und der Patient ggf. sogar auf die Intensivstation verlegt werden.

Sicherstellung einer genauen Übertragung bei Schichtwechseln

Die Kommunikation zwischen den Pflegeteams ist besonders wichtig bei Schichtwechseln, bei denen sich Pflegehelfer und Pfleger abwechseln, um die Kontinuität der Pflege zu gewährleisten. Jede Übertragung muss klar und detailliert sein, um zu verhindern, dass kritische Informationen verloren gehen. Die Pflegekraft ist dafür verantwortlich, die durchgeführten Handlungen, die gemachten Beobachtungen sowie die besonderen Bedürfnisse des Patienten der nächsten Pflegekraft oder dem nächsten Team zu melden. Ein Vergessen oder eine Ungenauigkeit bei diesen Übermittlungen kann zu Pflegefehlern oder Versäumnissen führen, die für die Gesundheit des Patienten schädlich sind.

Eine effektive Übertragung stellt sicher, dass jede Pflegekraft, die die Pflege übernimmt, über alle Informationen verfügt, die sie benötigt, um dem Patienten eine reibungslose und unterbrechungsfreie Pflege zu bieten.

Verbesserung der Reaktionsfähigkeit des Pflegeteams

In Notfallsituationen ist die Reaktionsfähigkeit des Pflegeteams von entscheidender Bedeutung, und eine schnelle Kommunikation zwischen Pfleger, Krankenschwester und Arzt kann buchstäblich Leben retten. Kritische Situationen wie Atemnot, diabetisches Koma oder ein plötzlicher Blutdruckabfall erfordern ein sofortiges Eingreifen, und die Qualität der Kommunikation spielt eine entscheidende Rolle dabei, wie schnell dieses Eingreifen erfolgen kann.

Ein koordiniertes Vorgehen fördern

In einem Notfall muss der Pflegehelfer in der Lage sein, die von ihm beobachteten Anzeichen einer Notlage schnell mitzuteilen und dabei die Symptome klar und präzise zu beschreiben. Sobald die Informationen weitergegeben wurden, hilft sie bei der

Einleitung der ersten Hilfe, indem sie die Bedürfnisse der Krankenschwester oder des Arztes vorwegnimmt und die notwendigen Materialien bereitstellt. So wird verhindert, dass wertvolle Zeit verloren geht, und sichergestellt, dass die ersten therapeutischen Maßnahmen schnell und koordiniert durchgeführt werden.

Wenn ein Patient beispielsweise Anzeichen einer schweren Hypoglykämie aufweist, muss die Pflegekraft diesen Zustand sofort dem Pflegepersonal oder dem Arzt melden, während sie gleichzeitig die Materialien für eine Glukoseinjektion vorbereitet oder Zucker verabreicht, wenn dies angemessen ist. Durch diese schnelle Reaktion und Koordination kann eine Verschlimmerung der Situation verhindert werden.

Minimierung des Fehlerrisikos

Eine schnelle und effektive Kommunikation trägt auch dazu bei, das Risiko von medizinischen oder pflegerischen Fehlern zu verringern. In einem manchmal stressigen und von kritischen Situationen Pflegeumfeld geprägten können Fehler durch eine schlechte Informationsübermittlung, Unklarheiten oder das Fehlen wesentlicher Details entstehen. Eine effektive Kommunikation hilft, diese Klippen zu umschiffen, indem sie sicherstellt, dass jedes Mitglied des Pflegeteams über genaue Informationen verfügt, um angemessen zu handeln.

Ein Pflegehelfer, der z. B. beobachtet, dass ein Patient seine Medikamente noch nicht erhalten hat, kann die Pflegekraft schnell informieren und so verhindern, dass die Behandlung vergessen wird. Ebenso kann er, wenn er bemerkt, dass sich die Vitalwerte des Patienten in beunruhigender Weise verändert haben, durch eine klare und schnelle Übermittlung Komplikationen oder eine Verschlimmerung vermeiden.

Stärkung der Zusammenarbeit und Effektivität des Teams

Eine reibungslose Kommunikation zwischen Pflegehelfern, Krankenpflegern und Ärzten stärkt auch die Zusammenarbeit innerhalb des Pflegeteams. So können alle vertrauensvoll arbeiten, weil sie wissen, dass die notwendigen Informationen gut weitergegeben werden und die Maßnahmen effizient koordiniert werden. Diese Zusammenarbeit fördert ein heiteres und solidarisches Arbeitsumfeld, in dem sich jedes Teammitglied in seinem Handeln unterstützt fühlt.

Aufteilung von Verantwortlichkeiten und Informationen

In einem Pflegeteam hat jedes Mitglied eine bestimmte Rolle zu spielen, aber alle müssen über die Handlungen und Entscheidungen der anderen informiert sein. Der Pfleger ist oft derjenige, der die Bedürfnisse des Patienten an die Krankenschwester oder den Arzt weiterleitet oder wichtige Informationen meldet, um die Pflege anzupassen. Diese bidirektionale Kommunikation stellt sicher, dass jede Pflegekraft über alle notwendigen Daten verfügt, um die richtigen Entscheidungen zu treffen.

Darüber hinaus spielt die Pflegekraft eine wichtige Rolle bei der Koordination der Pflege, indem sie Krankenpfleger und Ärzte logistisch und technisch unterstützt. Indem sie die Bedürfnisse ihrer Kollegen antizipiert und eine ständige Kommunikation aufrechterhält, trägt sie zu einer effizienten Pflege und einem reibungslosen Ablauf der Maßnahmen bei.

Fördern Sie eine proaktive Kommunikation

Die Pflegekraft reagiert nicht nur auf die Anfragen des Pflegepersonals oder des Arztes. Er kann auch eine proaktive Kommunikation initiieren, indem er seine Beobachtungen meldet oder Maßnahmen vorschlägt, die auf den Zustand des Patienten abgestimmt sind. Beispielsweise kann er bemerken, dass ein Patient Schwierigkeiten hat, sich zu mobilisieren, oder Anzeichen von Dehydrierung aufweist, und er kann Anpassungen in der Pflege vorschlagen (wie häufigere orale Flüssigkeitszufuhr oder Unterstützung bei der Mobilität). Indem die Pflegekraft proaktiv handelt, kann sie bestimmten Komplikationen vorbeugen und das Wohlbefinden des Patienten verbessern.

Humanisierung der Patientenbetreuung

Schließlich trägt auch eine reibungslose Kommunikation zwischen Pflegekräften, Krankenschwestern und Ärzten dazu bei, die Patientenversorgung humaner zu gestalten. Wenn das Pflegeteam sicherstellt, dass jeder über die besonderen Bedürfnisse des Patienten informiert ist, Bedenken oder Wünsche des Patienten und seiner Familie mitteilt und dafür sorgt, dass die Pflege auf den Einzelnen zugeschnitten ist, kann es eine respektvollere und individuellere Pflege anbieten.

Der Pflegehelfer spielt als nahes Bindeglied zum Patienten eine grundlegende Rolle in dieser menschlichen Dimension. Er berichtet über unausgesprochene Bedürfnisse, Unbehagen oder Sorgen des Patienten und trägt dazu bei, dass diese Aspekte vom gesamten Pflegeteam berücksichtigt werden.

- Gewährleistung der Sicherheit des Patienten, während er auf eine medizinische Intervention wartet

Die Sicherheit des Patienten zu gewährleisten, während er auf eine medizinische Intervention wartet, ist eine der obersten Prioritäten für das Pflegepersonal, insbesondere in Notfällen oder Notsituationen. Als Ersthelfer spielt der Pfleger eine entscheidende Rolle in dieser heiklen Phase, in der jeder Handgriff zählt, um den Zustand des Patienten zu stabilisieren, eine Verschlechterung zu verhindern und den Weg für die medizinische Intervention zu ebnen. Die Sicherheit des Patienten beruht auf mehreren Grundsätzen: einer schnellen Einschätzung seines Zustands, angemessenen Rettungsmaßnahmen, ständiger

Überwachung und einer reibungslosen Kommunikation mit dem medizinischen Team. Ziel ist es, den Patienten unter den bestmöglichen Bedingungen zu halten, bis eine komplexere Versorgung möglich ist.

Den Zustand des Patienten schnell beurteilen

Sobald eine kritische Situation eintritt oder der Patient Anzeichen einer Notlage zeigt, besteht die erste Verantwortung des Pflegehelfers darin, den Zustand des Patienten schnell und genau zu beurteilen. Eine schnelle Beurteilung ermöglicht es, den Ernst der Situation und die dringend erforderlichen Maßnahmen zu bestimmen.

Überwachung der Vitalzeichen

Die Vitalzeichen sind die ersten Indikatoren für den Gesundheitszustand des Patienten und müssen systematisch überwacht werden. Zu diesen Parametern gehören :

- **Herzfrequenz**: Erkennen von Tachykardie, Bradykardie oder Unregelmäßigkeiten.
- **Atemfrequenz**: Erkennen von Dyspnoe (Atemnot), Hyperventilation oder Apnoe.
- **Blutdruck**: Auf Anzeichen von niedrigem oder hohem Blutdruck prüfen.
- **Sauerstoffsättigung**: Sicherstellen, dass der Sauerstoffgehalt im Blut ausreichend ist.
- **Körpertemperatur**: Erkennen von Fieber oder Unterkühlung.

Diese Parameter können entscheidende Hinweise auf den Zustand des Patienten liefern und vor drohenden Risiken wie einer kardialen Dekompensation, Atemnot oder einer schweren Infektion warnen. Es ist wichtig, dass die Pflegekraft diese Informationen sofort an das Pflegepersonal oder den Arzt weiterleitet, während sie gleichzeitig eine kontinuierliche Überwachung aufrechterhält.

Beobachten Sie den allgemeinen Zustand und die Anzeichen von Notlagen

Neben den Vitalparametern muss der Pfleger auch auf äußere Anzeichen achten, die eine rasche Verschlechterung des Zustands des Patienten widerspiegeln können. Dazu gehören:

- **Bewusstsein**: Auf Veränderungen der Wachsamkeit achten, z. B. Verwirrung, Desorientierung oder Bewusstseinsverlust.
- **Die Haut**: Beobachten Sie Farbveränderungen (Blässe, Zyanose), kalten Schweiß oder Anzeichen von Dehydrierung.
- **Schmerzen**: Beurteilen Sie die Beschwerden des Patienten über Schmerzen, insbesondere im Brust-, Bauch- oder Kopfbereich, die auf ein akutes Problem hindeuten könnten.

Diese Beobachtungen sollten sofort mit dem Pflegeteam geteilt werden, damit Korrekturmaßnahmen schnell eingeleitet werden können.

Den Patienten unter optimalen Sicherheitsbedingungen halten

Bis zum Eintreffen des Ärzteteams oder der Durchführung weitergehender Pflegemaßnahmen muss der Pflegehelfer alle notwendigen Maßnahmen ergreifen, um die Sicherheit des Patienten zu gewährleisten. Diese Maßnahmen zielen darauf ab, seinen Zustand zu stabilisieren und zu verhindern, dass sich die Situation verschlechtert.

Den Patienten in eine geeignete Position bringen

Die Position des Patienten kann eine entscheidende Rolle bei der Bewältigung einer Notfallsituation spielen. Je nach Symptomen und Risiken ist es wichtig, die am besten geeignete Position einzunehmen :

- **Sichere Seitenlage (SLP)**: Bei bewusstlosen, aber normal atmenden Patienten hält die SLP die Atemwege frei und verhindert, dass bei Erbrechen Flüssigkeiten aspiriert werden.
- **Halbsitzende Position**: Bei Atembeschwerden kann diese Position das Atmen erleichtern, da sich die Lunge besser ausdehnen kann.
- **Liegeposition mit hochgelegten Beinen**: Bei vagalen Beschwerden oder Schockanzeichen (niedriger Blutdruck) fördert diese Position den Rückfluss des Blutes zu Herz und Gehirn.

Die Wahl der Position sollte sich am klinischen Zustand des Patienten orientieren und im Laufe der Zeit angepasst werden.

Freiheit der Atemwege sicherstellen

Eine der ersten Sicherheitsmaßnahmen besteht darin, sich zu vergewissern, dass die Atemwege des Patienten frei sind. Bei verändertem Bewusstsein oder Bewusstlosigkeit muss unbedingt überprüft werden, ob die Zunge oder ein Fremdkörper die Atemwege blockieren. Falls erforderlich, sollte der Helfer den Mund und den Hals des Patienten frei machen, um ein Ersticken zu verhindern. In manchen Fällen kann es sinnvoll sein, Sauerstoff zu verabreichen, wenn die entsprechende Ausrüstung vorhanden ist und dies empfohlen wurde.

Je nach Bedarf befeuchten oder ernähren

Wenn es die Situation erlaubt und der Patient bei Bewusstsein ist, kann es notwendig sein, ihm Flüssigkeit zuzuführen, um eine Dehydrierung zu verhindern oder zu korrigieren, insbesondere bei Fieber oder übermäßigem Schwitzen. Es ist jedoch entscheidend, einen bewusstlosen oder halbbewussten Patienten niemals zum

Trinken oder Essen zu zwingen, da dies eine Erstickungsgefahr darstellt. Eine orale Hydratation sollte immer vorsichtig und unter Aufsicht durchgeführt werden.

Umgang mit Schmerzen und Ängsten

In Notfallsituationen können Schmerzen und Angst den Zustand des Patienten verschlechtern und zu einer Dekompensation beitragen. Die Pflegekraft sollte nicht nur auf klinische Anzeichen achten, sondern auch dafür sorgen, dass der Stress des Patienten reduziert wird, indem sie ruhig mit ihm spricht, ihn über jeden Handgriff informiert und ihm versichert, dass eine angemessene Pflege stattfindet.

Den Patienten verbal trösten

Eine klare, einfache und beruhigende Kommunikation hilft, die Angst des Patienten zu lindern. Der Pfleger kann erklären, was vor sich geht, warum bestimmte Maßnahmen durchgeführt werden, und den Patienten daran erinnern, dass das Ärzteteam unterwegs ist oder dass er in Kürze eine angemessene Versorgung erhalten wird. Selbst in einem Zustand extremer Angst oder Verwirrung kann das Hören einer ruhigen, wohlwollenden Stimme dem Patienten helfen, sich umsorgt und weniger gefährdet zu fühlen.

Schmerzen so weit wie möglich lindern

Wenn der Patient starke Schmerzen äußert, muss die Pflegekraft dies sofort dem medizinischen Team melden, damit eine geeignete Schmerztherapie eingeleitet werden kann. In der Zwischenzeit ist es wichtig, den Patienten zu beruhigen und, wenn möglich, einfache Maßnahmen zu ergreifen, um die

Beschwerden zu lindern (Positionswechsel, Auflegen von Kissen, Verringerung der äußeren Reize).

Medizinische Intervention voraussehen und den Weg bereiten

Neben der Aufrechterhaltung der unmittelbaren Sicherheit des Patienten muss der Pflegehelfer auch den Boden für den medizinischen Eingriff vorbereiten, damit die Pflege so schnell wie möglich erfolgen kann, wenn das Pflegeteam eintrifft.

Bereiten Sie das benötigte Material vor

Die Pflegekraft muss dafür sorgen, dass alle benötigten Materialien für das Ärzteteam oder die Pflegekräfte bereitstehen. Dazu gehört auch die Vorbereitung von medizinischen Geräten wie :

- Blutdruckmessgeräte.
- Oximeter zur Messung der Sauerstoffsättigung.
- Sauerstoffmasken.
- Pflege- oder Wiederbelebungswagen.

Diese Antizipation vermeidet Zeitverluste bei der medizinischen Intervention und gewährleistet eine schnelle und effiziente Behandlung.

Stellen Sie dem medizinischen Team klare Informationen zur Verfügung

Wenn das medizinische Team eintrifft, muss die Pflegekraft in der Lage sein, genau über die Entwicklung des Zustands des Patienten, die beobachteten Anzeichen, die durchgeführten Maßnahmen sowie alle relevanten Elemente der Krankengeschichte des Patienten zu berichten. Diese schnelle und strukturierte Übermittlung ermöglicht es dem Arzt oder der Pflegekraft, schnell eine Diagnose zu stellen und zu entscheiden, welche Maßnahmen vorrangig sind.

3. Vorsichtsmaßnahmen nach einem endokrinen Notfall

• Enge Überwachung nach einem Notfall
Die engmaschige Überwachung nach einem Notfall ist ein entscheidender Schritt im Genesungsprozess des Patienten nach einer kritischen Situation. Unabhängig davon, ob es sich um einen dringenden medizinischen Eingriff, eine Wiederbelebung oder die Behandlung einer akuten Erkrankung (wie Herzinfarkt, Atemnot oder schwere Hypoglykämie) handelt, wird in dieser Phase der Nachsorge sichergestellt, dass sich der Zustand des Patienten stabilisiert und dass mögliche sekundäre Komplikationen schnell erkannt und behandelt werden. Kontinuierliche Wachsamkeit, die sorgfältige Beobachtung der Vitalzeichen und ein Augenmerk auf die Gesamtentwicklung des Patienten sind Schlüsselelemente, um eine optimale Genesung zu gewährleisten. In diesem Prozess spielt die Pflegekraft in Zusammenarbeit mit Krankenpflegern und Ärzten eine wesentliche Rolle.

Den Allgemeinzustand des Patienten nach einem Notfall beurteilen

Unmittelbar nach einem Notfalleingriff kann sich der Patient noch in einer fragilen Situation befinden. Selbst wenn die Anzeichen des Anfalls unter Kontrolle gebracht werden, kann sich der Körper weiterhin in einem verletzlichen Zustand befinden. Die engmaschige Überwachung besteht daher in der genauen Beobachtung der Vitalparameter, des Bewusstseinszustands und der klinischen Anzeichen, die auf eine Verschlechterung oder Verbesserung des Allgemeinzustands hindeuten können.

Überwachung der Vitalparameter

Der erste Schritt der Überwachung nach einem Notfall besteht darin, die Vitalparameter des Patienten systematisch zu überwachen. Anhand dieser Parameter lassen sich alle Anzeichen einer Dekompensation frühzeitig erkennen :

- **Herzfrequenz**: Anhaltende Tachykardie oder Bradykardie können auf eine Verschlechterung des Herzens oder anhaltenden Stress hinweisen.
- **Atemfrequenz**: Achten Sie auf Anzeichen von Atemnot, wie flache oder schnelle Atmung.
- **Sauerstoffsättigung**: Sicherstellen, dass der Patient angemessene Sauerstoffwerte beibehält, insbesondere nach einem Atem- oder Herzanfall.
- **Blutdruck**: Erkennen abnormaler Schwankungen, sei es Hypotonie oder Hypertonie.
- **Körpertemperatur**: Fieber kann auf eine Infektion nach einem Notfall hindeuten, während eine Unterkühlung einen Schockzustand widerspiegeln könnte.

Diese Messungen sollten regelmäßig durchgeführt werden, häufig alle 15 bis 30 Minuten unmittelbar nach der kritischen Phase und dann in größeren Abständen, je nachdem, wie sich der Zustand des Patienten stabilisiert.

Beobachtung des Bewusstseinszustands und der neurologischen Funktionen

Der Bewusstseinszustand des Patienten ist ein Schlüsselindikator für die Erholung nach einem Notfall, insbesondere nach einem Trauma, einem Herzinfarkt, einem Schlaganfall oder einer Stoffwechselkrise (wie Hypoglykämie). Der Pfleger sollte regelmäßig beurteilen, ob der Patient wachsam bleibt, auf Reize reagiert und in der Lage ist, zu kommunizieren.

Eine plötzliche Veränderung der Reaktionsfähigkeit oder Wachsamkeit, wie erhöhte Schläfrigkeit, Verwirrtheit oder Schwierigkeiten beim Antworten, kann auf eine neurologische oder metabolische Komplikation hindeuten und sollte sofort dem medizinischen Team gemeldet werden.

Vermeidung von Komplikationen nach einem Notfall

Die Zeit nach dem Eingriff ist eine heikle Zeit, in der viele Komplikationen auftreten können, seien es Nebenwirkungen des Eingriffs, Infektionen oder Probleme mit dem allgemeinen Gesundheitszustand des Patienten. Durch eine sorgfältige Überwachung können diese Komplikationen verhindert oder schnell behandelt werden.

Überwachung der Atemfunktion

Nach einem Notfall aufgrund von Atemwegserkrankungen wie akuter Atemnot oder einem Lungenödem ist es von größter Bedeutung, die Atemfunktion des Patienten genau zu beobachten. Die Pflegekraft sollte auf die Atemfrequenz, die Atemgeräusche (Schnarchen, Pfeifen, Knistern) und die Qualität der Atmung (sichtbare Anstrengung, oberflächliche Atmung) achten.

Die Verabreichung von Sauerstoff kann erforderlich sein, um eine gute Sättigung aufrechtzuerhalten, und die Ausrüstung zur Atemunterstützung (Sauerstoffmaske, Nasenbrille) muss gut angepasst und regelmäßig kontrolliert werden, um eine optimale Wirksamkeit zu gewährleisten.

Vermeidung von Infektionen

Nach bestimmten Eingriffen, insbesondere solchen, bei denen invasive Geräte (wie Katheter, Harnwegskatheter oder Infusionen) verwendet werden, besteht ein erhöhtes Infektionsrisiko. Die Pflegekraft sollte auf lokale Infektionsanzeichen (Rötung, Schwellung, Schmerz, Ausfluss) an den Einstichstellen sowie auf allgemeine Anzeichen wie Fieber achten.

Neben der Beobachtung von Anzeichen einer Infektion muss sowohl bei der Pflege des Patienten als auch in der Umgebung eine strenge Hygiene eingehalten werden, um das Risiko zu minimieren. Invasives Material sollte mit Handschuhen angefasst werden, und Überwachungs- oder Infusionsgeräte sollten regelmäßig überprüft werden, um eine Kontamination zu verhindern.

Überwachung der Nierenfunktion und Flüssigkeitszufuhr

Dehydrierung oder Flüssigkeitsretention kann eine häufige Komplikation nach einem Notfall sein, insbesondere bei Patienten, die einen hohen Flüssigkeitsverlust erlitten haben (Erbrechen, Schwitzen, Durchfall) oder eine intensive medikamentöse Behandlung erhalten haben (Diuretika, intravenöse Flüssigkeiten). Die Pflegekraft sollte die Flüssigkeitsaufnahme und -abgabe des Patienten überwachen und die Menge der aufgenommenen und ausgeschiedenen Flüssigkeit (Urin, Erbrechen, Durchfall) notieren.

Bei einem unausgeglichenen Flüssigkeitshaushalt ist es wichtig, die Beobachtungen schnell der Pflegekraft oder dem Arzt zu melden, damit eine Anpassung der Infusionen oder Medikamente vorgenommen werden kann.

Überwachung der Schmerzen und des Wohlbefindens des Patienten

Die Schmerzlinderung und das Management des Patientenkomforts haben nach einem Notfall oberste Priorität. Ein Patient, der eine Krise durchlebt hat, kann weiterhin Schmerzen haben, die mit der Ausgangssituation zusammenhängen (wie ein Herzinfarkt oder ein Knochenbruch), oder Restschmerzen, die durch Eingriffe (Injektionen, Infusionen, Intubationen) verursacht werden.

Schmerzen beurteilen und geeignete Pflegemaßnahmen durchführen

Es ist von entscheidender Bedeutung, dass die Pflegekraft die Schmerzintensität des Patienten regelmäßig mithilfe geeigneter Hilfsmittel (Schmerzskala) beurteilt. Je nach dieser Einschätzung kann es notwendig sein, Schmerzmittel zu verabreichen oder das Unbehagen des Patienten dem Pflegepersonal oder dem Arzt zu melden, damit die Medikation angepasst werden kann. Neben der medikamentösen Behandlung kann der Pfleger den Patienten zur Linderung neu positionieren, Kissen anpassen oder nicht-pharmakologische Techniken zur Schmerzbekämpfung (Massage, Entspannung) anwenden.

Komfort und Hygiene aufrechterhalten

Über die Schmerzbehandlung hinaus ist der allgemeine Komfort des Patienten von größter Bedeutung. Die Pflegekraft sollte dafür sorgen, dass der Patient in einer angenehmen Position sitzt, eine angemessene Raumtemperatur aufrechterhalten und regelmäßig überprüfen, ob der Patient unmittelbare Bedürfnisse hat (Flüssigkeitszufuhr, Hilfe bei der Körperpflege, Zudecken). Regelmäßige Hygienepflege wie Bettwäschewechsel oder Toilettengänge tragen ebenfalls dazu bei, das Wohlbefinden zu steigern und Komplikationen wie Druckgeschwüren vorzubeugen.

Gewährleistung einer kontinuierlichen Kommunikation mit dem medizinischen Team

Die engmaschige Überwachung nach einem Notfall beruht auf einer engen Zusammenarbeit zwischen dem Pfleger, dem Pflegepersonal und den Ärzten. Die Pflegekraft ist durch ihren ständigen Kontakt mit dem Patienten oft die erste, die subtile Veränderungen des klinischen Zustands erkennt. Daher ist es von entscheidender Bedeutung, eine reibungslose und unmittelbare Kommunikation mit dem medizinischen Team aufrechtzuerhalten, um besorgniserregende Entwicklungen zu melden.

Klare und präzise Beobachtungen weitergeben

Jede wichtige Beobachtung, die der Pfleger macht, muss dem Pflegepersonal und den Ärzten klar mitgeteilt werden, sei es eine Verschlechterung des Zustands des Patienten, eine deutliche Verbesserung oder eine Veränderung der Vitalzeichen. Eine genaue Kommunikation ermöglicht es dem Team, schnelle und angemessene Entscheidungen zu treffen, ob es nun darum geht, eine Behandlung anzupassen, zusätzliche Untersuchungen einzuleiten oder den Patienten zu stabilisieren.

An den Übergaben bei Schichtwechseln teilnehmen

Die Überwachung nach einem Notfall erstreckt sich oft über mehrere Stunden oder Tage. Daher ist es von entscheidender Bedeutung, dass die gesammelten Informationen korrekt an die Teams weitergegeben werden, die die Pflege übernehmen. Beim Schichtwechsel sollte die Pflegekraft darauf achten, dass sie detaillierte Informationen über die durchgeführte Pflege, den klinischen Zustand des Patienten, aktuelle Beobachtungen und laufende Behandlungen weitergibt. Diese Übermittlungen gewährleisten die Kontinuität der Pflege und ermöglichen es jeder Pflegekraft, sich ein vollständiges Bild von der Situation zu machen.

• Sicherstellung der ordnungsgemäßen Wiederaufnahme der Pflege nach einer Krise (Beurteilung, Ernährung usw.)

Die Sicherstellung der ordnungsgemäßen Wiederaufnahme der Pflege nach einer Krise ist eine heikle und wesentliche Phase im Genesungsprozess des Patienten. Unabhängig davon, ob die Krise mit Atemnot, Herz- oder Stoffwechselerkrankungen oder einem anderen akuten Problem zusammenhängt, erfordert die Rückkehr zur Stabilität eine sorgfältige und gut strukturierte Begleitung.

Diese Phase beschränkt sich nicht auf die unmittelbare Überwachung nach einem Notfall, sondern umfasst auch die schrittweise Wiedereinführung von Pflege und Ernährung sowie die kontinuierliche Beurteilung des Gesundheitszustands des Patienten, um sicherzustellen, dass er sich richtig erholt. Die Wiederaufnahme der Pflege muss an die Art der durchlebten Krise und die spezifischen Bedürfnisse des Patienten angepasst werden, wobei ein Gleichgewicht zwischen Unterstützung und Autonomie zu wahren ist. Der Pfleger spielt in Zusammenarbeit mit Krankenpflegern und Ärzten eine Schlüsselrolle, um einen reibungslosen Übergang zur Genesung zu gewährleisten.

Den Zustand des Patienten beurteilen, um die Wiederaufnahme der Pflege anzupassen

Der erste Schritt zur Sicherstellung einer erfolgreichen Wiederaufnahme der Pflege nach einem Anfall ist eine umfassende Bewertung des Zustands des Patienten. Diese Beurteilung ermöglicht es, den Grad der Genesung zu bestimmen, vorrangige Bedürfnisse zu ermitteln und die für die Situation des Betroffenen am besten geeignete Pflege einzurichten. Es ist von entscheidender Bedeutung, dass diese Beurteilung kontinuierlich und schrittweise erfolgt, da sich der Zustand des Patienten nach einem akuten Anfall schnell ändern kann.

Überwachung der Vitalparameter

Die Wiederaufnahme der Pflege sollte immer mit einer strengen Überwachung der Vitalparameter beginnen, da diese Schlüsselindikatoren für die Stabilität des Patienten liefern. Eine regelmäßige Herzfrequenz, ein stabiler Blutdruck, eine normale Atmung und eine angemessene Sauerstoffsättigung sind Anzeichen dafür, dass der Patient die kritische Phase überstanden hat. Wenn diese Parameter Schwankungen oder Unregelmäßigkeiten aufweisen, kann dies auf ein Rückfallrisiko hinweisen, das eine Anpassung der Pflege erfordert.

Die Pflegekraft spielt eine aktive Rolle, indem sie diese Parameter regelmäßig misst, jede Abweichung sofort dem medizinischen Team meldet und die Pflege entsprechend den medizinischen Empfehlungen anpasst.

Beurteilung des Bewusstseinszustands und der neurologischen Funktionen

Nach einem Anfall, insbesondere bei Atemnot, diabetischem Koma oder Herzproblemen, ist es von entscheidender Bedeutung, den Bewusstseinszustand des Patienten genau zu überwachen. Es ist erhöhte Wachsamkeit erforderlich, um Verwirrung, Desorientierung oder Verhaltensänderungen zu erkennen, die auf eine neurologische oder metabolische Komplikation hinweisen könnten.

Die Pflegekraft sollte die Fähigkeit des Patienten, zu interagieren, Anweisungen zu verstehen und sich zu mobilisieren, regelmäßig beurteilen und die Pflege entsprechend dem neurologischen Zustand und den beobachteten kognitiven Reaktionen anpassen.

Allmähliche Wiedereinführung von Nahrung und Flüssigkeitszufuhr

Nach einem Anfall kann es sein, dass der Patient eine Zeit lang keine Nahrung oder Flüssigkeit zu sich genommen hat, sei es aufgrund der Schwere der Situation oder aufgrund einer Intubation, eines Bewusstseinsverlusts oder der Notwendigkeit, die orale Zufuhr vorübergehend zu unterbrechen. Die Wiederaufnahme der Nahrungs- und Flüssigkeitszufuhr sollte schrittweise erfolgen und an die Schluck- und Verdauungsfähigkeit des Patienten angepasst sein, wobei die spezifischen Ernährungs- und Stoffwechselbedürfnisse des Patienten zu berücksichtigen sind.

Allmähliche Rehydrierung

Nach einem Anfall steht die Rehydratation oft an erster Stelle, um den Flüssigkeitsverlust (Schwitzen, Erbrechen, Durchfall usw.) auszugleichen. Es ist wichtig, dafür zu sorgen, dass der Patient eine ausreichende Menge an Flüssigkeit erhält, um den Flüssigkeitshaushalt aufrechtzuerhalten. In manchen Fällen beginnt diese Rehydratation intravenös, bevor die Flüssigkeit wieder oral zugeführt werden kann.

Die Pflegekraft achtet darauf, dass die orale Flüssigkeitszufuhr langsam wieder eingeführt wird, indem sie kleine Mengen Wasser oder geeignete Getränke verabreicht und überprüft, ob der Patient diese Zufuhr gut verträgt, ohne dass es zu Übelkeit oder Erbrechen kommt. Wenn Komplikationen auftreten, sollte die Situation sofort mit dem medizinischen Team neu bewertet werden.

Wiederaufnahme der Ernährung

Die Wiederaufnahme der Ernährung, vor allem nach einem schweren Anfall oder einem invasiven Eingriff, muss einem genau festgelegten Protokoll folgen. Zunächst wird oft empfohlen, flüssige oder halbflüssige Nahrung (Brühen, Kompotte, Pürees) einzuführen, um das Verdauungssystem nicht zu überlasten. Feste Nahrung kann schrittweise wieder eingeführt werden, je nach Verträglichkeit und Appetit des Patienten.

Die Pflegekraft spielt eine Schlüsselrolle, indem sie die Nahrungsaufnahme überwacht, die verzehrten Mengen notiert, den Patienten auf Schluckbeschwerden hin überprüft (insbesondere bei neurologischen Störungen nach einer Krise) und alle Anzeichen von Mangelernährung oder Unverträglichkeit meldet. Es ist auch wichtig, sicherzustellen, dass die Ernährung an die besonderen Bedürfnisse des Patienten angepasst ist (Diabetes, Bluthochdruck usw.).

Bei der Remobilisierung und funktionellen Rehabilitation helfen

Nach einem Anfall kann der Patient unter starker Müdigkeit, Muskelschwäche oder einem vorübergehenden Verlust der Selbstständigkeit leiden. Die Wiedererlangung der Mobilität sollte schrittweise erfolgen, je nach den körperlichen Fähigkeiten des Patienten, wobei darauf zu achten ist, dass die Genesung nicht überstürzt wird.

Förderung der schrittweisen Mobilisierung

Eine längere Immobilisierung kann zu Muskelverlust und Gelenksteifigkeit führen und das Risiko von Komplikationen wie Druckgeschwüren oder Lungenembolien erhöhen. Die Pflegekraft sollte den Patienten sanft dazu ermutigen, wieder mobil zu werden, indem sie mit einfachen Übungen beginnt, wie z. B. die Position im Bett zu wechseln, sich auf die Bettkante zu setzen oder mit Unterstützung aufzustehen.

Je nach Zustand des Patienten kann es notwendig sein, mit einem Physiotherapeuten zusammenzuarbeiten, um geeignete Rehabilitationsübungen durchzuführen. Die Pflegekraft kann diese Übungen unterstützen, indem sie den Patienten anleitet und auf seine Sicherheit achtet.

Vermeidung von Komplikationen durch Ruhigstellung

Parallel zur Remobilisierung ist es wichtig, den Komplikationen vorzubeugen, die mit einer längeren Immobilisierung einhergehen, wie z. B. Druckgeschwüren, Kontrakturen oder Venenthrombosen. Die Pflegekraft sollte darauf achten, dass der Patient regelmäßig repositioniert wird, dass die Bettwäsche sauber und angemessen ist und dass die Haut auf erste Anzeichen von Druckgeschwüren inspiziert wird.

Sanfte Massagen oder das Auftragen von Feuchtigkeitscremes können ebenfalls durchgeführt werden, um die Durchblutung zu verbessern und der Bildung von Druckgeschwüren vorzubeugen.

Aufrechterhaltung einer kontinuierlichen Überwachung und Anpassung der Pflege an die Entwicklung

Die Wiederaufnahme der Pflege nach einem Anfall verläuft nicht linear. Der Zustand des Patienten kann schwanken, daher ist eine engmaschige Überwachung während der gesamten Erholungsphase von entscheidender Bedeutung. Die Pflege muss an die erzielten Fortschritte angepasst werden, aber auch an die Anzeichen möglicher Komplikationen.

Die Pflege an die Bedürfnisse des Patienten anpassen

Die Pflegekraft muss auf jede Veränderung des Zustands des Patienten achten. Wenn Anzeichen einer Verschlechterung auftreten (Rückfall bei den Vitalparametern, Auftreten neuer Schmerzen, neurologische Störungen), muss die Pflegekraft oder der Arzt sofort darüber informiert werden, damit die Betreuung angepasst werden kann.

Wenn sich der Patient erholt, kann sich die Pflege auch in Richtung einer leichteren Betreuung entwickeln, mit weniger intensiver Überwachung und mehr Autonomie für den Patienten. Es ist wichtig, dass der Patient schrittweise dazu ermutigt wird, sich selbst zu versorgen (z. B. sich selbst zu waschen, ohne Hilfe zu essen), während er unter der Aufsicht des Pflegeteams bleibt.

Mit dem Pflegeteam kommunizieren, um eine kontinuierliche Pflege zu gewährleisten

Die erfolgreiche Wiederaufnahme der Pflege nach einem Anfall erfordert eine enge Koordination zwischen allen Mitgliedern des Pflegeteams. Der Pflegehelfer als privilegierter Beobachter des

Zustands des Patienten muss seine Beobachtungen und Empfehlungen regelmäßig mit dem Pflegepersonal und den Ärzten austauschen. Durch eine klare Kommunikation wird sichergestellt, dass die Pflege weiterhin an die Entwicklung des Patienten angepasst ist und dass die im Vorfeld getroffenen Entscheidungen umgesetzt werden.

Diese Kommunikation ist besonders wichtig bei den Übermittlungen zwischen den Teams, damit jede Pflegekraft einen vollständigen Überblick über die Entwicklung des Patienten hat und mögliche Anpassungen voraussehen kann.

Kapitel 9

Die edukative Rolle der Pflegekraft bei Endokrinologiepatienten

1. Aufklärung über den Umgang mit Diabetes

- Patienten über die Überwachung des Blutzuckerspiegels unterrichten

Patienten über die Überwachung des Blutzuckerspiegels zu unterrichten, ist ein grundlegender Schritt bei der Behandlung von Diabetes, egal ob es sich um Typ-1- oder Typ-2-Diabetes handelt. Eine regelmäßige Blutzuckerüberwachung hilft dem Patienten, seinen Körper besser zu verstehen, die Behandlung anzupassen und Komplikationen zu vermeiden, die durch zu starke Schwankungen des Blutzuckerspiegels verursacht werden. Damit diese Überwachung wirksam ist, ist eine gründliche Schulung der Patienten über die Verwendung der Messinstrumente, die Interpretation der Ergebnisse und die Maßnahmen, die aufgrund der beobachteten Werte zu ergreifen sind, von entscheidender Bedeutung. Diese Aufklärung muss an das Verständnisniveau des Patienten, seinen Lebensstil und seine Ernährungsgewohnheiten angepasst sein, wobei auch eventuelle Ängste oder Befürchtungen zu berücksichtigen sind. Die Rolle der Pflegekraft, insbesondere der Pflegekraft, besteht darin, diese Aufklärung klar, zugänglich und beruhigend zu gestalten.

Die Bedeutung der Blutzuckerüberwachung bei der Behandlung von Diabetes

Der erste Schritt, um die Blutzuckerüberwachung zu lehren, besteht darin, dem Patienten zu erklären, warum diese Praxis von entscheidender Bedeutung ist. Er soll verstehen, wie der Blutzuckerspiegel in Abhängigkeit von Mahlzeiten, körperlicher Aktivität, Stress, Medikamenten und Krankheiten schwankt und warum es wichtig ist, den Blutzuckerspiegel stabil zu halten, um kurz- und langfristigen Komplikationen vorzubeugen.

Akuten und chronischen Komplikationen vorbeugen

Wenn der Patient seinen Blutzuckerspiegel regelmäßig kontrolliert, kann er akute Komplikationen wie Hypoglykämie (zu niedriger Blutzuckerspiegel) und Hyperglykämie (zu hoher Blutzuckerspiegel) vermeiden. Beide Situationen können schwerwiegende Folgen haben, wenn sie nicht rechtzeitig behandelt werden: Bewusstlosigkeit, diabetisches Koma, Herz-Kreislauf-Störungen. Längerfristig kann eine schlechte Blutzuckereinstellung zu chronischen Komplikationen wie diabetischer Retinopathie, Nephropathie oder Nerven- und Herz-Kreislauf-Schäden führen.

Dem Patienten diese Herausforderungen verständlich zu machen, hilft ihm, Verantwortung für seine eigene Behandlung zu übernehmen und motiviert ihn, seinen Blutzuckerspiegel regelmäßig zu überwachen.

Erklären Sie die Funktionsweise des Blutzuckermessgeräts und die Schritte der Messung.

Eine der ersten Fähigkeiten, die ein Patient erwerben muss, ist die korrekte Verwendung eines Glukometers, des Geräts zur Messung des Kapillarblutglukosespiegels. Diese Schulung muss praktisch und schrittweise erfolgen, damit sich der Patient mit diesem Gerät wohlfühlt. Es ist wichtig, jeden Schritt auf einfache und methodische Weise zu zeigen, während der Patient unter Aufsicht üben darf, um sicherzustellen, dass er den Vorgang beherrscht.

Die Schritte der Blutzuckermessung

1. **Hände waschen**: Vor jeder Handhabung ist es entscheidend, dass sich der Patient die Hände gründlich mit lauwarmem Wasser und Seife wäscht. Dadurch wird verhindert, dass Speisereste oder andere Rückstände die Blutzuckermessung verfälschen. Es muss ausdrücklich darauf hingewiesen werden, dass das Waschen mit Wasser der Verwendung eines Desinfektionstuches vorzuziehen ist, da dies die Ergebnisse verfälschen könnte.

2. **Material vorbereiten**: Der Patient sollte alles, was er für die Messung benötigt, griffbereit haben: das

283

Blutzuckermessgerät, einen Teststreifen, die Stechhilfe (Gerät zum Einstechen in die Fingerkuppe) und ein Tuch oder einen Wattebausch, um den ersten Blutstropfen abzuwischen, falls nötig.

3. **Stechen in den Finger**: Der Patient muss lernen, die Stechhilfe effektiv und schmerzfrei zu benutzen. Es ist ratsam, an der Seite der Fingerkuppe statt in der Mitte zu stechen, um die Schmerzen zu minimieren. Die Pflegekraft kann zeigen, wie die Tiefe der Stechhilfe an die Hautdicke des Patienten angepasst wird.

4. **Sammeln des Bluttropfens**: Nachdem der Finger gestochen wurde, sollte der Patient die Stelle sanft massieren, damit ein kleiner Bluttropfen sichtbar wird. Es ist wichtig zu erwähnen, dass der erste Tropfen mit einem Wattebausch abgewischt werden kann, da er Rückstände enthalten kann, die die Messung verfälschen.

5. **Blut auf den Teststreifen auftragen**: Der Blutstropfen muss dann auf den in das Blutzuckermessgerät eingeführten Teststreifen aufgetragen werden. Es ist wichtig, dass Sie darauf achten, dass der Teststreifen gut durchtränkt ist, um eine zuverlässige Messung zu erhalten.

6. **Ergebnis ablesen und notieren**: Sobald der Blutzuckerspiegel angezeigt wird, sollte der Patient das Ergebnis in einem Tagebuch oder einer speziellen App notieren, wobei er auch die Uhrzeit der Messung und die Umstände (vor oder nach einer Mahlzeit, nach körperlicher Anstrengung, bei Unwohlsein usw.) angeben sollte. Diese Informationen sind entscheidend, um Blutzuckerschwankungen richtig zu interpretieren.

Tipps zur Vermeidung häufiger Fehler

Beim Unterrichten ist es wichtig, vor häufigen Fehlern zu warnen, die die Ergebnisse verfälschen könnten, wie z. B. das

Nichtwaschen der Hände, die Verwendung eines ausgeatmeten oder nicht ausreichend mit Blut getränkten Teststreifens oder die falsche Kalibrierung des Glukosemessgeräts, wenn das verwendete Modell dies erfordert. Jeder Schritt sollte mit Geduld erklärt werden, und es ist hilfreich, die Übung mehrmals zu wiederholen, um sicherzustellen, dass der Patient den Vorgang beherrscht.

Dem Patienten helfen, die Blutzuckerwerte zu interpretieren

Sobald der Patient weiß, wie er seinen Blutzucker messen muss, besteht der nächste Schritt darin, ihm beizubringen, wie er die Ergebnisse interpretieren kann und was jede Zahl im Hinblick auf sein Diabetesmanagement bedeutet.

Zielwerte verstehen

Der Patient muss wissen, welche Blutzuckerzielwerte er nach den Empfehlungen seines Arztes oder Diabetologen erreichen sollte. Im Allgemeinen sollte der Nüchternblutzucker zwischen 0,7 und 1,1 g/L (70-110 mg/dL) liegen, während der Blutzucker nach einer Mahlzeit (postprandial) 1,4 bis 1,8 g/L (140-180 mg/dL) nicht überschreiten sollte. Diese Werte können jedoch je nach Patientenprofil, Alter, Diabetestyp und Vorgeschichte variieren.

Erklären Sie die Risiken von Hypoglykämie und Hyperglykämie.

Der Patient sollte über die Symptome, auf die bei einer Hypoglykämie zu achten ist (Zittern, Schwitzen, Herzklopfen, starke Müdigkeit, Verwirrung), und über die Anzeichen einer Hyperglykämie (übermäßiger Durst, häufiger Harndrang, Müdigkeit, verschwommenes Sehen) informiert werden. Es ist wichtig zu betonen, dass eine Hypoglykämie, vor allem wenn sie schwer ist, eine schnelle Korrektur mit einfachen Kohlenhydraten (wie Glukosetabletten oder Fruchtsaft) erfordert, während eine

Hyperglykämie, wenn sie länger anhält, möglicherweise einen Arztbesuch erforderlich macht.

Sein Verhalten an die Ergebnisse anpassen

Ein Schlüsselaspekt der Aufklärung besteht darin, dem Patienten beizubringen, wie er auf die gemessenen Werte reagieren soll. Beispielsweise muss er bei einem zu niedrigen Blutzuckerspiegel wissen, wie viele Kohlenhydrate er zu sich nehmen muss, um die Hypoglykämie zu korrigieren, ohne einen zu hohen Rebound zu verursachen. Bei einem hohen Blutzuckerspiegel muss der Patient möglicherweise seine Insulindosis gemäß dem mit seinem Arzt erstellten Plan anpassen oder seine Ernährung und körperliche Aktivität überdenken, um weitere Anstiege zu vermeiden.

Förderung einer regelmäßigen, auf den einzelnen Patienten zugeschnittenen Überwachung

Die Häufigkeit der Blutzuckermessungen hängt von der Art des Diabetes, der Behandlung und dem allgemeinen Gesundheitszustand des Patienten ab. Es ist wichtig, diese Empfehlungen für jeden Einzelnen individuell anzupassen.

Die Häufigkeit der Messungen anpassen

Bei Patienten mit intensiver Insulintherapie (Typ 1 oder Typ 2) sind oft mehrere tägliche Messungen erforderlich (vor jeder Mahlzeit, nach den Mahlzeiten, vor dem Schlafengehen usw.). Bei Patienten mit Typ-2-Diabetes und oralen Antidiabetika kann die Häufigkeit geringer sein, aber es wird dennoch empfohlen, den Blutzuckerspiegel regelmäßig zu messen, vor allem nach den Mahlzeiten oder in ungewöhnlichen Situationen (Stress, Krankheit, starke körperliche Aktivität).

Die Blutzuckerüberwachung weniger belastend machen

Für manche Patienten kann die Überwachung des Blutzuckerspiegels belastend oder angstbesetzt sein. Die Rolle der Pflegekraft besteht darin, diese Praxis zu entdramatisieren, indem sie erklärt, dass sie bei richtiger Anwendung ein wertvolles Instrument zur Vermeidung von Komplikationen ist. Es kann hilfreich sein, dem Patienten zu zeigen, wie er die Blutzuckermessung in seine tägliche Routine integrieren kann, ohne dass sie zu einer Stressquelle wird. Auch mobile Anwendungen können die Überwachung und das Verständnis von Blutzuckermustern erleichtern, da sie den Prozess interaktiver und weniger zeitaufwendig machen.

- Praktische Tipps für das Selbstmanagement (Ernährung, körperliche Aktivität, Medikamenteneinnahme)

Das Selbstmanagement von Diabetes ist eine Schlüsselkompetenz für Patienten mit dieser Krankheit, unabhängig davon, ob es sich um Typ-1- oder Typ-2-Diabetes handelt. Sie beruht auf der Fähigkeit des Patienten, verschiedene Aspekte seines täglichen Lebens wie Ernährung, körperliche Aktivität und Medikamenteneinnahme ins Gleichgewicht zu bringen und dabei regelmäßig seinen Blutzuckerspiegel zu überwachen. Ziel ist es, extreme Schwankungen des Blutzuckerspiegels zu vermeiden, kurz- und langfristigen Komplikationen vorzubeugen und die Lebensqualität zu verbessern. Das Selbstmanagement erfordert Disziplin, aber mit einer guten Aufklärung und praktischen Tipps können Patienten ausgewogen und gesund leben. Es ist wichtig, diese Ratschläge zugänglich zu machen und sie an den Lebensstil des Patienten anzupassen, um ihn zu ermutigen, selbstbewusst und effektiv die Verantwortung für seine eigene Gesundheit zu übernehmen.

Eine ausgewogene, diabetesgerechte Ernährung einhalten

Die Ernährung spielt eine entscheidende Rolle bei der Behandlung von Diabetes, da die Wahl der Nahrungsmittel den Blutzuckerspiegel direkt beeinflusst. Ziel ist es, ein Gleichgewicht zwischen Kohlenhydraten, Proteinen und Fetten herzustellen und gleichzeitig sicherzustellen, dass der Patient alle Nährstoffe erhält, die er braucht, um gesund zu bleiben. Es geht nicht darum, eine restriktive Diät zu befolgen, sondern vielmehr darum, zu lernen, geeignete Lebensmittel auszuwählen und die Portionen intelligent zu verwalten.

Die Kohlenhydratzufuhr überwachen

Kohlenhydrate sind die Nährstoffe, die sich am stärksten auf den Blutzuckerspiegel auswirken. Daher ist es wichtig, dass der Patient weiß, wie er sie identifizieren, zählen und in seine Mahlzeiten integrieren kann. Kohlenhydrate sind in stärkehaltigen Lebensmitteln (Nudeln, Reis, Brot, Kartoffeln), Obst, Milchprodukten und Hülsenfrüchten enthalten.

Ein praktischer Tipp ist, die Kohlenhydrate gleichmäßig über den Tag zu verteilen, anstatt sie in großen Mengen in einer einzigen Mahlzeit zu verzehren. Dadurch lassen sich Blutzuckerspitzen nach den Mahlzeiten vermeiden. Es ist auch hilfreich, dem Patienten beizubringen, die Etiketten von Lebensmitteln zu lesen, um die Kohlenhydratmenge pro Portion zu erfahren, sowie Kohlenhydrate mit einem **niedrigen glykämischen Index** zu wählen, wie Vollkornprodukte oder Hülsenfrüchte, die den Blutzuckerspiegel langsamer anheben.

Proteine und Ballaststoffe einbauen

Eiweiß (Fleisch, Fisch, Eier, Tofu usw.) und Ballaststoffe (Obst, Gemüse, Vollkorngetreide) sind wichtige Nährstoffe, die die Aufnahme von Kohlenhydraten verlangsamen und zur

Stabilisierung des Blutzuckerspiegels beitragen. Wenn man die Patienten dazu ermutigt, eine Proteinquelle in jede Mahlzeit einzubauen, sowie eine gute Portion ballaststoffreiches Gemüse, trägt dies zu einer besseren Blutzuckereinstellung bei.

Ein weiterer wesentlicher Aspekt besteht darin, den Patienten zu lehren, ultraverarbeitete Lebensmittel mit hohem Gehalt an Zuckerzusatz, gesättigten Fetten oder Salz zu vermeiden, die nicht nur den Blutzuckerspiegel, sondern auch die kardiovaskuläre Gesundheit beeinträchtigen können, die bei Diabetespatienten häufig gefährdet ist.

Portionsgrößen und Regelmäßigkeit der Mahlzeiten einhalten

Ein weiterer grundlegender Ratschlag für die Behandlung von Diabetes ist die Regelmäßigkeit der Mahlzeiten. Es wird empfohlen, die Patienten dazu anzuhalten, zu regelmäßigen Zeiten zu essen, um plötzliche Blutzuckerschwankungen zu vermeiden. Das Auslassen einer Mahlzeit kann zu einer Hypoglykämie führen, insbesondere bei Patienten, die Insulin oder bestimmte orale Antidiabetika einnehmen. Umgekehrt können zu üppige Mahlzeiten, insbesondere kohlenhydratreiche Mahlzeiten, zu Hyperglykämien führen.

Schließlich kann es hilfreich sein, den Patienten zu raten, Hilfsmittel wie das Wiegen von Lebensmitteln oder mobile Apps zu verwenden, um die Portionen anfangs zu verwalten, insbesondere wenn sie Schwierigkeiten haben, die Menge der Kohlenhydrate in ihren Mahlzeiten einzuschätzen.

Regelmäßige körperliche Aktivität einbauen

Körperliche Aktivität ist eine zentrale Säule des Selbstmanagements von Diabetes. Sie hilft, den Blutzuckerspiegel durch Erhöhung der Insulinsensitivität zu senken, verbessert die Durchblutung, stärkt Herz und Muskeln und hilft, ein stabiles Gewicht zu halten - ein Schlüsselfaktor für Diabetespatienten, insbesondere für solche mit Typ-2-Diabetes.

Angemessene und angenehme Aktivitäten auswählen

Damit ein Patient an einem Bewegungsprogramm teilnimmt, ist es wichtig, dass die körperliche Aktivität seinen Fähigkeiten entspricht und ihm Freude bereitet. Eine zu intensive oder ungeeignete Aktivität kann schnell entmutigen. Ausdauerübungen wie Gehen, Schwimmen, Radfahren oder Tanzen sind besonders vorteilhaft. Es ist ratsam, mit kurzen Einheiten (15 bis 20 Minuten) zu beginnen und die Dauer und Intensität allmählich zu steigern, wenn sich der Patient daran gewöhnt hat.

Eine regelmäßige, auch moderate körperliche Aktivität von etwa 30 Minuten pro Tag wird häufig empfohlen. Sie sollte in die tägliche Routine des Patienten integriert werden, ohne als Zwang empfunden zu werden.

Den Blutzuckerspiegel vor, während und nach dem Sport anpassen

Es ist wichtig, dass der Patient lernt, seine Ernährung und seine Medikamente an seine körperliche Aktivität anzupassen. Körperliche Betätigung kann den Blutzuckerspiegel senken, vor allem wenn die Anstrengung intensiv ist oder lange andauert. Der Patient sollte daher vor dem Sport seinen Blutzucker messen und schnelle Kohlenhydrate (wie Trockenfrüchte oder Müsliriegel) bereithalten, falls der Blutzucker während oder nach dem Sport stark absinkt.

Bei Patienten, die Insulin nehmen, ist es manchmal notwendig, die Dosis vor einer anstrengenden körperlichen Aktivität zu verringern, um eine Hypoglykämie zu vermeiden.

Sicherstellung einer regelmäßigen und korrekten Einnahme von Medikamenten

Die Einnahme von Medikamenten ist ein grundlegender Bestandteil des Diabetesmanagements, insbesondere bei

Patienten, die orale Antidiabetika oder Insulin einnehmen. Es ist entscheidend, dass die Patienten verstehen, wie wichtig es ist, ihre Medikamente korrekt, in der vorgeschriebenen Dosierung und zum vorgeschriebenen Zeitpunkt einzunehmen, um eine gute Blutzuckerkontrolle aufrechtzuerhalten.

Halten Sie sich an die Dosierungen und Einnahmezeiten

Diabetesmedikamente, seien es Tabletten oder Insulin, sind wirksam, wenn sie regelmäßig und in der richtigen Dosierung eingenommen werden. Der Patient sollte sich der Gefahr bewusst sein, dass er die Einnahme vergessen kann, was zu erheblichen Ungleichgewichten im Blutzuckerspiegel führen kann. Es kann hilfreich sein, die Verwendung von Hilfsmitteln vorzuschlagen, die an die rechtzeitige Einnahme der Medikamente erinnern, z. B. Telefonalarme, wöchentliche Pillenboxen oder Erinnerungs-Apps.

Nebenwirkungen verstehen und Anpassungen antizipieren

Der Patient sollte über mögliche Nebenwirkungen seiner Medikamente (wie Hypoglykämien bei bestimmten oralen Antidiabetika oder Insulin) informiert werden. Er muss unbedingt wissen, wie er bei ungewöhnlichen Symptomen reagieren soll und wann er im Zweifelsfall seinen Arzt aufsuchen sollte.

Darüber hinaus ist es auch wichtig, ihm zu erklären, dass die Insulin- oder Antidiabetikadosen möglicherweise situationsbedingt angepasst werden müssen (Ernährungsumstellung, vermehrte körperliche Aktivität, Krankheit usw.). Der Patient muss lernen, seinem Arzt jede merkliche Veränderung seines Blutzuckerspiegels oder seines Lebensstils zu melden, damit die Behandlung angepasst werden kann.

Hypoglykämie vorbeugen und bewältigen

Der Umgang mit Hypoglykämien ist eine Schlüsselkompetenz beim Selbstmanagement von Diabetes, insbesondere bei

Patienten, die Insulin oder bestimmte Antidiabetika einnehmen. Es ist wichtig, den Patienten an die Symptome einer Hypoglykämie (Zittern, Schwitzen, Verwirrung, Müdigkeit) zu erinnern und ihm beizubringen, was er tun muss, wenn sein Blutzuckerspiegel sinkt. Er sollte immer schnelle Kohlenhydrate (wie Bonbons oder Fruchtsaft) bei sich haben und wissen, wie viel er zu sich nehmen muss, um eine Hypoglykämie zu korrigieren, ohne einen übermäßigen Blutzuckerrückschlag zu verursachen.

Einen positiven Ansatz zur Selbstverwaltung verfolgen

Schließlich ist es wichtig zu betonen, dass das -Diabetes Selbstmanagement nicht als Zwang angesehen werden sollte, sondern als eine Möglichkeit, auf sich selbst zu achten und die Lebensqualität zu verbessern. Es ist entscheidend, den Patienten zu ermutigen, motiviert zu bleiben, die unvermeidlichen Schwankungen des Blutzuckerspiegels zu akzeptieren, ohne sich entmutigen zu lassen, und zu verstehen, dass ein proaktiver Umgang mit seiner Krankheit ihm ein entspannteres Leben mit Diabetes ermöglicht.

Fördern Sie die regelmäßige Betreuung und die Kommunikation mit dem Pflegeteam.

Auch wenn das Selbstmanagement ein zentraler Pfeiler ist, darf sich der Patient mit seiner Krankheit niemals allein gelassen fühlen. Es ist wichtig, ihn zu ermutigen, regelmäßige Untersuchungen mit seinem Arzt, Diabetologen oder Krankenpfleger aufrechtzuerhalten, um seine Behandlung anzupassen und eine persönliche Beratung zu erhalten. Das Pflegeteam ist da, um ihn zu begleiten, seine Fragen zu beantworten und ihm zu helfen, die Bedürfnisse seines Körpers besser zu verstehen.

2. Beratung zum Gewichtsmanagement und zu Essgewohnheiten

- Patienten mit Fettleibigkeit oder Dyslipidämie helfen, die Bedeutung der Ernährung zu verstehen

Patienten mit Adipositas oder Dyslipidämie dabei zu helfen, die Bedeutung der Ernährung zu verstehen, ist entscheidend für die Verbesserung ihrer Gesundheit und die Vermeidung der damit verbundenen Komplikationen. Adipositas und Dyslipidämie (Ungleichgewicht der Blutfette wie Cholesterin und Triglyceride) sind zwei Zustände, die häufig mit unangemessenen Ernährungsgewohnheiten in Verbindung gebracht werden, und ihre Bewältigung hängt weitgehend von Veränderungen in der Ernährung ab. Diese Veränderungen müssen jedoch mit einer klaren und zugänglichen Aufklärung einhergehen, damit die Patienten die direkten Auswirkungen ihrer Ernährung auf ihren Körper und ihre Gesundheit verstehen können. Die Rolle des Pflegepersonals, insbesondere der Pflegeassistenten, besteht darin, diese Konzepte leicht verständlich zu machen und dauerhafte Gewohnheiten zu fördern, wobei vermieden werden sollte, dass der Patient das Gefühl bekommt, dass dies mit übermäßigen Opfern verbunden ist.

Erklären Sie den Zusammenhang zwischen Ernährung und Fettleibigkeit oder Dyslipidämie.

Damit der Patient die Bedeutung der Ernährung versteht, ist es entscheidend, zunächst zu erklären, wie die Ernährung das Gewicht und das Lipidprofil direkt beeinflusst. Dies hilft, dem Patienten bewusst zu machen, dass es bei seiner Ernährung nicht einfach nur um Kalorien geht, sondern um eine Reihe von Entscheidungen, die sich auf sein Herz-Kreislauf-, Stoffwechsel- und Hormonsystem auswirken.

293

Die Rolle von Fetten bei Dyslipidämie verstehen

Bei der Dyslipidämie ist es von grundlegender Bedeutung, den Unterschied zwischen "guten" und "schlechten" Fetten zu erklären. Das LDL-Cholesterin, das oft als "schlechtes Cholesterin" bezeichnet wird, ist dasjenige, das die Bildung von Plaques in den Arterien fördert und damit das Risiko von Herz-Kreislauf-Erkrankungen erhöht. HDL-Cholesterin, das "gute Cholesterin", hilft dagegen, überschüssiges schlechtes Cholesterin aus dem Blut zu entfernen. Triglyceride hingegen sind eine andere Art von Lipiden, die im Übermaß ebenfalls Arteriosklerose und Herzkomplikationen fördern können.

Ziel ist es, zu vermitteln, dass bestimmte Lebensmittel wie gesättigte Fette und Transfette (in verarbeiteten Produkten, frittierten Speisen und bestimmten fetten Fleischsorten) das LDL-Cholesterin und die Triglyceride erhöhen, während andere wie ungesättigte Fette (in fettem Fisch, Nüssen und Olivenöl) das HDL-Cholesterin verbessern und das Herz-Kreislauf-System schützen können.

Erklären Sie den Zusammenhang zwischen Fettleibigkeit und Kalorienverbrauch.

Im Zusammenhang mit Fettleibigkeit ist es wichtig, das Bewusstsein der Patienten für das Gleichgewicht zwischen Kalorienaufnahme und Energieverbrauch zu schärfen. Überschüssige Kalorien, egal ob sie aus Kohlenhydraten, Fett oder Eiweiß stammen, werden als Körperfett gespeichert. Es ist jedoch von entscheidender Bedeutung, dass Sie es vermeiden, dem Patienten Schuldgefühle einzureden. Anstatt sich nur auf die Reduzierung von Kalorien zu konzentrieren, sollte er ermutigt werden, nährstoffreichere und sättigende Lebensmittel zu wählen und dabei die Portionen anzupassen.

Es ist auch wichtig, dem Patienten zu zeigen, dass Fettleibigkeit nicht nur Übergewicht bedeutet, sondern auch den Stoffwechsel, die Hormone und das Herz-Kreislauf-System beeinträchtigt, was zu Krankheiten wie Typ-2-Diabetes, Bluthochdruck und Herzerkrankungen führen kann.

Praktische Tipps zur Verbesserung der Ernährung geben

Sobald der Patient den Zusammenhang zwischen Ernährung, Fettleibigkeit und Dyslipidämie verstanden hat, ist es wichtig, ihm praktische und umsetzbare Ratschläge zur Verbesserung seiner Ernährung zu geben. Ziel ist es, ihn zu ermutigen, schrittweise neue Essgewohnheiten anzunehmen, ohne dass dies unüberwindbar oder frustrierend erscheint.

Mehr Obst und Gemüse in die tägliche Ernährung einbauen

Obst und Gemüse sind reich an Ballaststoffen, Vitaminen und Mineralien und haben eine schützende Wirkung vor Herz-Kreislauf-Erkrankungen. Es ist hilfreich, den Patienten daran zu erinnern, dass diese Lebensmittel nicht nur wenig Kalorien haben, sondern auch in großen Mengen verzehrt werden können, ohne der Gesundheit zu schaden, und dass sie helfen können, den Appetit zu regulieren. In der Praxis kann man dem Patienten empfehlen, in jede Mahlzeit eine Portion Gemüse einzubauen, z. B. in Form von Salaten, gedünstetem Gemüse oder Rohkost.

Es wird auch empfohlen, Obst und Gemüse zu variieren, um die Vorteile zu maximieren, und sie auf attraktive Weise zuzubereiten (gegrillt, gewürzt, in Smoothies), um Eintönigkeit zu vermeiden.

Lebensmittel, die reich an gesättigten Fettsäuren und Transfetten sind, durch gesunde Alternativen ersetzen

Ein praktischer Ratschlag besteht darin, dem Patienten zu helfen, Lebensmittel mit hohem Anteil an gesättigten und Transfetten wie Wurstwaren, Backwaren und frittierte Speisen zu reduzieren und durch gesündere Alternativen zu ersetzen. Ermutigen Sie den Patienten beispielsweise dazu, beim Kochen Oliven- oder Rapsöl anstelle von Butter oder Margarine zu verwenden oder fetten Fisch (wie Lachs oder Makrele) gegenüber rotem Fleisch zu bevorzugen.

Es kann hilfreich sein, dem Patienten zu zeigen, wie er in Supermärkten gesündere Produkte auswählen kann, indem er lernt, die Etiketten zu lesen, um die Mengen an gesättigten Fettsäuren, Transfetten und verstecktem Zucker in industriell hergestellten Produkten zu erkennen.

Komplexe Kohlenhydrate und Ballaststoffe bevorzugen

Einfache Kohlenhydrate wie Zucker, Gebäck, Limonaden und Süßigkeiten führen zu Blutzuckerspitzen und fördern die Gewichtszunahme. Es ist wichtig, dem Patienten zu erklären, dass komplexe Kohlenhydrate, die in Vollkorngetreide (brauner Reis, Quinoa, Vollkornnudeln), Hülsenfrüchten und ballaststoffreichem Gemüse vorkommen, langsamer verdaut werden, den Blutzuckerspiegel stabiler halten und gleichzeitig ein Sättigungsgefühl vermitteln.

Dem Patienten zu raten, Weißbrot und raffinierte Nudeln durch Vollkornversionen zu ersetzen oder mehr Hülsenfrüchte in seine Mahlzeiten aufzunehmen, kann ein guter Anfang sein. Die in diesen Lebensmitteln enthaltenen Ballaststoffe helfen nicht nur bei der Kontrolle des Blutzuckerspiegels, sondern senken auch den Cholesterinspiegel im Blut.

Förderung eines realistischen und schrittweisen Ansatzes

Einer der wichtigsten Aspekte der Ernährungserziehung ist die Förderung eines realistischen und schrittweisen Ansatzes. Ziel ist es nicht, die Ernährung des Patienten von einem Tag auf den anderen radikal umzustellen, sondern ihm zu helfen, dauerhafte Veränderungen zu integrieren. Um dies zu erreichen, sollten drastische Diäten oder zu starke Einschränkungen vermieden werden, da diese den Patienten entmutigen könnten.

Einfache und erreichbare Ziele setzen

Wenn Sie den Patienten ermutigen, sich einfache, erreichbare Ziele zu setzen, z. B. weniger zuckerhaltige Getränke zu sich zu nehmen oder mehr Gemüse zu essen, kann dies dazu beitragen, dass er sich mit den Veränderungen wohler fühlt. Dazu kann es gehören, einen zuckerhaltigen Snack durch Obst zu ersetzen, weniger Fast Food zu essen oder jede Woche ein neues gesundes Rezept auszuprobieren.

Kleine Veränderungen, die schrittweise eingeführt werden, haben oft eine nachhaltigere Wirkung als abrupte Veränderungen, da sie leichter in die tägliche Routine des Patienten zu integrieren sind.

Empathie und Unterstützung zeigen

Der Weg zu einer besseren Ernährung kann schwierig sein, insbesondere für Patienten mit tief verwurzelten Essgewohnheiten. Es ist wichtig, dass die Pflegekraft Einfühlungsvermögen zeigt, sich Zeit nimmt, um sich die Schwierigkeiten und Frustrationen des Patienten anzuhören, und ihn ermutigt, auch dann weiterzumachen, wenn er auf Hindernisse stößt.

Es ist auch wichtig, den Patienten für jeden kleinen Fortschritt zu loben, was seine Motivation, auf diesem Weg weiterzumachen, stärken kann. Moralische Unterstützung ist für den langfristigen Erfolg des Selbstmanagements von Fettleibigkeit oder Dyslipidämie ebenso entscheidend wie praktische Ratschläge.

Verstehen, dass die Ernährung Teil eines Ganzen ist

Schließlich ist es wichtig, den Patienten daran zu erinnern, dass die Ernährung nur ein Aspekt bei der Behandlung von Fettleibigkeit und Dyslipidämie ist. Regelmäßige körperliche

Aktivität, Stressbewältigung und guter Schlaf sind ebenso wichtig, um die allgemeine Gesundheit zu verbessern und den mit diesen Zuständen verbundenen Komplikationen vorzubeugen.

Die Ernährung in einen umfassenden Lebensstil integrieren

Anstatt die Ernährung als Zwang zu betrachten, ist es hilfreich, dem Patienten zu helfen, zu verstehen, dass sie Teil eines umfassenden Ansatzes zur Verbesserung des Wohlbefindens ist. Die Förderung des Gedankens, dass gutes Essen, Bewegung und Selbstfürsorge nicht nur die körperliche Gesundheit, sondern auch das geistige Wohlbefinden verbessern, kann die Art und Weise, wie der Patient diese Veränderungen wahrnimmt, verändern.

- Unterstützung bei der Behandlung von Komplikationen im Zusammenhang mit Übergewicht (Bluthochdruck, Herzprobleme)

Übergewicht und Fettleibigkeit werden häufig mit schwerwiegenden gesundheitlichen Komplikationen in Verbindung gebracht, insbesondere mit Bluthochdruck und Herzproblemen. Diese Komplikationen sind nicht einfach isolierte Folgen des Übergewichts, sondern das Ergebnis einer Reihe von Stoffwechsel-, Hormon- und körperlichen Prozessen, die im Laufe der Zeit mehrere Körpersysteme schwächen können, darunter auch das Herz-Kreislauf-System. Die Rolle des Pflegepersonals, insbesondere der Pflegekraft, besteht darin, den Patienten täglich bei der Bewältigung dieser Komplikationen zu unterstützen. Dies geschieht durch Aufklärung über die gesundheitlichen Herausforderungen, Hilfe bei der Einführung neuer Lebensgewohnheiten und eine ständige Begleitung, um Verschlimmerungen zu verhindern. Der Pfleger muss praktische Ratschläge anbieten und gleichzeitig das Vertrauen des Patienten in seine Fähigkeit, die Verantwortung für seine Gesundheit zu übernehmen, stärken.

Bluthochdruck und Übergewicht: Den Zusammenhang verstehen, um besser handeln zu können

Bluthochdruck, auch Hypertonie genannt, ist eine der häufigsten Komplikationen im Zusammenhang mit Übergewicht. Er wird oft als "stiller Killer" bezeichnet, weil er ohne erkennbare Symptome fortschreiten kann und gleichzeitig das Risiko für Herzinfarkte, Schlaganfälle und Nierenversagen erheblich erhöht. Übergewicht erzeugt zusätzlichen Druck auf die Arterien und zwingt das Herz, stärker zu pumpen, um die Blutzirkulation im ganzen Körper sicherzustellen. Diese Mehrarbeit erschöpft das Herz und schwächt die Blutgefäße, wodurch ein Teufelskreis entsteht, der den Bluthochdruck verschlimmert.

die Gefahren von Bluthochdruck aufgrund von Übergewicht erklären

Es ist wichtig, dass der Patient versteht, dass Bluthochdruck, der nicht behandelt oder schlecht gehandhabt wird, zu ernsthaften Komplikationen führen kann. Der erste Schritt besteht darin, die Mechanismen auf einfache Weise zu erklären: Übergewicht übt zusätzlichen Druck auf das Herz aus, wodurch sich die Kraft erhöht, mit der das Blut gegen die Arterienwände gepresst wird. Im Laufe der Zeit kann dieser ständige Druck die Arterien schädigen, ihre Elastizität verringern und das Risiko einer Verstopfung erhöhen, was zu Herzinfarkten oder Schlaganfällen führen kann.

Der Patient muss sich bewusst sein, dass sein Körper, auch wenn er die Auswirkungen des Bluthochdrucks nicht direkt spürt, diesem Druck ausgesetzt ist, und dass die Behandlung des Bluthochdrucks entscheidend ist, um potenziell lebensbedrohliche Folgen zu vermeiden.

Regelmäßige Überwachung des Blutdrucks

Ein zentraler Aspekt der Unterstützung bei der Behandlung von Bluthochdruck besteht darin, den Patienten zu ermutigen, seinen Blutdruck regelmäßig zu überwachen. Für manche kann es ratsam sein, dies zu Hause mithilfe eines Blutdruckmessgeräts zu tun, insbesondere wenn sie bereits Anzeichen von Bluthochdruck aufweisen. Die Pflegekraft kann nicht nur die richtige Verwendung dieses Geräts lehren, sondern dem Patienten auch helfen, die gemessenen Zahlen zu verstehen und richtig zu interpretieren.

Es muss unbedingt betont werden, wie wichtig es ist, den Blutdruck zu regelmäßigen Tageszeiten, am besten in Ruhe, zu messen und die Ergebnisse zu notieren, um sie mit dem Arzt auszutauschen. So können Verschlechterungen frühzeitig erkannt und die Behandlung oder die Lebensgewohnheiten gegebenenfalls angepasst werden.

Ernährungsanpassungen bei Bluthochdruck

Die Ernährung ist ein wichtiger Hebel bei der Behandlung von Bluthochdruck, und es ist wichtig, dem Patienten zu helfen, zu verstehen, wie bestimmte Anpassungen einen großen Unterschied machen können. Dazu gehört die Verringerung des Salzkonsums, der zu Wassereinlagerungen und einem erhöhten Blutdruck beiträgt. Der Patient sollte lernen, natriumreiche Lebensmittel wie Fertiggerichte, Konserven oder Wurstwaren zu identifizieren und gesündere Alternativen wie frisches Obst, Gemüse und unverarbeitete Lebensmittel zu bevorzugen.

Es ist auch ratsam, die Aufnahme von Kalium zu erhöhen, einem Nährstoff, der bei der Regulierung des Blutdrucks hilft und in Bananen, Avocados, Spinat und Süßkartoffeln enthalten ist.

Herzprobleme und Übergewicht: Vorbeugung und Risikomanagement

Übergewichtige Patienten sind auch anfälliger für Herzprobleme wie Angina pectoris, Herzinfarkt oder Herzinsuffizienz. Übergewicht wirkt sich direkt auf das Herz aus, indem es die Arbeitsbelastung des Herzmuskels erhöht und die Ablagerung von Plaques in den Arterien (Atherosklerose) fördert, was zu einer Verengung oder Verstopfung der das Herz versorgenden Blutgefäße führen kann.

Sensibilisierung für die Symptome von Herzproblemen

Ein wichtiger Teil der Betreuung besteht darin, die Patienten für die frühen Anzeichen von Herzproblemen zu sensibilisieren, damit sie im Falle eines Alarms schnell reagieren können. Es ist sehr wichtig, ihnen zu erklären, dass Brustschmerzen, ein Engegefühl in der Brust, Kurzatmigkeit oder übermäßige Müdigkeit Anzeichen für Angina pectoris oder einen bevorstehenden Herzinfarkt sein können.

Der Patient sollte wissen, dass es bei solchen Symptomen von größter Wichtigkeit ist, sofort einen Arzt aufzusuchen, da ein frühzeitiges Eingreifen lebensrettend sein kann. Der Patient sollte auch daran erinnert werden, dass die Symptome eines Herzinfarkts manchmal weniger offensichtlich sein können, wie z. B. in Arme, Rücken oder Kiefer ausstrahlende Schmerzen oder unerklärliche Übelkeit.

Ermutigung zu mäßiger und regelmäßiger körperlicher Aktivität

Körperliche Aktivität ist wichtig, um das Herz zu stärken und die Blutzirkulation zu verbessern, aber es ist wichtig, schrittweise vorzugehen, vor allem bei Patienten mit Übergewicht und Herzproblemen. Es ist entscheidend, moderate Aktivitäten wie Gehen, Schwimmen oder Radfahren zu fördern, die an die

Fähigkeiten des Patienten angepasst sind und ggf. beaufsichtigt werden.

Die Pflegekraft kann dem Patienten helfen, ein einfaches Aktivitätsprogramm zu erstellen und die Regelmäßigkeit zu fördern. Oft ist es effektiver, eine tägliche Routine einzuführen, als intensive Übungseinheiten anzustreben. Beispielsweise kann ein 30-minütiger Spaziergang pro Tag in einem angenehmen Tempo die Herz-Kreislauf-Gesundheit deutlich verbessern, ohne das Herz übermäßig zu belasten.

Stressbewältigung und Auswirkungen auf das Herz

Chronischer Stress ist ein erschwerender Faktor für Herzprobleme und Bluthochdruck. Patienten, die an Übergewicht oder Fettleibigkeit leiden, sollten auf die schädlichen Auswirkungen von Stress auf ihr Herz-Kreislauf-System aufmerksam gemacht werden. Stresshormone wie Cortisol und Adrenalin erhöhen die Herzfrequenz und den Blutdruck, was das Herz noch mehr belastet. Die Pflegekraft kann Stressbewältigungstechniken wie Entspannung, Tiefenatmung oder Meditation anbieten, um dem Patienten zu helfen, besser mit angstauslösenden Situationen umzugehen.

Aktivitäten wie sanftes Yoga oder Meditation können nicht nur Stress abbauen, sondern auch dazu beitragen, den allgemeinen Lebensstil zu verbessern, indem sie das geistige und körperliche Wohlbefinden fördern.

die Einnahme von Medikamenten und die medizinische Betreuung anpassen

Patienten, die aufgrund von Übergewicht an Bluthochdruck und Herzproblemen leiden, benötigen häufig Medikamente, um ihren

Blutdruck zu kontrollieren und ihr Herz zu schützen. Eine regelmäßige Kontrolle durch den Arzt ist unerlässlich, um die Medikamentendosis anzupassen oder neue Behandlungsmethoden einzuführen, je nachdem, wie sich die Krankheit entwickelt.

Über die Einnahme von Medikamenten aufklären

Eine der Aufgaben des Betreuers besteht darin, dafür zu sorgen, dass der Patient versteht, wie wichtig es ist, seine Medikamente regelmäßig einzunehmen, auch wenn er sich gut fühlt. Blutdrucksenkende Medikamente oder Behandlungen zur Senkung des Cholesterinspiegels (Statine) müssen ohne Unterbrechung eingenommen werden, um gefährliche Schwankungen des Blutdrucks oder der Lipidwerte zu vermeiden.

Es ist auch hilfreich, dem Patienten zu erklären, wie wichtig es ist, seinem Arzt Nebenwirkungen oder Wechselwirkungen von Medikamenten zu melden, damit die Behandlung ggf. angepasst werden kann. Beispielsweise können manche Patienten bei bestimmten Medikamenten Schwindel oder Benommenheit verspüren, was eine Anpassung der Dosis erforderlich machen kann.

Regelmäßige medizinische Betreuung aufrechterhalten

Schließlich ist es von entscheidender Bedeutung, die Patienten dazu anzuhalten, eine regelmäßige ärztliche Betreuung aufrechtzuerhalten, um die Wirksamkeit der Behandlung zu beurteilen, die Entwicklung der Symptome zu überwachen und den Pflegeplan entsprechend anzupassen. Die Rolle der Pflegekraft besteht darin, dem Patienten zu helfen, sich an seine Termine zu erinnern, die zwischen zwei Arztbesuchen empfundenen Symptome zu notieren und dem Arzt die richtigen Fragen zu stellen, um seinen Gesundheitszustand besser zu verstehen.

3. Begleitung von Patientinnen unter Hormontherapie

- Erklärung der Nebenwirkungen von Behandlungen (Schilddrüsenhormontherapie, Insulintherapie)

Die Schilddrüsenhormontherapie und die Insulintherapie sind zwei wesentliche Behandlungen zur Behandlung chronischer Erkrankungen wie Hypothyreose bzw. Diabetes. Obwohl sie für die Wiederherstellung eines ausgeglichenen Hormon- oder Blutzuckerhaushalts unerlässlich sind, können sie auch Nebenwirkungen haben, die für die Patienten manchmal schwer zu ertragen sind. Wenn die Patienten diese Nebenwirkungen verstehen, können sie besser damit umgehen und ihre Behandlung in Zusammenarbeit mit ihrem Arzt anpassen. Die Rolle des Pflegepersonals ist hier entscheidend, um klare und zugängliche Erklärungen zu liefern und den Patienten zu helfen, zwischen erwarteten Wirkungen und Situationen, die einen Arztbesuch erfordern, zu unterscheiden.

Nebenwirkungen der Schilddrüsenhormontherapie

Die Schilddrüsenhormontherapie, insbesondere in Form von Levothyroxin (das das Schilddrüsenhormon T4 ersetzt), ist die Standardbehandlung für Patienten mit einer Schilddrüsenunterfunktion. Mit dieser Behandlung wird die unzureichende Produktion von Schilddrüsenhormonen durch die Schilddrüse ausgeglichen, wodurch der Stoffwechsel des Patienten wieder auf ein normales Niveau gebracht wird. Allerdings ist eine Feinabstimmung der Dosis erforderlich, um ein hormonelles Ungleichgewicht zu vermeiden, das zu verschiedenen Nebenwirkungen führen kann.

Überlastung der Schilddrüsenhormone: Symptome einer Hyperthyreose

Eines der größten Risiken bei der Schilddrüsenhormontherapie ist eine Überdosierung, die zu einer behandlungsinduzierten **Hyperthyreose** führen kann. Das bedeutet, dass der Körper zu viele Schilddrüsenhormone erhält, wodurch der Stoffwechsel übermäßig beschleunigt wird. Zu den Symptomen einer Hyperthyreose gehören :

- **Tachykardie** (schneller Herzschlag).
- **Herzklopfen.**
- **Schneller Gewichtsverlust** trotz erhaltenem oder gesteigertem Appetit.
- **Zittern der Hände.**
- **Nervosität** oder **Reizbarkeit.**
- **Übermäßiges Schwitzen** und **Hitzeunverträglichkeit.**

Es ist sehr wichtig, dass der Patient diese Anzeichen erkennt, da eine chronische Überdosierung zu Herzkomplikationen führen kann, insbesondere zu Vorhofflimmern, einer potenziell gefährlichen Herzrhythmusstörung. Wenn diese Symptome auftreten, ist es wichtig, dass der Patient schnell seinen Arzt aufsucht, um die Dosis der Behandlung anzupassen.

Unterdosierung: Fortbestehen der Symptome einer Hypothyreose

Umgekehrt können die Symptome einer Schilddrüsenunterfunktion anhalten oder erneut auftreten, wenn die Dosis der Schilddrüsenhormontherapie nicht ausreicht. Die häufigsten Anzeichen sind :

- **Anhaltende Müdigkeit** oder **Schläfrigkeit.**
- **Gewichtszunahme** trotz kontrollierter Ernährung
- **Frösteln** oder **Kälteunverträglichkeit.**
- **Verstopfung.**
- **Trockene Haut**, **brüchiges Haar** und **brüchige Nägel.**
- **Depressionen** oder **Apathie.**

Es ist wichtig, dass der Patient versteht, dass diese Symptome darauf hindeuten können, dass sein Körper nicht genügend Schilddrüsenhormone erhält, um richtig zu funktionieren. Eine Anpassung der Dosis durch den Arzt wird diese Symptome in der Regel beheben. Es ist wichtig, die Patienten zu ermutigen, ihre

Dosis nicht selbst zu ändern, sondern stattdessen ihren Arzt zu konsultieren, um angemessene Anpassungen vorzunehmen.

Andere mögliche Nebenwirkungen

Abgesehen von den dosisabhängigen Wirkungen können bei einigen Patienten geringfügige Nebenwirkungen wie **Verdauungsstörungen** (Übelkeit, Durchfall) oder leichte **Schlaflosigkeit** auftreten, insbesondere wenn Levothyroxin abends statt morgens auf nüchternen Magen eingenommen wird. Es wird empfohlen, Levothyroxin morgens mit Abstand zu den Mahlzeiten einzunehmen, um die Resorption zu optimieren.

Nebenwirkungen der Insulintherapie

Die Insulintherapie ist die Basisbehandlung für Patienten mit Typ-1-Diabetes sowie für einige Patienten mit Typ-2-Diabetes, wenn orale Antidiabetika nicht mehr ausreichen, um eine gute Blutzuckerkontrolle aufrechtzuerhalten. Insulin reguliert den Blutzuckerspiegel, indem es den Zellen bei der Aufnahme von Glukose hilft. Der Umgang mit Insulin kann jedoch mit einigen Nebenwirkungen einhergehen, die hauptsächlich auf eine falsche Dosierung oder Fehler bei der Verabreichung zurückzuführen sind.

Hypoglykämie: die wichtigste Nebenwirkung von Insulin

Eines der größten Risiken der Insulintherapie ist die **Hypoglykämie** (Abfall des Blutzuckerspiegels unter 0,7 g/L). Dies tritt auf, wenn die Insulindosis im Verhältnis zur Nahrungsaufnahme oder körperlichen Aktivität des Patienten zu hoch ist. Zu den Symptomen einer Hypoglykämie gehören :

- **Zittern**.
- Übermäßiges **Schwitzen**.
- **Herzklopfen**.

- Schwindel.
- Geistige Verwirrung oder Konzentrationsschwierigkeiten
- Starker Hunger.

Es ist von entscheidender Bedeutung, dass Patienten, die eine Insulintherapie erhalten, diese Anzeichen erkennen und immer schnelle Kohlenhydrate (wie Glukosetabletten oder Fruchtsaft) bei sich haben, um eine Hypoglykämie schnell zu beheben. Wenn eine schwere Hypoglykämie nicht rechtzeitig behandelt wird, kann sie zu Bewusstlosigkeit oder sogar zum Koma führen, was eine medizinische Notversorgung erforderlich macht.

Der Patient muss auch lernen, die Insulindosis entsprechend den Mahlzeiten und der körperlichen Aktivität anzupassen, indem er den Rat seines Diabetologen befolgt. Es ist wichtig, den Patienten daran zu erinnern, dass das Insulin nach einem genauen Zeitplan verabreicht werden muss, bei dem die Mahlzeiten berücksichtigt werden müssen, um solche Ungleichgewichte zu vermeiden.

Hyperglykämie und diabetische Ketoazidose

Bei einer Unterdosierung oder einer vergessenen Insulininjektion kann der Patient eine **Hyperglykämie** (zu hoher Blutzuckerspiegel) entwickeln, die durch Symptome gekennzeichnet ist wie :

- **Übermäßiger Durst.**
- **Häufiger Harndrang.**
- **Starke Müdigkeit.**
- **Verschwommene Sicht.**

Ein unbehandelter hoher Blutzuckerspiegel kann sich zu einer **diabetischen** Ketoazidose entwickeln, einer schweren Komplikation, bei der sich im Blut Ketonkörper bilden, die den Körper übersäuern. Zu den Symptomen gehören Bauchschmerzen, Übelkeit, Erbrechen, schnelle Atmung und ein acetonartiger Geruch im Atem. Diese Situation erfordert eine Notfallbehandlung.

Lokale Reaktionen und Allergien auf Insulin

Einige Patienten können **lokale Reaktionen** an der Insulininjektionsstelle entwickeln, wie z. B. Rötung, Schwellung oder Juckreiz. Diese Reaktionen sind in der Regel leicht und verschwinden von selbst, aber wenn sie anhalten, kann es hilfreich sein, die Injektionsstelle regelmäßig zu wechseln, um die Ansammlung von Narbengewebe oder Lipodystrophie (Bildung von Erhebungen unter der Haut) zu vermeiden.

In seltenen Fällen kann es zu schwereren allergischen Reaktionen auf Insulin kommen, die bei modernen Insulinen jedoch selten sind. Wenn bei einem Patienten ein großflächiger Hautausschlag, Atembeschwerden oder ein Anschwellen des Halses auftreten, sollte er sofort einen Arzt aufsuchen.

Gewichtszunahme

Eine häufige Nebenwirkung der Insulintherapie, vor allem bei Patienten mit Typ-2-Diabetes, ist die **Gewichtszunahme**. Das liegt daran, dass Insulin die Fettspeicherung fördert und die Patienten durch die verbesserte Glukoseaufnahme mehr Kalorien als zuvor verbrauchen können. Um diese Gewichtszunahme zu begrenzen, ist es wichtig, dass der Patient über die Notwendigkeit einer ausgewogenen Ernährung und regelmäßiger körperlicher Betätigung aufgeklärt wird.

Anpassung der Behandlung und regelmäßige Überwachung

Sowohl bei der Schilddrüsenhormontherapie als auch bei der Insulintherapie muss der Patient verstehen, dass die Behandlung regelmäßig angepasst werden muss. Der Bedarf an Insulin oder Schilddrüsenhormonen kann sich im Laufe der Zeit aufgrund von Veränderungen des Lebensstils, der allgemeinen Gesundheit oder anderer Faktoren (Stress, Schwangerschaft, interkurrente Erkrankungen) ändern.

Medizinische Betreuung und regelmäßige Blutentnahme

Bei der Schilddrüsenhormontherapie sind regelmäßige Blutentnahmen erforderlich, um den TSH-Spiegel (Schilddrüsen stimulierendes Hormon) zu überprüfen und die Dosis entsprechend den Ergebnissen anzupassen. Ebenso ist bei der Insulintherapie eine regelmäßige Überwachung des Blutzuckerspiegels unerlässlich, auch über die Messung des HbA1c-Werts, mit dem die langfristige Blutzuckerkontrolle beurteilt werden kann.

Der Patient sollte dazu angehalten werden, die Dosis nicht ohne ärztlichen Rat selbst anzupassen und neue oder ungewöhnliche Symptome zu melden, die auf ein Ungleichgewicht in der Behandlung hindeuten könnten.

- Psychologische Unterstützung bei hormonellen Veränderungen (Menopause, Andropause usw.)

Die psychologische Unterstützung angesichts hormoneller Veränderungen, wie sie bei Frauen mit der Menopause und bei Männern mit der Andropause einhergehen, ist von entscheidender Bedeutung, um Patienten durch diese heikle Phase ihres Lebens zu begleiten. Diese Übergangszeiten markieren eine signifikante hormonelle Umstellung, die nicht nur zu körperlichen Symptomen, sondern auch zu oft unterschätzten psychologischen Auswirkungen führen kann. Reizbarkeit, Angstzustände, Schlafstörungen, verminderte Libido, Stimmungsschwankungen oder Depressionen sind allesamt psychische Erscheinungen, die mit diesen hormonellen Veränderungen einhergehen können. Die Rolle der Pflegekraft beschränkt sich nicht auf die Behandlung der körperlichen Symptome; sie umfasst auch eine wohlwollende psychologische Begleitung, die dem Patienten hilft, diese Zeit mit mehr Gelassenheit und Zuversicht zu überstehen.

Verständnis der psychologischen Auswirkungen hormoneller Veränderungen

Die hormonellen Veränderungen, die mit der Menopause und der Andropause einhergehen, sind keine isolierten Phänomene. Sie wirken sich auf den gesamten Organismus aus und haben erhebliche Auswirkungen auf das emotionale und psychologische Gleichgewicht. Für Betreuer ist es wichtig zu verstehen, dass diese Übergänge schwierig zu erleben sein können, da sie oft als Verlust von Vitalität, Jugendlichkeit oder Kontrolle über den eigenen Körper wahrgenommen werden.

Menopause und psychologische Umwälzungen

Die Menopause, die bei Frauen in der Regel zwischen 45 und 55 Jahren eintritt, ist durch einen Abfall der weiblichen Hormone gekennzeichnet, insbesondere der Östrogene und des Progesterons. Diese Hormone spielen nicht nur bei der Fortpflanzung eine Rolle, sondern auch bei der Stimmung, dem Schlaf und dem emotionalen Gleichgewicht.

Zu den häufigsten psychologischen Symptomen während dieser Zeit gehören :

- **Angstzustände** oder **Nervosität.**
- Erhöhte **Reizbarkeit.**
- **Stimmungsschwankungen**, manchmal mit depressiven Episoden.
- **Schlafstörungen** wie **Schlaflosigkeit**, die Müdigkeit und emotionale Instabilität verstärken können.
- **Rückgang der Libido** und Störungen des Selbstbildes

Für manche Frauen kann die Menopause als eine Zeit des Verlusts erlebt werden, die das Ende der Fruchtbarkeit und den Beginn des Alterns symbolisiert, was ein Gefühl der Verletzlichkeit hervorrufen kann. Psychologische Unterstützung ist daher von entscheidender Bedeutung, um ihnen dabei zu helfen, diese

Veränderungen zu akzeptieren und gleichzeitig ein Gefühl der Kontrolle über ihren Körper und ihr Wohlbefinden zu erlangen.

Andropause und ihre emotionalen Auswirkungen bei Männern

In ähnlicher Weise erleben auch Männer eine Form der hormonellen Umstellung, die als **Andropause** bekannt ist, auch wenn diese weniger abrupt und allmählicher verläuft als die Menopause. Die Andropause ist durch einen allmählichen Rückgang des Testosteronspiegels gekennzeichnet, der ab dem 40. oder 50. Dieser Hormonabfall kann zu ähnlichen psychologischen Symptomen wie die Menopause führen :

- Chronische **Müdigkeit**.
- **Leichte Depressionen** oder unerklärliche **Traurigkeit**.
- **Verminderte Libido, die** zu sexueller Unzufriedenheit führen und das Selbstbewusstsein beeinträchtigen kann.
- **Reizbarkeit** oder **Stimmungsschwankungen**.
- **Schlafstörungen**.

Für Männer können diese Veränderungen als Angriff auf ihre Männlichkeit oder ihre traditionelle Rolle erlebt werden, was zu einem Gefühl des Verlusts oder der Wertlosigkeit führen kann. Psychologische Unterstützung kann diesen Übergang entdramatisieren und den Männern helfen, sich auf die positiven Aspekte dieser Lebensphase zu konzentrieren.

Patienten mit Einfühlungsvermögen und aktivem Zuhören begleiten

Einer der ersten Schritte zur psychologischen Unterstützung von Patientinnen in der Menopause oder Andropause besteht darin, ihnen aktiv und wohlwollend zuzuhören. Es ist von entscheidender Bedeutung, ihnen zu ermöglichen, ihre Gefühle, Ängste und Sorgen zu verbalisieren, ohne zu urteilen. Dieses Zuhören ermöglicht es, ihre Gefühle zu validieren, sie zu normalisieren und ihnen zu zeigen, dass sie mit dieser Erfahrung nicht allein sind.

Ein Umfeld des Vertrauens und des Dialogs schaffen

Als Pflegekraft ist es wichtig, eine vertrauensvolle Umgebung zu schaffen, in der sich der Patient wohlfühlt, wenn er über seine Schwierigkeiten spricht. Dazu gehören nicht nur die körperlichen Symptome, die er möglicherweise hat (Hitzewallungen, Nachtschweiß, Gelenkschmerzen usw.), sondern auch seine Gefühle von Traurigkeit, Unsicherheit oder Motivationsverlust. Durch die Validierung dieser Gefühle fühlt sich der Patient verstanden und unterstützt.

Die Pflegekraft sollte darauf achten, offene Fragen zu stellen, die den Patienten ermutigen, sich zu äußern:

- "Wie fühlen Sie sich im Moment emotional?"
- " Gibt es Veränderungen in Ihrer Stimmung oder Energie, die Sie beunruhigen?"
- "Wie erleben Sie diese hormonellen Veränderungen im Alltag?"

Mit diesen Fragen wird ein Raum geschaffen, in dem der Patient seine Zweifel, Frustrationen und Ängste zur Sprache bringen kann, ohne befürchten zu müssen, dass er verurteilt wird.

Erklären Sie die Auswirkungen von Hormonen auf Stimmung und Wohlbefinden.

Eine weitere Form der Unterstützung besteht darin, dem Patienten zu erklären, welche Auswirkungen die Hormone auf sein emotionales Gleichgewicht haben können. Viele Menschen sind sich nicht bewusst, dass ihre psychischen Symptome zum Teil durch Hormonschwankungen verursacht werden. Wenn man ihnen diese Mechanismen erklärt, kann man ihnen helfen, besser zu verstehen, was sie durchmachen, und sich nicht schuldig zu fühlen, wenn sie sich ängstlich, deprimiert oder gereizt fühlen.

Es ist z. B. hilfreich zu erklären, dass der Rückgang von Östrogen oder Testosteron die Produktion bestimmter Neurotransmitter wie Serotonin, das für die Regulierung der Stimmung verantwortlich ist, beeinträchtigen kann. Diese einfache Erklärung hilft oft, die Patienten von ihrem schlechten Gewissen zu befreien und ihnen einen Schlüssel zum besseren Umgang mit diesen Symptomen zu geben.

Förderung von Lösungen zur Verbesserung des psychologischen Wohlbefindens

Die Rolle der Pflegekraft beschränkt sich nicht nur auf das Zuhören: Sie umfasst auch das Vorschlagen konkreter Lösungen zur Verbesserung des psychologischen Wohlbefindens der Patienten. Diese Lösungen sollten einfach, praktisch und auf die Bedürfnisse und Fähigkeiten des Einzelnen zugeschnitten sein.

Regelmäßige körperliche Aktivität fördern

Körperliche Aktivität ist eine der besten Möglichkeiten, um die Stimmung zu verbessern und die mit hormonellen Veränderungen verbundenen Symptome von Depressionen oder Angstzuständen zu verringern. Sport regt die Produktion von Endorphinen, den Glückshormonen, an und hilft, das Energieniveau zu stabilisieren. Außerdem trägt er dazu bei, das Körperbild zu verbessern, das während der Wechseljahre oder der Andropause oft beeinträchtigt ist.

Es ist wichtig, zu körperlichen Aktivitäten zu raten, die für den Patienten geeignet sind, wie z. B. Spazierengehen, Yoga, Schwimmen oder Radfahren. Ziel ist es, mäßige, aber regelmäßige Übungen anzubieten, die ein Wohlgefühl fördern und helfen, die Hormonschwankungen zu regulieren.

Entspannungs- und Stressbewältigungstechniken beraten

Entspannungstechniken wie Meditation, Tiefenatmung oder progressive Muskelentspannung sind besonders wirksam, um Ängste zu reduzieren und dabei zu helfen, ein emotionales Gleichgewicht zu finden. Die Praxis der Achtsamkeitsmeditation beispielsweise hilft dabei, Abstand von negativen Gedanken und störenden Emotionen zu gewinnen, indem man lernt, sie ohne Bewertung zu beobachten.

Die Pflegekraft kann auch Entspannungsaktivitäten wie Sophrologie oder geführte Entspannungssitzungen anbieten, die dabei helfen, den Geist zu beruhigen und die Auswirkungen der Hormonschwankungen auf die Stimmung zu verringern.

Einen gesunden Lebensstil fördern

Schließlich ist ein gesunder Lebensstil unerlässlich, um die Auswirkungen der hormonellen Veränderungen abzumildern. Dazu gehören Ratschläge zum Schlafen, zur Ernährung und zum Umgang mit Lebensgewohnheiten.

- **Schlaf verbessern**: Schlafstörungen treten häufig während der Menopause oder Andropause auf und können die psychologischen Symptome verschlimmern. Es ist wichtig, die Patientin zu einer regelmäßigen Schlafroutine zu ermutigen, Bildschirme vor dem Schlafengehen zu meiden und eine Umgebung zu schaffen, in der sie sich gut erholen kann.
- **Ausgewogene Ernährung**: Auch die Ernährung kann sich auf die Stimmung und das Wohlbefinden auswirken. Die Empfehlung einer Ernährung, die reich an Obst, Gemüse, Omega-3-Fettsäuren und Ballaststoffen ist, kann die Energie verbessern und die Stimmung stabilisieren.
- **Reduzieren** Sie **den Konsum von Alkohol und Koffein**: Diese Substanzen können Angstzustände und Schlafstörungen verstärken, daher ist es ratsam, sie in Maßen zu konsumieren.

Den Patienten dabei begleiten, die Veränderungen zu akzeptieren

Eine der schwierigsten Phasen für die Patienten ist oft die Akzeptanz der hormonellen Veränderungen und dessen, was sie symbolisieren, insbesondere im Hinblick auf das Altern. Die Pflegekraft kann dabei helfen, diese Übergänge zu entdramatisieren, indem sie erklärt, dass Menopause und Andropause natürliche Lebensabschnitte sind und nicht gleichbedeutend mit einem Verfall sind.

Die psychologische Unterstützung besteht auch darin, den Patienten zu ermutigen, sich wieder auf die positiven Aspekte dieser Zeit zu konzentrieren, z. B. sich mehr Zeit für sich selbst zu nehmen, sich in neuen Aktivitäten zu engagieren oder persönliche Beziehungen zu stärken.

Kapitel 10

Betreuung von Patienten in der pädiatrischen Endokrinologie

1. Die Besonderheiten endokriner Erkrankungen bei Kindern

- Diabetes-1-Typ bei Kindern: Besonderheiten und Behandlung

Typ-1-Diabetes bei Kindern ist eine chronische Autoimmunkrankheit, die eine strenge und spezifische Behandlung erfordert. Im Gegensatz zu Typ-2-Diabetes, der häufig mit Lebensstilfaktoren zusammenhängt, tritt Typ-1-Diabetes auf, wenn das Immunsystem die Betazellen der Bauchspeicheldrüse angreift, die für die Insulinproduktion verantwortlich sind. Insulin ist ein wichtiges Hormon zur Regulierung des Blutzuckerspiegels. Ohne Insulin kann der Körper die Glukose nicht verwerten, und sie sammelt sich im Blut an. Dies führt zu Ungleichgewichten, die für die Gesundheit des Kindes gefährlich sind.

Die Behandlung von Diabetes-1-Typ bei Kindern ist komplex, da sie nicht nur die tägliche Verwaltung der Blutzuckerwerte und Insulininjektionen umfasst, sondern auch die Anpassung der Pflege an die sich verändernden Bedürfnisse des Kindes, seine körperliche und emotionale Entwicklung und die Einbeziehung der Familie. Ziel ist es, eine optimale Blutzuckereinstellung aufrechtzuerhalten und dem Kind gleichzeitig eine möglichst normale Kindheit zu ermöglichen.

Besonderheiten von Diabetes-1-Typ bei Kindern

Der Diabetes-1-Typ bei Kindern weist einige Besonderheiten auf, die ihn von der Erwachsenenform der Krankheit unterscheiden, sowohl in der Diagnose als auch im täglichen Umgang. Er betrifft vor allem Kinder und Jugendliche, mit einem Diagnosegipfel zwischen 5 und 14 Jahren, obwohl die Krankheit in jedem Alter auftreten kann. Die Behandlung dieser Erkrankung muss an die besonderen Bedürfnisse des Kindes und an sein familiäres und schulisches Umfeld angepasst werden.

Plötzliches Auftreten der Symptome

Typ-1-Diabetes bei Kindern tritt oft plötzlich auf, mit charakteristischen Symptomen wie :

- **Polyurie** (häufiges und reichliches Wasserlassen).
- **Polydipsie** (übermäßiger Durst).
- **Schnelles Abmagern** trotz normaler oder sogar erhöhter Nahrungsaufnahme.
- **Starke Müdigkeit.**
- **Abdominale Schmerzen.**

Diese Symptome treten oft innerhalb weniger Wochen auf, und manchmal wird bei dem Kind im Notfall eine **diabetische Ketoazidose** diagnostiziert, eine schwere Komplikation, bei der der Insulinmangel zur Produktion von Ketonkörpern führt, die das Blut ansäuern. Die schnelle Erkennung der Symptome durch Eltern und medizinisches Fachpersonal ist entscheidend, um diese kritische Situation zu vermeiden.

Komplexe tägliche Verwaltung

Die Behandlung von Diabetes-1-Typ bei Kindern beruht auf mehrmaligen täglichen Insulininjektionen und einer ständigen Überwachung des Blutzuckerspiegels. Besonders jüngere Kinder sind oft nicht in der Lage, ihre Behandlung allein zu bewältigen, weshalb die Zusammenarbeit mit den Eltern und dem Pflegepersonal unerlässlich ist.

Die Blutzuckereinstellung ist bei Kindern aufgrund des variablen Insulinbedarfs, der von mehreren Faktoren beeinflusst wird, besonders schwer aufrechtzuerhalten:

- **Wachstum**: Während des Wachstums ändert sich der Insulinbedarf schnell. Regelmäßige Anpassungen der Insulindosis sind erforderlich.
- **Ernährung**: Da Kinder oft weniger regelmäßig essen, kann die Kohlenhydratzufuhr von einer Mahlzeit zur anderen sehr unterschiedlich sein. Die

Ernährungserziehung der Eltern und des Kindes ist daher entscheidend, um die Insulindosen an die einzelnen Mahlzeiten anzupassen.

- **Körperliche Aktivität**: Körperliche Aktivität kann den Blutzuckerspiegel senken, und es ist wichtig, die Kohlenhydratzufuhr vor oder nach dem Sport anzupassen, um eine Hypoglykämie zu vermeiden.

Psychologische und soziale Auswirkungen

Typ-1-Diabetes bei Kindern kann erhebliche psychologische Auswirkungen haben, insbesondere aufgrund des strengen Managements, das die Krankheit im Alltag erfordert. Das Kind kann sich anders als seine Mitschüler fühlen, was zu Problemen mit dem Selbstwertgefühl, Angstzuständen oder sogar Depressionen führen kann.

Es ist auch wichtig, die Auswirkungen auf die Familie zu betonen. Die Eltern müssen in die Bewältigung der Krankheit einbezogen werden, was zu Stress, Müdigkeit und Ängsten führen kann. Die Rolle der Pflegekräfte besteht daher auch darin, die Familie bei diesem täglichen Management zu unterstützen, indem sie Informationen bereitstellen, auf Sorgen eingehen und dabei helfen, Routinen zu etablieren.

Medizinische Behandlung von Diabetes-1-Typ bei Kindern

Die Behandlung von Diabetes-1-Typ bei Kindern beruht auf drei Hauptsäulen: der Insulinbehandlung, der Blutzuckerüberwachung und der Therapieerziehung. Diese Aspekte müssen auf das Alter, die Entwicklung des Kindes und seine täglichen Aktivitäten abgestimmt werden.

Behandlung mit Insulin

Die Behandlung beruht auf der täglichen Verabreichung von Insulin. Bei Kindern wird häufig ein intensives Insulintherapieschema bevorzugt, bei dem ein langwirksames Basalinsulin (zur Deckung des Grundbedarfs des Körpers) und vor jeder Mahlzeit Injektionen von schnellem oder ultraschnellem Insulin zur Deckung der Kohlenhydratzufuhr verabreicht werden.

Für Kinder im Schulalter kann der Umgang mit Insulininjektionen eine Quelle von Stress sein, insbesondere in der Schule. Zunehmend werden die Geräte zur Insulinabgabe automatisiert, wie z. B. **Insulinpumpen**, die eine kontinuierlichere und einfachere Abgabe ermöglichen. Diese Geräte bieten den Kindern mehr Flexibilität und verringern die Belastung durch Mehrfachinjektionen.

Glykämische Überwachung

Die Überwachung des Blutzuckerspiegels muss bei Kindern mit Diabetes streng und regelmäßig erfolgen. Das bedeutet, dass der Blutzucker mehrmals täglich mithilfe von Blutzuckermessgeräten oder kontinuierlichen Glukosesensoren gemessen werden muss, die zur Vereinfachung der Überwachung immer häufiger eingesetzt werden. Systeme zur kontinuierlichen Glukosemessung bieten einen großen Vorteil, da sie die Blutzuckerschwankungen den ganzen Tag über überwachen und bei Hypo- oder Hyperglykämien Alarm schlagen können.

Die Überwachung ist besonders wichtig in Zeiten schnellen Wachstums, bei Krankheiten oder bei Veränderungen der Lebensgewohnheiten (körperliche Aktivität, Ernährung).

Therapeutische Bildung

Die Therapieerziehung ist ein wesentlicher Pfeiler bei der Behandlung von Typ-1-Diabetes bei Kindern. Sie muss bereits bei der Diagnose beginnen und ein Leben lang fortgeführt werden.

Ziel der therapeutischen Schulung ist es, das Kind und seine Familie im täglichen Umgang mit der Krankheit zu befähigen, indem sie geschult werden in :

- **Verstehen, welche Rolle Insulin spielt und wie es** in Abhängigkeit von Mahlzeiten, körperlicher Aktivität und besonderen Ereignissen (Krankheiten, Stress) **angepasst werden muss.**
- **Hypoglykämien erkennen und behandeln können** : Kinder sollten lernen, die Symptome einer Hypoglykämie (Zittern, Schwitzen, Verwirrung) zu erkennen und darauf mit dem Verzehr von schnellen Kohlenhydraten zu reagieren.
- **Kenntnis der Grundsätze einer ausgewogenen Ernährung** und der Fähigkeit, den Kohlenhydratgehalt von Lebensmitteln einzuschätzen, um die Insulindosis anzupassen.
- **Achten Sie auf Anzeichen von Komplikationen** wie diabetische Ketoazidose, die dringend behandelt werden muss.

Die therapeutische Erziehung muss an das Alter des Kindes angepasst werden. Kleine Kinder werden eine enge Begleitung durch ihre Eltern benötigen, während Jugendliche schrittweise in die Verantwortung genommen werden müssen, um ihre Behandlung selbstständiger zu verwalten.

Psychosoziale Betreuung und Familienunterstützung

Diabetes-1-Typ beeinträchtigt das tägliche Leben des Kindes und seiner Familie. Daher ist es von entscheidender Bedeutung, neben der medizinischen Behandlung auch psychosoziale Unterstützung zu leisten. Das bedeutet, dem Kind zu helfen, seine Krankheit zu akzeptieren, zu verstehen, dass sie es nicht definiert, und ihm zu ermöglichen, an allen altersgemäßen Aktivitäten teilzunehmen (Sport, Schulausflüge usw.).

Begleitung in der Schule und im gesellschaftlichen Leben

Die Schule ist eine Schlüsselumgebung, in der das Kind lernen muss, wie es außerhalb der Familie mit seinem Diabetes umgehen kann. Es ist wichtig, dass Lehrer und Erziehungspersonal über den Umgang mit diabetesbedingten Notfällen wie Hypoglykämie informiert und darin geschult werden.

Pflegekräfte können eine Rolle bei der Einrichtung eines **individuellen Aufnahmeprojekts (IAP)** in der Schule spielen, in dem die Verantwortlichkeiten der Lehrkräfte und des Schulpersonals in Notfällen klar festgelegt werden, während das Kind gleichzeitig uneingeschränkt an schulischen und sportlichen Aktivitäten teilnehmen kann.

Psychologische Unterstützung für das Kind und die Familie

Psychologische Betreuung ist oft notwendig, nicht nur für das Kind, sondern auch für seine Familie. Die Eltern empfinden den Umgang mit dem Diabetes ihres Kindes möglicherweise als großen Stress, und das Kind fühlt sich möglicherweise isoliert oder anders als seine Mitschüler.

Eine psychologische Betreuung kann dem Kind helfen, besser mit seiner Krankheit zu leben, seine Gefühle auszudrücken und Strategien zu finden, um die Schwierigkeiten im täglichen Umgang mit Diabetes zu bewältigen. Für die Eltern kann diese Unterstützung bedeuten, dass sie besser mit Ängsten, Müdigkeit und möglichen Familienkonflikten im Zusammenhang mit der Krankheit umgehen können.

*   Hypothyreose und Wachstumsstörungen: Die Herausforderungen bei jungen Patienten verstehen
Hypothyreose ist eine Krankheit, die durch eine unzureichende Produktion von Schilddrüsenhormonen durch die Schilddrüse gekennzeichnet ist. Diese Hormone, vor allem Thyroxin (T4) und Trijodthyronin (T3), spielen eine zentrale Rolle bei der

Regulierung des Stoffwechsels, des Wachstums und der Entwicklung, insbesondere bei Kindern. Wenn sie nicht in ausreichender Menge produziert werden, werden viele physiologische Prozesse verlangsamt, was zu verschiedenen Symptomen führt, darunter auch Wachstumsverzögerungen. Bei jungen Patienten kann eine Hypothyreose daher erhebliche Auswirkungen auf ihre körperliche und geistige Entwicklung haben, insbesondere wenn sie nicht rechtzeitig diagnostiziert und behandelt wird. Es ist von entscheidender Bedeutung, die besonderen Herausforderungen dieser Erkrankung bei Kindern zu verstehen, um eine frühzeitige und wirksame Behandlung zu gewährleisten.

Die Rolle der Schilddrüsenhormone beim Wachstum verstehen

Schilddrüsenhormone sind für das normale Wachstum von Kindern unerlässlich. Sie haben einen direkten Einfluss auf die Knochenreifung, die Entwicklung des Gehirns und den gesamten Stoffwechsel. In der Wachstumsphase benötigt der Körper ausreichende Mengen dieser Hormone, um die Entwicklung der langen Knochen und die Funktion lebenswichtiger Organe zu unterstützen.

Rolle bei der Knochenentwicklung

Schilddrüsenhormone greifen in die Regulierung der Knochenbildung ein, indem sie insbesondere die Vermehrung der für das Knochenwachstum verantwortlichen Zellen anregen. Bei Kleinkindern reagiert die Wachstumsfuge, die sich an den Enden der langen Knochen befindet, besonders empfindlich auf diese Hormone. Bei einer Schilddrüsenunterfunktion ist das Knochenwachstum verlangsamt, was sich in einer verzögerten Statur, d. h. einer geringeren als der für das Alter des Kindes normalen Körpergröße, äußert.

Eine länger andauernde Wachstumsverzögerung kann, wenn die Hypothyreose nicht behandelt wird, zu dauerhaften Anomalien in der Knochenentwicklung führen. Die endgültige Größe des Kindes kann beeinflusst werden, und es besteht auch das Risiko einer Knochendysplasie (Knochenverformung), wenn die Erkrankung ohne angemessene Behandlung fortbesteht.

Auswirkungen auf die Gehirnentwicklung

Schilddrüsenhormone sind auch für die neurologische Entwicklung, vor allem in der frühen Kindheit, von entscheidender Bedeutung. In den ersten Lebensmonaten spielen sie eine Schlüsselrolle bei der Reifung der neuronalen Schaltkreise und der Entwicklung der kognitiven Funktionen. Ein schwerer Mangel an Schilddrüsenhormonen in dieser kritischen Phase kann zu intellektuellen Verzögerungen und neurodevelopmentalen Defiziten führen. Auch nach dieser schnellen Entwicklungsphase kann eine Schilddrüsenunterfunktion die Konzentration, das Gedächtnis und das Lernen beeinträchtigen.

Wenn eine Schilddrüsenunterfunktion bei einem Kind spät diagnostiziert wird, kann sie zu Schulschwierigkeiten, einer allgemeinen Entwicklungsverzögerung und Problemen mit der Feinmotorik führen. Daher ist eine regelmäßige Überwachung der Schilddrüsenfunktion bei Kindern mit auffälligen Symptomen von entscheidender Bedeutung.

Erkennen der Anzeichen einer Schilddrüsenunterfunktion bei Kindern

Eine Schilddrüsenunterfunktion bei Kindern kann sich durch eine Vielzahl von Symptomen äußern, von denen einige direkt mit dem verlangsamten Wachstum zusammenhängen, andere subtiler sind, wie Verhaltensänderungen oder erhöhte Müdigkeit. Die Diagnose ist bei Kindern oft schwieriger als bei Erwachsenen, da sich die Symptome langsam entwickeln und mit anderen Störungen verwechselt werden können.

Anzeichen für ein verzögertes Wachstum

Das deutlichste Anzeichen bei Kindern mit einer Schilddrüsenunterfunktion ist ein **verlangsamtes Wachstum der Statur.** Die Kinder können viel kleiner als Gleichaltrige erscheinen, und ihre Wachstumskurve kann stagnieren oder sogar rückläufig sein. Diese Verzögerung kann mit einer langsameren allgemeinen körperlichen Entwicklung einhergehen, wobei bei Jugendlichen die Pubertät verzögert einsetzt.

Es kann auch eine **verzögerte Ossifikation** auftreten, die auf Röntgenbildern sichtbar ist und zeigt, dass die Knochen des Kindes nicht im erwarteten Tempo wachsen.

Andere körperliche und verhaltensbezogene Anzeichen

Neben der Wachstumsverzögerung kann eine Schilddrüsenunterfunktion auch eine Reihe anderer Symptome verursachen:

- **Übermäßige Müdigkeit** und Energiemangel.
- **Unerklärliche Gewichtszunahme** oder Schwierigkeiten beim Abnehmen trotz kontrollierter Ernährung.
- **Trockene Haut** und **sprödes Haar**.
- **Chronische Verstopfung**.
- **Kälteunverträglichkeit**.
- **Langsame Reflexe** und psychomotorische Verlangsamung.

Auf der Verhaltensebene können die Kinder apathischer werden und weniger Interesse an Spielen oder schulischen Aktivitäten zeigen. Sie können auch unter **Konzentrationsschwierigkeiten** und **Gedächtnisproblemen** leiden, was zu einem Rückgang der schulischen Leistungen führen kann.

Behandlung der Hypothyreose bei jungen Patienten

Die frühzeitige Diagnose einer Hypothyreose ist entscheidend, um schwerwiegende langfristige Komplikationen zu vermeiden. Nach der Diagnose ist die Behandlung relativ einfach, erfordert jedoch eine regelmäßige Überwachung, um sicherzustellen, dass die Behandlung auf die sich mit dem Wachstum des Kindes ändernden Bedürfnisse abgestimmt ist.

Behandlung mit Hormonersatztherapie

Die Standardbehandlung der Hypothyreose bei Kindern besteht in einer **Hormonersatztherapie** mit **Levothyroxin**, einer synthetischen Form des Schilddrüsenhormons T4. Durch diese Behandlung werden normale Hormonspiegel wiederhergestellt, wodurch das Wachstum und der Stoffwechsel wieder in Gang kommen.

Die Dosis von Levothyroxin wird je nach Alter, Gewicht und Schweregrad der Hypothyreose angepasst. Bei Kindern kann die Dosis regelmäßig angepasst werden, um dem steigenden Bedarf des Körpers mit zunehmendem Alter gerecht zu werden. Kinder sollten die Behandlung in der Regel täglich einnehmen, am besten morgens auf nüchternen Magen, um eine optimale Aufnahme zu gewährleisten.

Das Ziel der Behandlung ist die Normalisierung des TSH-Spiegels (Schilddrüsen stimulierendes Hormon) im Blut, der ein Indikator für den Hormonhaushalt ist. Regelmäßige Bluttests sind erforderlich, um die Levothyroxin-Dosis anzupassen und sicherzustellen, dass die Behandlung wirksam ist.

Verfolgung von Wachstum und Entwicklung

Eine regelmäßige ärztliche Betreuung ist wichtig, um das Wachstum und die Entwicklung des Kindes unter der Behandlung zu überwachen. Der Kinderarzt oder Endokrinologe verfolgt aufmerksam die Wachstumskurve des Kindes, seine körperliche Entwicklung und seine schulischen Fortschritte.

Neben der Messung von Größe und Gewicht können auch radiologische Untersuchungen durchgeführt werden, um die Knochenreifung zu beurteilen, insbesondere bei stark verzögertem Wachstum. Anhand der Entwicklung der klinischen und biologischen Anzeichen kann überprüft werden, ob die Behandlung gut eingestellt ist.

Psychologische und pädagogische Unterstützung

Über die medizinische Behandlung hinaus können Kinder mit Hypothyreose und ihre Familien psychologische und pädagogische Unterstützung benötigen, insbesondere wenn die Krankheit ihre schulische oder soziale Entwicklung beeinträchtigt hat. Es ist wichtig, dem Kind dabei zu helfen, die mit der Krankheit verbundenen Herausforderungen zu bewältigen und gleichzeitig ein möglichst normales Leben zu führen.

Unterstützung für die Schule

Kinder mit Hypothyreose, insbesondere solche, bei denen die Diagnose spät gestellt wurde, können schulische Schwierigkeiten haben, die mit chronischer Müdigkeit, Konzentrationsproblemen oder kognitiver Verzögerung zusammenhängen. Um ihnen zu helfen, diese Schwierigkeiten zu kompensieren, kann eine individuelle pädagogische Unterstützung in Form von Nachhilfeunterricht oder Schulanpassungen erforderlich sein.

Psychologische Begleitung

Die Auswirkungen der Hypothyreose auf das Selbstwertgefühl sollten nicht vernachlässigt werden, insbesondere wenn das Kind im Vergleich zu Gleichaltrigen unter einer sichtbaren Wachstumsstörung leidet. Psychologische Unterstützung kann dem Kind helfen, mit den auftretenden Gefühlen von Minderwertigkeit oder Isolation umzugehen. Es ist wichtig, dem

Kind zu helfen, zu verstehen, dass die Krankheit beherrschbar ist und dass es mit der richtigen Behandlung seine Wachstumsstörung aufholen kann.

2. Begleitung der Eltern

* Beruhigung und Anleitung der Eltern im Umgang mit chronischen Behandlungen

Wenn bei einem Kind eine chronische Krankheit diagnostiziert wird, die eine langfristige Behandlung erfordert, schwankt die Reaktion der Eltern oft zwischen Sorge, Verwirrung und dem Bedürfnis, zu verstehen. Diese Gefühle sind ganz natürlich, denn die Betreuung eines Kindes mit einer chronischen Krankheit bedeutet erhöhte Wachsamkeit, eine Veränderung der Familiendynamik und oft eine völlige Neuorganisation des Alltags. Chronische Behandlungen, seien es Medikamente oder Anpassungen des Lebensstils, können komplex erscheinen und Ängste bei den Eltern auslösen, die auf ihre ordnungsgemäße Durchführung achten müssen. Daher ist es wichtig, die Eltern auf diesem Weg zu beruhigen und anzuleiten, indem man ihnen die Werkzeuge und das Wissen vermittelt, die sie benötigen, um die Situation gelassen und effektiv zu bewältigen. Die Rolle des Betreuers besteht darin, einen Raum des Vertrauens, des Zuhörens und der Begleitung zu schaffen, damit sich die Eltern bei dieser täglichen Aufgabe unterstützt fühlen.

Sorgen zuhören und ihre Emotionen normalisieren

Der erste Schritt, um Eltern zu beruhigen, besteht darin, ihnen aufmerksam und wohlwollend zuzuhören. Sie haben oft das Bedürfnis, ihre Sorgen zu verbalisieren, Fragen zu stellen und ihre Gefühle auszudrücken. Wenn bei einem Kind eine chronische Krankheit diagnostiziert wird, können Eltern eine Mischung aus Trauer, Wut, Frustration und sogar Schuldgefühlen empfinden und sich fragen, ob sie diese Situation hätten verhindern können oder ob sie in der Lage sind, mit der neuen Realität umzugehen.

Ihre Emotionen validieren

Es ist wichtig, diese Emotionen ohne Wertung zu validieren und ihnen zu vermitteln, dass ihre Reaktion auf eine solche Situation normal ist. Die Eltern müssen wissen, dass es ganz natürlich ist, Angst um die Zukunft ihres Kindes zu haben, sich von den Anforderungen der Behandlung überfordert zu fühlen oder zu befürchten, der Aufgabe nicht gewachsen zu sein. Der Betreuer kann sie beruhigen, indem er ihnen erklärt, dass viele Eltern die gleichen emotionalen Phasen durchlaufen, sie aber mit diesen Herausforderungen nicht allein sind.

Eine offene Kommunikation mit dem Pflegeteam fördern

Eine offene Kommunikation mit dem Pflegeteam ist von größter Bedeutung. Die Eltern müssen das Gefühl haben, dass sie alle ihre Fragen stellen können, egal wie einfach oder wiederholend sie sind, ohne befürchten zu müssen, verurteilt oder ignoriert zu werden. Dadurch können Missverständnisse ausgeräumt und Unklarheiten über die Behandlung beseitigt werden. Indem die Pflegekraft ein Klima des Vertrauens schafft, hilft sie den Eltern, sich im täglichen Umgang mit der Krankheit kompetenter und gelassener zu fühlen.

Erklären Sie Behandlungen auf klare und zugängliche Weise

Einer der für Eltern am meisten angstauslösenden Aspekte ist oft die scheinbare Komplexität chronischer Behandlungen, insbesondere wenn sie Medikamente, Injektionen oder ständige Anpassungen beinhalten. Es ist entscheidend, die medizinischen Informationen so weit wie möglich zu vereinfachen, um sie zugänglich zu machen, und gleichzeitig präzise auf die Bedeutung der Behandlungen für die Gesundheit des Kindes einzugehen.

Entmystifizierung von Behandlungen

Die Behandlung auf klare und pädagogische Weise zu erklären, ist ein wirksames Mittel, um elterliche Ängste abzubauen. Bei einer medikamentösen Behandlung wie der Insulintherapie bei Typ-1-Diabetes ist es zum Beispiel wichtig, ihnen zu erklären, wie Insulin funktioniert, warum es so wichtig ist und wie es an Mahlzeiten oder körperliche Aktivität angepasst werden kann. Indem die Pflegekraft die Aufgaben aufschlüsselt und Schritt für Schritt erklärt, macht sie die Eltern mit der Behandlungsroutine vertraut, ohne dass sie sich von der technisch anspruchsvollen Pflege überfordert fühlen.

Es kann auch hilfreich sein, ihnen praktische Demonstrationen zu zeigen (wie man ein Medikament verabreicht, ein Messgerät benutzt, auf Symptome achtet) und ihnen schriftliche Anleitungen oder Videotutorials anzubieten, die sie sich zu Hause noch einmal ansehen können. Dies gibt den Eltern konkrete Anhaltspunkte und stärkt ihr Kompetenzgefühl.

Erklären Sie die langfristigen Vorteile

Eltern müssen verstehen, wie wichtig eine langfristige Behandlung für die Gesundheit ihres Kindes ist. Manchmal sind die positiven Auswirkungen nicht sofort sichtbar, vor allem bei chronischen Krankheiten wie Asthma oder Autoimmunerkrankungen. Die Betreuungsperson sollte erklären, dass die Verbesserungen zwar manchmal nur langsam eintreten, eine regelmäßige Behandlung aber langfristig ernsthaftere Komplikationen verhindern kann. Dies hilft den Eltern, auch angesichts von Phasen des Zweifels oder der Entmutigung motiviert zu bleiben.

Einbeziehung der Eltern in den Pflegealltag

Die Eltern spielen eine wesentliche Rolle bei der Bewältigung chronischer Behandlungen, aber es ist wichtig, sie daran zu erinnern, dass sie nicht alles allein bewältigen müssen. Ziel ist es, sie schrittweise und entsprechend ihren Fähigkeiten einzubeziehen und sie dabei nicht zu überfordern. Dies kann dadurch geschehen, dass man ihnen konkrete Hilfsmittel an die Hand gibt, um die Pflege, Überwachung und Arzttermine zu organisieren.

Bereitstellung praktischer Instrumente zur Strukturierung der Pflege

Eine Möglichkeit, Eltern zu beruhigen, besteht darin, ihnen praktische Hilfsmittel zur Strukturierung des Behandlungsmanagements an die Hand zu geben. Beispielsweise kann die Verwendung von **Tracking-Tagebüchern**, **mobilen Apps** für die Medikamentenverwaltung oder **Symptomüberwachungs-Tabellen** den Eltern helfen, sich organisiert und kontrolliert zu fühlen.

Mit diesen Hilfsmitteln können wichtige Informationen zentral gespeichert werden: Medikamentendosen, zu beachtende Anzeichen, Arzttermine usw. Dies verhindert, dass etwas vergessen wird, und ermöglicht es, die Entwicklung des Zustands des Kindes genau zu verfolgen. Indem der Pfleger die Eltern in diese Überwachung einbezieht, hilft er ihnen, sich bewusst zu machen, dass sie eine aktive Rolle bei der Verbesserung der Gesundheit ihres Kindes spielen.

Die schrittweise Autonomie des Kindes fördern

Mit zunehmendem Alter des Kindes ist es auch wichtig, es in den Umgang mit seiner eigenen Krankheit einzubeziehen. Dadurch wird nicht nur sein Verantwortungsbewusstsein gestärkt, sondern auch die Eltern entlastet, indem ein Teil der Pflege vom Kind selbst übernommen wird. Die Selbstständigkeit kann schrittweise entwickelt werden, indem das Kind z. B. lernt, seinen Blutzuckerspiegel zu überwachen, wenn es Diabetiker ist, oder die Anzeichen eines Asthmaanfalls zu erkennen.

Die Rolle der Eltern entwickelt sich dann von einer alleinigen Managerrolle hin zu einer unterstützenden und überwachenden Rolle. Dies kann auch das Selbstvertrauen des Kindes stärken und ihm helfen, seine Krankheit besser zu akzeptieren.

Eltern langfristig emotional unterstützen

Das Zusammenleben mit einem Kind mit einer chronischen Krankheit kann bei Eltern zu emotionaler Erschöpfung führen. Die ständige Pflege, die Verwaltung der Arzttermine und die Angst vor Komplikationen können mit der Zeit belastend werden. Daher ist es von entscheidender Bedeutung, den Eltern psychologische Unterstützung zu bieten und sie bei Bedarf an gemeinschaftliche Unterstützungsressourcen oder Gesprächsgruppen zu verweisen.

Momente der Verschnaufpause schaffen

Es ist von entscheidender Bedeutung, dass die Eltern Auszeiten haben, in denen sie neue Kraft schöpfen und Erschöpfung vermeiden können. Der Betreuer kann sie ermutigen, sich Zeit für sich selbst zu nehmen, Aufgaben zu delegieren, wo dies möglich ist (an ein anderes Familienmitglied oder einen Angehörigen), oder Entspannungsmomente zu finden, um ihr eigenes Wohlbefinden zu bewahren. Den Eltern dabei zu helfen, zu akzeptieren, dass sie nicht immer alles kontrollieren können, ist ein grundlegender Aspekt der emotionalen Unterstützung.

An Selbsthilfegruppen verweisen

Selbsthilfegruppen für Eltern von Kindern mit chronischen Krankheiten können äußerst hilfreich sein. In diesen Gruppen werden Erfahrungen und praktische Ratschläge ausgetauscht und die Isolation, die manche Eltern empfinden, durchbrochen. Die

Gewissheit, dass sie mit ihren Schwierigkeiten nicht allein sind, kann sie beruhigen und ihnen helfen, den täglichen Umgang mit der Krankheit besser zu bewältigen.

Der Betreuer kann sie auch an eine individuelle psychologische Betreuung verweisen, wenn er Anzeichen von Erschöpfung oder Depressionen bei den Eltern feststellt, um die Entstehung eines **elterlichen Burnouts** zu verhindern.

- Unterrichten Sie die Eltern in der Überwachung von Warnzeichen beim Kind (Blutzuckerspiegel, Verhalten usw.).

Die Unterweisung der Eltern in der Überwachung von Warnzeichen bei einem Kind mit einer chronischen Krankheit wie Typ-1-Diabetes oder einer anderen Erkrankung, die einen sorgfältigen Umgang erfordert, ist ein wesentlicher Schritt in der langfristigen Betreuung. Diese Überwachung, die auf der Beobachtung des Blutzuckerspiegels, von Verhaltensänderungen und anderen körperlichen Indikatoren beruht, ermöglicht es, schnell auf Komplikationen oder Ungleichgewichte zu reagieren. Die Eltern werden so zu Hauptakteuren beim Schutz der Gesundheit ihres Kindes, und ihre Schulung ist entscheidend für eine sichere und wirksame Betreuung. Es ist wichtig, ihnen praktische Hilfsmittel und zugängliches Wissen zur Verfügung zu stellen, damit sie Warnzeichen schnell erkennen und entsprechend handeln können.

Die Grundlagen der Überwachung verstehen: Warum ist sie entscheidend?

Der erste Schritt bei der Unterrichtung der Eltern besteht darin, ihnen verständlich zu machen, warum die tägliche Überwachung entscheidend ist. Bei Krankheiten wie Typ-1-Diabetes kann das Blutzuckergleichgewicht empfindlich sein, und plötzliche Schwankungen des Blutzuckerspiegels können schwerwiegende Folgen haben, wenn sie nicht rechtzeitig erkannt werden. Sowohl Hyperglykämie (zu hoher Blutzuckerspiegel) als auch

Hypoglykämie (zu niedriger Blutzuckerspiegel) können zu gefährlichen Komplikationen führen, darunter diabetische Ketoazidose bei lang anhaltender Hyperglykämie oder Bewusstlosigkeit bei schwerer Hypoglykämie. Veränderungen des Verhaltens, der Energie oder anderer körperlicher Parameter können auch auf hormonelle Ungleichgewichte, Infektionen oder andere Komplikationen hinweisen, die schnell behandelt werden müssen.

Verantwortung übernehmen, ohne zu beunruhigen

Es ist wichtig, den Eltern ihre Rolle zu versichern: Obwohl sie auf bestimmte Warnzeichen achten müssen, bedeutet das nicht, dass sie in ständiger Sorge leben müssen. Eine angemessene Schulung ermöglicht es, Symptome, die ein Handeln erfordern, schnell zu erkennen und dabei einen ruhigen und rationalen Geist zu bewahren. Der Betreuer sollte sie dazu ermutigen, wachsam zu bleiben, ohne sich jedoch von der Angst überwältigen zu lassen. Ziel ist es, ihnen das Vertrauen zu vermitteln, das sie brauchen, um angemessen zu handeln.

Blutzuckerüberwachung: Gefährliche Schwankungen erkennen

Einer der wichtigsten Aspekte bei der Behandlung von Krankheiten wie Diabetes ist die regelmäßige Überwachung des Blutzuckerspiegels. Eltern beizubringen, wie man den Blutzucker richtig misst und die Ergebnisse interpretiert, ist entscheidend für die Vermeidung von Komplikationen.

Erkennen von Anzeichen einer Hypoglykämie

Eine Hypoglykämie, definiert als ein Absinken des Blutzuckerspiegels unter 0,7 g/L, kann bei einer Überdosierung von Insulin, einer unzureichenden Mahlzeit oder intensiver körperlicher Betätigung ohne angemessene Kohlenhydratzufuhr auftreten. Er kann sich äußern durch :

- **Zittern.**
- **Übermäßiges Schwitzen.**
- **Herzklopfen.**
- **Reizbarkeit oder Nervosität.**
- **Starker Hunger.**
- **Verwirrung**, Schwierigkeiten, sich zu konzentrieren oder zu sprechen.
- **Schläfrigkeit** oder **extreme Schwäche**

Es ist entscheidend, dass Eltern diese Symptome erkennen, denn eine schwere, nicht korrigierte Hypoglykämie kann zu Bewusstlosigkeit oder sogar zu einem Koma führen. Eltern sollten immer Lösungen wie Glukosetabletten oder zuckerhaltige Getränke zur Hand haben, um eine Hypoglykämie schnell zu behandeln. Es ist wichtig, dass sie lernen, den Blutzuckerspiegel sofort nach Auftreten dieser Anzeichen zu überprüfen und unverzüglich zu handeln.

Erkennen von Anzeichen eines hohen Blutzuckerspiegels

Im Gegensatz dazu tritt eine Hyperglykämie (Blutzuckerspiegel über 1,8 g/L) auf, wenn der Körper nicht genügend Insulin hat, um die Glukose richtig zu verwerten. Sie kann durch eine kohlenhydratreiche Ernährung, Insulinmangel oder Stress (körperlich oder emotional) ausgelöst werden. Anzeichen für eine Hyperglykämie sind u. a. :

- **Starker Durst.**
- **Häufiges Wasserlassen** (Polyurie).
- **Ungewöhnliche Müdigkeit.**
- **Verschwommene Sicht.**
- **Schnelle und tiefe Atmung** (bei diabetischer Ketoazidose).
- **Übelkeit oder Erbrechen.**

Eine anhaltende Hyperglykämie, insbesondere wenn sie mit Ketonkörpern im Urin oder Blut einhergeht (Anzeichen einer diabetischen Ketoazidose), sollte Anlass sein, sofort einen Arzt aufzusuchen. Die Eltern sollten darin geschult werden, das Insulin entsprechend den Blutzuckerwerten anzupassen und bei anhaltend hohen Blutzuckerwerten medizinisches Fachpersonal aufzusuchen, insbesondere wenn das Kind Anzeichen von Dehydrierung oder Verwirrung zeigt.

Verhaltensbeobachtung: Zeichen, auf die Sie täglich achten sollten

Verhaltensänderungen bei einem Kind mit einer chronischen Krankheit können Frühindikatoren für physiologische Ungleichgewichte, aber auch für psychische Leiden im Zusammenhang mit dem Umgang mit der Krankheit sein. Es ist von entscheidender Bedeutung, die Eltern für diese Anzeichen zu sensibilisieren, damit sie angemessen reagieren können.

Ungewöhnliche Müdigkeit oder Apathie

Wenn ein Kind übermäßige Müdigkeit, einen ungewöhnlichen Energieabfall oder Desinteresse an seinen üblichen Aktivitäten zeigt, kann dies auf ein Ungleichgewicht des Blutzuckerspiegels hindeuten, insbesondere auf eine anhaltende Hyperglykämie, aber auch auf eine Anämie oder eine Infektion. Eine Überprüfung des Blutzuckerspiegels sollte rasch erfolgen, um eine metabolische Ursache auszuschließen. Wenn der Blutzuckerspiegel normal ist, sollten Sie einen Arzt aufsuchen, um andere Gesundheitsfaktoren abzuklären.

Reizbarkeit und Stimmungsschwankungen

Ein Kind, das plötzlich gereizt oder aggressiv wird oder ungewöhnliche Stimmungsschwankungen zeigt, leidet möglicherweise an Unterzuckerung oder krankheitsbedingtem Stress. Diese Symptome sollten ernst genommen werden, da sie auch auf psychisches Leiden hindeuten können. Eltern sollten auf solche Veränderungen achten und ermutigt werden, mit ihrem Kind einen Dialog zu führen, um zu verstehen, ob es einen emotionalen Auslöser gibt oder ob dies ein Zeichen für einen unausgeglichenen Blutzuckerspiegel sein könnte.

Schlafstörungen

Schlafstörungen wie häufiges Aufwachen, Albträume oder Einschlafschwierigkeiten können ebenfalls mit Schwankungen des Blutzuckerspiegels in Verbindung gebracht werden. Ein zu niedriger Blutzuckerspiegel in der Nacht kann Nachtschweiß oder Zittern verursachen, während ein zu hoher Blutzuckerspiegel zu starkem Durst oder häufigem Harndrang führen kann, wodurch der Schlaf des Kindes gestört wird. Die Eltern sollten auf diese Störungen aufmerksam gemacht und dazu angehalten werden, den Blutzuckerspiegel vor dem Schlafengehen und beim Aufwachen zu überwachen.

Andere körperliche Anzeichen, auf die Sie achten sollten

Neben Verhaltensauffälligkeiten und Blutzuckerschwankungen können auch andere körperliche Symptome darauf hinweisen, dass das Kind Probleme hat und dass Anpassungen in der Betreuung vorgenommen werden müssen.

Unerklärlicher Gewichtsverlust

Bei Kindern kann ein unerklärlicher Gewichtsverlust ein alarmierendes Zeichen sein, vor allem bei chronischer Hyperglykämie. Eltern sollten das Gewicht ihres Kindes genau beobachten, vor allem wenn es Anzeichen von Polyurie und übermäßigem Durst zeigt, da dies auf ein Problem mit der Insulinverwaltung hindeuten kann. In diesem Fall ist eine ärztliche Beratung erforderlich.

Wiederkehrende Infektionen oder langsam heilende Wunden

Kinder mit Diabetes, insbesondere solche, deren Diabetes schlecht eingestellt ist, leiden häufiger an wiederkehrenden

Infektionen (Harnwegsinfektionen, Hautinfektionen) und langsamer Wundheilung. Wenn Eltern bemerken, dass ihr Kind häufig unter solchen Problemen leidet, ist es wichtig, das Behandlungsmanagement zu überprüfen, da diese Anzeichen auf eine lang anhaltende Hyperglykämie hindeuten können, die die Immunabwehr schwächt.

Fördern Sie eine offene Kommunikation mit dem Kind und dem medizinischen Team.

Es ist sehr wichtig, die Eltern zu ermutigen, einen offenen Dialog mit ihrem Kind zu führen. Kinder können ihre Symptome manchmal verharmlosen oder nicht klar ausdrücken, entweder weil sie sie nicht verstehen oder weil sie ihre Eltern nicht beunruhigen wollen. Indem sie eine Atmosphäre des Vertrauens schaffen, können Eltern ihrem Kind helfen, seinen Körper besser zu verstehen und ungewöhnliche Veränderungen zu melden.

Parallel dazu ist eine regelmäßige Kommunikation mit dem medizinischen Team von entscheidender Bedeutung. Die Eltern sollten ermutigt werden, alle ihre Beobachtungen mit dem Arzt oder der Pflegekraft zu teilen, damit bei Bedarf schnell Anpassungen vorgenommen werden können.

3. Psychologischer und verhaltensorientierter Ansatz mit Kindern

- Kommunikation und Pflege dem Alter des Kindes anpassen

Die Anpassung der Kommunikation und Pflege an das Alter des Kindes ist eine Notwendigkeit bei der Betreuung junger Patienten, insbesondere wenn sie an chronischen Krankheiten leiden, die eine tägliche Betreuung erfordern, wie Diabetes, Asthma oder andere Erkrankungen. Jedes Alter, von der frühen Kindheit bis zur Adoleszenz, weist Besonderheiten in Bezug auf die kognitive, emotionale und körperliche Entwicklung auf, die sich darauf auswirken, wie das Kind seine Krankheit, deren Behandlung und seine Umgebung wahrnimmt. Ein geeigneter Ansatz sorgt nicht nur für ein besseres Verständnis der Pflege, sondern fördert auch die Kooperation des Kindes, minimiert den Stress und fördert eine vertrauensvolle Beziehung zwischen Pflegekraft, Kind und Eltern.

Pflege und Kommunikation bei Säuglingen und Kleinkindern (0-5 Jahre)

Bei Säuglingen und Kleinstkindern ist die verbale Kommunikation eingeschränkt und die kognitive Entwicklung noch nicht so weit fortgeschritten, dass sie ihre Krankheit oder die erforderliche Pflege vollständig verstehen. Es ist eine Zeit, in der das Kind vor allem über seine Gefühle und Sinneswahrnehmungen reagiert. Das Vertrauensverhältnis zu den Eltern und dem Pflegepersonal spielt daher eine zentrale Rolle.

Kommunikation und Beschwichtigung

In diesem Alter ist die nonverbale Kommunikation von entscheidender Bedeutung. Der Tonfall der Stimme, Berührungen, Gesichtsausdrücke und eine beruhigende Umgebung sind die wichtigsten Kommunikationsmittel. Bei der Pflege ist es wichtig, eine Atmosphäre der Ruhe und Sicherheit zu schaffen. Wenn Sie sanft mit dem Kind sprechen, auch wenn es die Worte nicht versteht, trägt dies dazu bei, seine Ängste zu verringern. Ebenso kann ein beruhigender Körperkontakt, wie das Halten der Hand des Kindes, dazu beitragen, die Angst oder das Unbehagen des Kindes zu lindern.

Die Eltern spielen eine grundlegende Rolle bei der Pflege in diesem Alter. Sie müssen geschult und beruhigt werden, wie sie ihr Kind bei der häuslichen Pflege handhaben sollen, z. B. bei der Überwachung des Blutzuckerspiegels im Falle von Diabetes oder der Verabreichung von Inhalatoren bei Asthma. Die Pflegekraft sollte auch darauf achten, dass die Eltern selbst beruhigt und gut informiert sind, da ihr Stress vom Kind wahrgenommen werden und seine Unruhe verstärken kann.

Praktische Pflege und Ablenkung

Die Pflege bei kleinen Kindern muss schnell und effizient erfolgen, da ihre Geduld und ihre Toleranz gegenüber Schmerzen oder Unannehmlichkeiten begrenzt sind. Oft ist es hilfreich, Ablenkungstechniken wie Spielzeug, Lieder oder interaktive Spiele einzusetzen, um ihre Aufmerksamkeit von der laufenden Pflege abzulenken. Vertraute Gegenstände, wie ein Kuscheltier oder eine Decke, können ebenfalls dazu beitragen, das Kind zu beruhigen.

Anpassung der Pflege und Kommunikation bei Kindern im Schulalter (6-12 Jahre)

Im Alter von 6 bis 12 Jahren beginnt das Kind, ein besseres Verständnis für die Begriffe Gesundheit und Krankheit zu entwickeln. In diesem Alter ist es oft neugieriger, möchte verstehen, was mit ihm geschieht, und kann sich aktiver an seiner Versorgung beteiligen. Es kann aber auch sein, dass es sich aufgrund der Einschränkungen, die seine Krankheit mit sich bringt, ungerecht behandelt fühlt oder sich von Gleichaltrigen unterschieden fühlt.

Einfach, aber vollständig erklären

In diesem Alter ist es entscheidend, dem Kind Erklärungen zu geben, die seinem Verständnisniveau entsprechen, und dabei medizinischen Fachjargon zu vermeiden. Im Fall von Diabetes kann man beispielsweise erklären, dass sein Körper Insulin braucht, um Nahrung in Energie umzuwandeln. Einfache Metaphern oder Illustrationen zu verwenden, kann sehr hilfreich sein. Vielleicht gefällt es dem Kind auch, diese Erklärungen mit

Bildern oder Lernspielen zu kombinieren, um besser zu verstehen, was in seinem Körper vor sich geht.

Ermutigung zur aktiven Teilnahme

Kinder in diesem Alter beginnen, ein gewisses Maß an Selbstständigkeit zu entwickeln, und es ist wichtig, sie zu ermutigen, sich unter Aufsicht eines Erwachsenen an ihrer Pflege zu beteiligen. Beispielsweise können sie lernen, ihren Blutzuckerspiegel zu überwachen, Geräte wie Blutzuckermessgeräte zu benutzen oder die Symptome einer Hypoglykämie zu erkennen. Wenn sie für ihre Beteiligung gelobt werden, stärkt dies ihr Gefühl, die Kontrolle über ihre Krankheit zu haben, was auch ihre Angst verringern kann.

Umgang mit Emotionen und Ängsten

Kinder im Schulalter können manchmal Angst, Furcht oder Wut in Bezug auf ihre Krankheit empfinden, insbesondere wenn sie sich anders als ihre Mitschüler fühlen. Sie können Angst vor Injektionen oder medizinischen Eingriffen haben oder frustriert sein, wenn sie Diätvorschriften oder körperliche Einschränkungen haben. Es ist wichtig, ihnen zu erlauben, ihre Gefühle auszudrücken, und ihnen aufmerksam zuzuhören. Zu erklären, warum die Pflege notwendig ist, und ihnen zu versichern, dass sie in dieser Situation nicht allein sind, hilft, ihr Gefühl von Einsamkeit oder Ungerechtigkeit zu verringern.

Anpassung der Pflege und Kommunikation bei Jugendlichen (13-18 Jahre)

Die Adoleszenz ist eine komplexe Übergangsphase, die durch das Streben nach Autonomie, die Frage nach der Identität und eine größere Sensibilität gegenüber äußeren Urteilen gekennzeichnet ist. Der Umgang mit einer chronischen Krankheit in diesem Alter kann als Herausforderung erlebt werden, da Jugendliche häufig versuchen, sich sozial zu integrieren, und versucht sein könnten, ihre Pflege zu vernachlässigen, um nicht das Gefühl zu haben, anders zu sein als Gleichaltrige. Daher ist es von entscheidender Bedeutung, die Kommunikation anzupassen, um ihr Bedürfnis nach Unabhängigkeit zu respektieren und sie gleichzeitig wohlwollend zu begleiten.

Verantwortung übernehmen, ohne zu infantilisieren

Im Jugendalter besteht das Ziel darin, dem Jugendlichen die Verantwortung für den Umgang mit seiner Krankheit zu übertragen und ihn gleichzeitig zu begleiten, damit er sich nicht allein gelassen oder überfordert fühlt. So kann ein Jugendlicher mit Diabetes beispielsweise lernen, seine Insulindosis an seine Mahlzeiten oder seine körperliche Aktivität anzupassen, und dabei wissen, dass er sich im Zweifelsfall auf seine Eltern oder seinen Betreuer verlassen kann.

Es ist wichtig, den Jugendlichen nicht zu infantilisieren, indem man ihm alle Entscheidungen abnimmt, sondern ihn vielmehr aufzufordern, sich aktiv an den Gesprächen über seine Behandlung zu beteiligen. Ihm die Möglichkeit zu geben, Fragen zu stellen und seine Bedenken zu äußern, ist entscheidend dafür, dass er sich respektiert und verstanden fühlt.

Selbstständigkeit fördern und gleichzeitig eine Betreuung aufrechterhalten

Jugendliche streben nach mehr Freiheit und Autonomie, was manchmal mit der Notwendigkeit einer strikten Einhaltung der täglichen Behandlung kollidieren kann. Es kann für ihn verlockend sein, "seine Grenzen auszutesten", indem er seine Pflege vernachlässigt oder bestimmte Empfehlungen nicht befolgt. Es ist wichtig, ein Gleichgewicht zwischen Eigenverantwortung und elterlicher Betreuung zu finden und dafür zu sorgen, dass sich der Jugendliche nicht ständig überwacht fühlt, sondern gut unterstützt wird. Die Rolle des Betreuers besteht auch darin, die Eltern daran zu erinnern, nicht zu aufdringlich zu sein, sondern verfügbar zu bleiben, um bei Bedarf zu helfen.

Soziale und emotionale Herausforderungen ansprechen

Die Adoleszenz ist eine Zeit, in der die soziale Akzeptanz von größter Bedeutung wird. Ein Teenager mit einer chronischen Krankheit kann sich anders fühlen, stigmatisiert werden oder sich mit seinem Körper unwohl fühlen, insbesondere wenn er Medikamente einnehmen, sichtbare medizinische Geräte tragen oder eine bestimmte Diät einhalten muss. Der Betreuer sollte den Teenager ermutigen, über seine Schwierigkeiten zu sprechen, und ihm Hilfsmittel an die Hand geben, um seinen Freunden seine Krankheit zu erklären, und dabei betonen, dass der Umgang mit der eigenen Gesundheit ein Zeichen von Reife und Stärke ist.

Es ist auch entscheidend, heikle Themen wie die Auswirkungen der Krankheit auf das Sozialleben (Ausgehen, Liebesbeziehungen) und die körperliche Aktivität anzusprechen, um Situationen zu entdramatisieren und praktische Lösungen zu finden.

- Schaffung einer beruhigenden Umgebung für junge Patienten

Die Schaffung einer beruhigenden Umgebung für junge Patienten ist entscheidend, um ihnen zu helfen, ihre medizinischen Erfahrungen besser zu verarbeiten, sei es bei Konsultationen, Behandlungen oder Krankenhausaufenthalten. Eine beruhigende und sichere Umgebung hilft, Ängste abzubauen, die Kooperationsbereitschaft des Kindes zu fördern und die Qualität der geleisteten Pflege zu verbessern. Kinder, insbesondere solche, die regelmäßig wegen chronischer Krankheiten behandelt werden müssen, können sich gegenüber dem medizinischen Umfeld sehr verletzlich fühlen. Daher ist es von entscheidender Bedeutung, geeignete Ansätze sowohl auf physischer als auch auf psychologischer Ebene zu verfolgen, damit sie sich geschützt und verstanden fühlen. Die Schaffung eines solchen Umfelds erfolgt durch konkrete Maßnahmen, wohlwollende Einstellungen und eine angemessene Kommunikation, die darauf abzielen, die Erfahrung der Pflege in einen weniger einschüchternden und menschlicheren Moment zu verwandeln.

Angstzustände von Kindern im medizinischen Umfeld verstehen

Für viele Kinder sind Krankenhäuser oder Arztpraxen mit unangenehmen Erfahrungen verbunden: Spritzen, schmerzhafte Behandlungen, unbekannte Untersuchungen, Entfernung von zu Hause und der Familie. Diese Momente können große Ängste erzeugen, zumal Kinder manchmal nur ein begrenztes Verständnis dafür haben, warum sie sich bestimmten Behandlungen unterziehen müssen. Diese Angst kann sich durch Weinen, Unruhe, Opposition oder sogar emotionale Verschlossenheit äußern. Es ist wichtig zu verstehen, dass diese Angst nicht nur mit körperlichen Schmerzen verbunden ist, sondern auch mit dem Unbekannten, dem Mangel an Kontrolle und dem Gefühl, anders als andere Kinder zu sein.

Unterscheidung der Angst von Kindern in verschiedenen Altersstufen

Die Art dieser Angst ändert sich mit dem Alter des Kindes. Sehr kleine Kinder können Angst davor haben, sich von ihren Eltern zu trennen, oder sich vor den ungewohnten Geräuschen und Gerüchen in einer medizinischen Umgebung fürchten. Ältere Kinder wiederum können Angst vor einer schwerwiegenden Diagnose oder wiederkehrenden Behandlungen haben. Jugendliche wiederum können sich Sorgen darüber machen, wie sich die Krankheit auf ihre Selbstständigkeit oder ihr Körperbild auswirkt. Die Anpassung der Pflege und Kommunikation an das Alter und die Reife des Kindes ist daher entscheidend, um ein beruhigendes Umfeld zu schaffen.

Den physischen Raum anpassen, um das Kind zu beruhigen

Die physische Umgebung, in der ein Kind versorgt wird, spielt eine entscheidende Rolle dabei, ob es sich wohl und sicher fühlt. Krankenhäuser und Arztpraxen können oft kalt und unpersönlich wirken, was den Eindruck der Depersonalisierung für Kinder noch verstärkt. Es lohnt sich daher, die Gestaltung der medizinischen Räume zu überdenken, um sie einladender und weniger einschüchternd zu gestalten.

Schaffen Sie farbenfrohe und spielerische Räume

Helle Farben, Dekorationen, die von Zeichentrickfiguren oder Naturthemen (Tiere, Wälder, Sterne usw.) inspiriert sind, können das Bild, das sich das Kind vom medizinischen Raum macht, verändern. Diese dekorativen Elemente bringen einen Hauch von Vertrautheit und Wärme an Orte, die oft als unheimlich empfunden werden. Die Verwendung von Spielzeug, Büchern oder Spielen in Wartezimmern oder sogar in Behandlungsräumen kann das Kind ebenfalls ablenken und den Stress vor einem Arztbesuch oder einer Behandlung verringern.

Räume für Eltern einrichten

Die Anwesenheit der Eltern ist für Kinder, insbesondere für jüngere Kinder, oft eine Quelle des Trostes. Es ist wichtig, dass die Eltern so oft wie möglich bei ihrem Kind bleiben können, sei es in den Untersuchungsräumen oder im Krankenhaus. Die Einrichtung gemütlicher Räume für Eltern trägt dazu bei, dieses Gefühl der Sicherheit zu verstärken, denn Kinder fühlen sich geschützter, wenn sie in einer unbekannten Umgebung nicht allein sind.

Sanfte und angemessene Kommunikation verwenden

Die Art und Weise, wie das Pflegepersonal mit dem Kind spricht, hat einen direkten Einfluss darauf, wie es die Pflege wahrnimmt. Eine sanfte, wohlwollende und altersgerechte Kommunikation beruhigt das Kind und gibt ihm eine gewisse Kontrolle über das, was es erlebt.

Mit einfachen Worten erklären

Es ist sehr wichtig, dem Kind zu erklären, was während der Pflege passieren wird, auch wenn es noch sehr klein ist. Die Verwendung einfacher, verständlicher und nicht bedrohlicher Worte hilft, die Pflege zu entdramatisieren. Statt zu sagen: "Wir geben dir jetzt eine Spritze", kann man beispielsweise erklären: "Wir geben dir jetzt ein Medikament mit einer kleinen Spritze, damit du dich besser fühlst." Außerdem ist es wichtig, dem Kind zu sagen, wie lange der Akt dauern wird, denn das bereitet es mental auf das vor, was es erleben wird. Ungewissheit führt oft zu Ängsten, während klare Erklärungen helfen, diese Angst zu verringern.

Das Kind in den Prozess einbeziehen

Das Kind wird sich sicherer fühlen, wenn es den Eindruck hat, dass es eine gewisse Kontrolle über das Geschehen hat. Es ist hilfreich, dem Kind einfache Wahlmöglichkeiten zu geben, wenn dies möglich ist, z. B. die Frage, in welchen Arm es lieber eine Injektion bekommen möchte oder ob es während der Pflege ein Spielzeug halten möchte. Dies gibt dem Kind das Gefühl, dass es aktiv an seiner eigenen Pflege teilnimmt, was das Gefühl der Hilflosigkeit verringern kann.

Verwenden Sie eine positive und ermutigende Sprache

Es ist entscheidend, bei jungen Patienten stets eine positive und ermutigende Sprache zu verwenden. Sätze wie "Du machst das sehr gut", "Es ist gleich vorbei" oder "Du bist wirklich tapfer" können helfen, ihr Selbstvertrauen zu stärken. Das Kind zu ermutigen und für seine Mitarbeit zu loben, auch in schwierigen Momenten, ist eine Möglichkeit, seine Bemühungen zu würdigen und es zu motivieren, bei der künftigen Pflege ruhig zu bleiben.

Ablenkungstechniken einsetzen, um das Kind zu beruhigen

Ablenkung ist eine wirksame Technik, um die Aufmerksamkeit des Kindes von der Pflege abzulenken, insbesondere bei Handlungen, die unangenehm sein können, wie eine Injektion, eine Blutentnahme oder die Verabreichung von Medikamenten. Es gibt verschiedene Methoden, um die Aufmerksamkeit des Kindes zu erlangen und es in eine angenehme oder lustige Aktivität zu versetzen, wodurch die Wahrnehmung von Schmerzen oder Unannehmlichkeiten gedämpft wird.

Visuelle und auditive Geräte

Das Zeigen von Videos, die Verwendung von animierten Büchern oder das Anbieten von interaktiven Tablet-Spielen sind Möglichkeiten, um ein Kind während der Pflege abzulenken. Bei jüngeren Kindern können auch leuchtende Gegenstände oder Musikspielzeug die Aufmerksamkeit ablenken. Ablenkung kann besonders in Behandlungsräumen hilfreich sein, wo sich das Kind auf äußere Einflüsse statt auf die medizinische Handlung selbst konzentrieren kann.

Rollenspiele und Imagination

Für etwas ältere Kinder können Rollenspiele eine gute Möglichkeit sein, mit ihren Ängsten umzugehen. Wenn Sie ihnen vor einem Arztbesuch vorschlagen, mit einer Puppe oder einem

Spielzeug Krankenschwester oder Arzt zu spielen, kann ihnen das helfen, die bevorstehenden Ereignisse zu verstehen und gelassener damit umzugehen. So können sie sich die Behandlung als etwas Normales, vielleicht sogar Spielerisches vorstellen und nicht als etwas, das schmerzhaft oder beängstigend ist.

Aufbau einer vertrauensvollen Beziehung zwischen Betreuer und Kind

Die Qualität der Beziehung zwischen der Pflegekraft und dem Kind ist entscheidend, um ein Klima des Vertrauens und der Sicherheit zu schaffen. Der erste Kontakt ist oft entscheidend: Bei einer wohlwollenden, geduldigen und einfühlsamen Pflegekraft fühlt sich das Kind wohl und respektiert, was es ihm erleichtert, sich an die Pflege zu halten.

Sich Zeit nehmen, um sich vorzustellen

Es ist wichtig, dass sich die Pflegekraft dem Kind in einem freundlichen und beruhigenden Ton vorstellt. Seinen Namen zu nennen, seine Rolle zu erklären und ruhig zu sprechen bricht das Eis und zeigt dem Kind, dass es von jemandem betreut wird, der sich für es und sein Wohlergehen interessiert. Das macht die Beziehung menschlicher und zerstreut das Bild einer einschüchternden Arztfigur.

Aufbau einer Beziehung der Kontinuität

Wenn ein Kind regelmäßige Pflege benötigt, ist es hilfreich, wenn es oft von denselben Pflegekräften betreut wird. Die Kontinuität der Pflege schafft eine Vertrautheit, die die Angst vor Neuem oder Ungewissem verringert. Eine Pflegekraft, die das Kind gut kennt, wird eher in der Lage sein, seine Ängste und Vorlieben zu verstehen, und wird ihre Vorgehensweise auf der Grundlage dessen, was in der Vergangenheit bereits gut funktioniert hat, anpassen.

Eltern in die Pflege einbeziehen

Die Eltern spielen eine wesentliche Rolle bei der Rückversicherung des Kindes. Ihre Anwesenheit, Unterstützung und Einbeziehung in die Pflege tragen dazu bei, das Sicherheitsgefühl des Kindes zu stärken. Es ist wichtig, dass die Pflegekraft die Eltern anleitet, wie sie ihr Kind am besten bei der Pflege begleiten können, und ihnen erklärt, wie sie sich aktiv an der Bewältigung der Situation beteiligen können.

Die Anwesenheit der Eltern fördern

Sofern keine besonderen Kontraindikationen vorliegen, ist es immer besser, den Eltern zu erlauben, während der Behandlung bei ihrem Kind zu bleiben. Ihre bloße körperliche Anwesenheit kann eine beruhigende Wirkung haben, und sie können durch beruhigende Gesten oder sanfte Worte dazu beitragen, das Kind zu beruhigen.

Kapitel 11

Die Behandlung älterer Patienten in der Endokrinologie

1. Häufige endokrine Pathologien bei älteren Menschen

- Hyperthyreose und Hypothyreose bei Senioren

Sowohl die Hyperthyreose als auch die Hypothyreose sind zwei häufige Störungen der Schilddrüsenfunktion, die ältere Menschen in besonderer Weise betreffen können. Die Schilddrüse, die sich an der Basis des Halses befindet, produziert Hormone, die für die Regulierung des Stoffwechsels, des Wachstums und der Zellfunktion wichtig sind. Wenn sie über- (Hyperthyreose) oder unterfunktioniert (Hypothyreose), kann dies erhebliche Auswirkungen auf den Körper haben, wobei diese Auswirkungen bei Senioren aufgrund der altersbedingten Veränderungen häufig stärker ausgeprägt sind. Die Behandlung dieser Störungen bei älteren Menschen ist daher heikel und erfordert besondere Wachsamkeit, da die Symptome untypisch sein können und die Behandlungen auf den allgemeinen Gesundheitszustand und mögliche andere Erkrankungen des Patienten abgestimmt werden müssen.

Hypothyreose bei Senioren: eine oft unterdiagnostizierte Form

Die Hypothyreose, die durch eine unzureichende Produktion von Schilddrüsenhormonen gekennzeichnet ist, ist eine relativ häufige Erkrankung bei älteren Menschen. Mit zunehmendem Alter steigt die Prävalenz dieser Erkrankung, insbesondere aufgrund der natürlichen Veränderungen der Schilddrüsenfunktion, aber auch aufgrund der Zunahme bestimmter Autoimmunerkrankungen wie der Hashimoto-Thyreoiditis. Bei Senioren wird diese Erkrankung jedoch häufig unterdiagnostiziert, da ihre Symptome mit denen des normalen Alterns verwechselt werden können.

Spezifische Symptome und atypische klinische Präsentation

Bei älteren Menschen kann sich eine Hypothyreose subtiler äußern als bei jungen Erwachsenen. Die klassischen Symptome wie Müdigkeit, Gewichtszunahme, Frösteln oder Verstopfung können vorhanden, aber oft abgeschwächt sein, und andere, untypischere Anzeichen können das klinische Bild dominieren. Beispielsweise können bei Senioren :

- **Extreme Müdigkeit**: Sie wird oft als bloße Folge des Alterns angesehen, kann aber auch mit einem insgesamt verlangsamten Stoffwechsel zusammenhängen.
- **Depression oder Apathie**: Eine Schilddrüsenunterfunktion kann Stimmungsschwankungen verschärfen, die oft auf Einsamkeit oder altersbedingten Verfall zurückgeführt werden.
- **Kognitive Störungen**: Eine Beeinträchtigung der intellektuellen Funktionen, wie Gedächtnisstörungen, kann mit den ersten Anzeichen einer Demenz verwechselt werden, obwohl sie in Wirklichkeit mit einer Schilddrüsenfunktionsstörung in Zusammenhang steht.
- **Muskelschmerzen oder steife Gelenke**: Diese Schmerzen sind bei Senioren häufig und können durch eine Schilddrüsenunterfunktion verschlimmert werden.

Dieses unklare klinische Bild führt dazu, dass eine Hypothyreose bei älteren Menschen oft erst spät entdeckt wird, manchmal erst bei systematischen Vorsorgeuntersuchungen. Das Pflegepersonal sollte daher weiterhin auf diese Anzeichen achten und nicht zögern, bei Patienten mit ungewöhnlichen Symptomen ein Screening der Schilddrüsenfunktion in Betracht zu ziehen, insbesondere durch eine Bestimmung des TSH (Schilddrüsen stimulierendes Hormon).

Behandlung von Hypothyreose bei älteren Menschen

Die Behandlung der Hypothyreose beruht auf der Hormonsubstitution mit **Levothyroxin**, einem synthetischen Schilddrüsenhormon, das den Mangel an Thyroxin (T4) ausgleicht. Bei Senioren erfordert die Handhabung dieser Behandlung jedoch besondere Aufmerksamkeit. Es wird empfohlen, mit niedrigeren Dosen als bei jüngeren Erwachsenen zu beginnen, da ältere Patienten anfälliger für einen Überschuss an Schilddrüsenhormonen sind, der zu kardiovaskulären Komplikationen wie Herzrhythmusstörungen oder einer Verschlechterung einer koronaren Herzkrankheit führen kann.

Die regelmäßige Überwachung der TSH-Werte ist für die Anpassung der Levothyroxin-Dosis von entscheidender Bedeutung. Eine Überdosierung sollte vermieden werden, da dies zu schweren Nebenwirkungen führen kann, insbesondere zu einer iatrogenen Hyperthyreose mit einem erhöhten Risiko für osteoporotische Frakturen aufgrund eines beschleunigten Knochenstoffwechsels.

Hyperthyreose bei Senioren: eine Erkrankung mit hohem Risiko

Die Hyperthyreose, die durch eine Überproduktion von Schilddrüsenhormonen verursacht wird, ist weniger häufig als die Hypothyreose, kann aber bei älteren Menschen schwerwiegende Folgen haben. Die senile Hyperthyreose wird häufig durch toxische Schilddrüsenknoten oder die Basedow-Krankheit verursacht. Bei Senioren kann die klinische Präsentation auch atypisch sein, und die klassischen Symptome Hyperaktivität, Gewichtsverlust und Zittern können unbemerkt bleiben.

Spezifische Symptome und schwere Komplikationen

Bei älteren Menschen kann sich eine Hyperthyreose durch Symptome bemerkbar machen, die sich stark von denen unterscheiden, die bei jungen Erwachsenen beobachtet werden. Zu den Symptomen können gehören:

- **Müdigkeit**: Paradoxerweise kann sich eine Schilddrüsenüberfunktion bei Senioren statt in der typischen Unruhe und Hyperaktivität in einer starken Müdigkeit äußern.
- Unerklärlicher **Gewichtsverlust**: Wird oft für ein normales Zeichen des Alterns gehalten, kann aber schnell und erheblich sein.

- **Tachykardie** und **Herzklopfen**: Herz-Kreislauf-Zeichen wie Herzrhythmusstörungen (insbesondere Vorhofflimmern) sind häufig und können unbemerkt bleiben, erhöhen aber das Risiko einer Herzinsuffizienz oder eines Schlaganfalls.
- **Osteoporose und Knochenbrüche**: Eine unbehandelte Hyperthyreose kann den Knochenverlust beschleunigen und damit das Risiko von Knochenbrüchen bei Senioren erhöhen.

Ein weiteres wichtiges Zeichen, auf das man bei älteren Menschen achten sollte, ist eine **verminderte Hitzetoleranz**. Dieses Symptom mag harmlos erscheinen, kann aber mit Dehydrierung oder Erschöpfung einhergehen, wenn der Patient während der Hitzeperioden nicht angemessen mit Flüssigkeit versorgt und überwacht wird.

Behandlung der Hyperthyreose bei Senioren

Die Behandlung der Hyperthyreose bei älteren Menschen muss mit Vorsicht erfolgen, da die Komplikationen potenziell schwerwiegender sind. Es gibt mehrere Behandlungsmöglichkeiten, und die Wahl hängt von der zugrunde liegenden Ursache der Hyperthyreose und dem allgemeinen Gesundheitszustand des Patienten ab.

- **Synthetische** Antithyreoidea: Medikamente wie Methimazol oder Propylthiouracil werden verwendet, um die Produktion von Schilddrüsenhormonen zu hemmen. Diese Medikamente müssen jedoch unter strenger Aufsicht verabreicht werden, da sie Nebenwirkungen wie Leberstörungen oder Agranulozytose (Verminderung der weißen Blutkörperchen) verursachen können.
- **Radioaktives Jod**: Diese Behandlung wird häufig bei älteren Menschen empfohlen und reduziert die Aktivität der Schilddrüse schrittweise. Sie ist wirksam, kann aber zu einer Hypothyreose führen, die dann mit einer Hormonsubstitution behandelt werden muss.

- **Chirurgie**: Die partielle oder totale Thyreoidektomie wird bei Senioren aufgrund der Operationsrisiken selten angewandt, kann aber in einigen Fällen von toxischen Knoten oder einer komprimierten Struma in Betracht gezogen werden.

Nach jeder Behandlung ist eine ärztliche Überwachung unerlässlich, um den Hormonhaushalt zu überwachen und die Dosis gegebenenfalls anzupassen. Ältere Patienten sollten außerdem engmaschig kardiovaskulär überwacht werden, da das Risiko von Herzrhythmusstörungen oder Herzinsuffizienz im Zusammenhang mit einer Hyperthyreose erhöht ist.

Besonderheiten bei der Betreuung und Begleitung von Senioren

Die Behandlung von Schilddrüsenerkrankungen bei Senioren beschränkt sich nicht auf eine pharmakologische oder chirurgische Behandlung. Entscheidend ist eine regelmäßige Nachsorge und die Begleitung der Patienten beim Umgang mit den Symptomen und der langfristigen Behandlung.

Regelmäßige Überwachung und Therapieanpassungen

Sowohl bei Hypothyreose als auch bei Hyperthyreose benötigen ältere Menschen eine häufigere ärztliche Betreuung mit regelmäßigen Untersuchungen, um die Schilddrüsenhormonspiegel (TSH, T4, T3) zu überwachen und die Behandlung entsprechend anzupassen. Pflegende sollten auf Symptome einer Über- oder Unterdosierung achten, die sich schnell bemerkbar machen und schwerwiegende Folgen haben können.

Sensibilisierung für Wechselwirkungen von Medikamenten

Senioren nehmen häufig mehrere Medikamente für andere chronische Erkrankungen (Bluthochdruck, Diabetes, Herzerkrankungen) ein, was das Risiko von

Arzneimittelwechselwirkungen erhöht. Es ist von entscheidender Bedeutung, Patienten und ihre Angehörigen über mögliche Nebenwirkungen und Wechselwirkungen zwischen Schilddrüsenmedikamenten und anderen Behandlungen zu informieren. Eine sorgfältige Überwachung ist notwendig, um Komplikationen zu vermeiden.

Vorbeugung von Knochen- und Herz-Kreislauf-Komplikationen

Ältere Patienten mit Schilddrüsenerkrankungen müssen besonders sorgfältig überwacht werden, um Komplikationen an den Knochen (Osteoporose, Frakturen) und am Herz-Kreislauf-System (Vorhofflimmern, Herzinsuffizienz) vorzubeugen. Ein regelmäßiges Screening der Knochendichte kann empfohlen werden, ebenso wie eine spezielle Behandlung zur Stärkung der Knochen und zum Schutz des Herz-Kreislauf-Systems.

- Typ-2-Diabetes und Umgang mit langfristigen Komplikationen (Neuropathie, Retinopathie usw.)

Diabetes-2-Typ ist eine komplexe chronische Erkrankung, die ohne angemessene Behandlung zu schwerwiegenden langfristigen Komplikationen führen kann. Diese Komplikationen, darunter Neuropathie, Retinopathie, Nephropathie und Herz-Kreislauf-Erkrankungen, sind vor allem das Ergebnis einer unzureichenden Blutzuckereinstellung über mehrere Jahre hinweg. Die Behandlung von Typ-2-Diabetes beschränkt sich daher nicht nur auf die Regulierung des Blutzuckerspiegels, sondern beinhaltet auch einen umfassenden Ansatz zur Vorbeugung, Überwachung und Behandlung dieser Komplikationen. Um die Lebensqualität der Patienten zu verbessern und den schwersten Folgen der Krankheit vorzubeugen, ist es von entscheidender Bedeutung, die Mechanismen dieser Komplikationen zu verstehen und eine angemessene und kontinuierliche Betreuung einzurichten.

Typ-2-Diabetes: Mechanismen langfristiger Komplikationen verstehen

Typ-2-Diabetes ist durch eine Insulinresistenz und eine unzureichende Insulinproduktion der Bauchspeicheldrüse gekennzeichnet, was zu einem chronisch erhöhten Blutzuckerspiegel führt. Dieser lang anhaltende Anstieg des Blutzuckerspiegels schädigt nach und nach die kleinen und großen Blutgefäße, was zu Organ- und Gewebeschäden führt. Der Begriff "mikrovaskuläre Komplikationen" bezieht sich auf Schäden an den kleinen Gefäßen, die sich auf die Nerven (Neuropathie), die Augen (Retinopathie) und die Nieren (Nephropathie) auswirken. Makrovaskuläre Komplikationen" hingegen betreffen die großen Arterien und umfassen Herz-Kreislauf-Erkrankungen wie Herzinfarkte und Schlaganfälle.

Diese Komplikationen treten in der Regel erst nach mehreren Jahren schlecht eingestellter Diabetes auf, können aber durch ein proaktives Diabetesmanagement vermieden oder verlangsamt werden. Das Hauptziel des Managements besteht darin, Blutzucker, Blutdruck und Blutfettwerte im Normalbereich zu halten, um Gefäßschäden zu verhindern.

Diabetische Neuropathie: Eine fortschreitende Schädigung der Nerven

Die **diabetische Neuropathie** ist eine der häufigsten Komplikationen von Typ-2-Diabetes. Sie äußert sich in einer Schädigung der Nerven, vor allem in den Händen und Füßen, aufgrund eines chronisch erhöhten Blutzuckerspiegels, der die Blutzufuhr zu den Nervenfasern stört. Dies kann zu Sensibilitätsstörungen, Schmerzen oder Taubheitsgefühlen führen.

Symptome und Formen der Neuropathie

Neuropathie kann in verschiedenen Formen auftreten:

- **Periphere Neuropathie**: Sie betrifft vor allem die Füße und Beine und führt zu Symptomen wie Kribbeln, Brennen oder Kältegefühl, Schmerzen oder im Gegenteil zu einem Verlust des Gefühls. Diese Form ist besonders gefährlich, da der Verlust der Sensibilität zu Verletzungen oder Geschwüren an den Füßen führen kann, die der Patient nicht spürt und die sich ohne Behandlung verschlimmern können.
- **Autonome Neuropathie**: Sie betrifft die Nerven, die die inneren Organe steuern. Dies kann zu Verdauungsstörungen (Verstopfung oder Durchfall), Blasenproblemen (Harnverhalt oder Inkontinenz), Herzproblemen (Schwankungen der Herzfrequenz) oder sexuellen Funktionsstörungen führen.

Behandlung der diabetischen Neuropathie

Das Management der Neuropathie beruht zunächst auf einer strengen Kontrolle des Blutzuckerspiegels, da dies das Fortschreiten der Nervenschädigung verlangsamen kann. Zweitens ist eine regelmäßige Überwachung der Sensibilität der Füße entscheidend, um Geschwürbildungen und Infektionen vorzubeugen, die sich manchmal zu Amputationen entwickeln können. Die Patienten sollten dazu angehalten werden, den Zustand ihrer Füße täglich zu überprüfen und geeignetes Schuhwerk zu verwenden, um Traumata zu vermeiden.

Bei neuropathischen Schmerzen können spezielle Behandlungen verschrieben werden, z. B. Antikonvulsiva, trizyklische Antidepressiva oder Medikamente gegen Nervenschmerzen (wie Gabapentin oder Pregabalin). Diese Medikamente lindern die Schmerzen, auch wenn sie die Nervenschäden nicht beheben.

Diabetische Retinopathie: Erhaltung der Sehkraft durch Vorbeugung

Die **diabetische Retinopathie** ist eine mikrovaskuläre Komplikation, die die Blutgefäße in der Netzhaut, dem für das Sehen zuständigen Teil des Auges, beeinträchtigt. Hyperglykämie macht diese kleinen Gefäße brüchig, sodass Flüssigkeit austritt oder Blutungen auftreten, wodurch das Sehvermögen zunehmend beeinträchtigt wird. Die diabetische Retinopathie ist weltweit eine der Hauptursachen für Erblindung, kann aber durch eine frühzeitige Behandlung und regelmäßige Nachsorge verhindert werden.

Verlauf der diabetischen Retinopathie

Die Retinopathie entwickelt sich in mehreren Phasen:

- **Nicht-proliferative Retinopathie** : Dies ist die Anfangsphase, in der die kleinen Gefäße der Netzhaut brüchig werden und kleine Blutungen auftreten. In diesem Stadium ist das Sehvermögen in der Regel noch nicht wesentlich beeinträchtigt.
- **Proliferative Retinopathie** : Wenn die Retinopathie fortschreitet, bilden sich in der Netzhaut abnormale Blutgefäße, um den Sauerstoffmangel auszugleichen. Diese Gefäße sind brüchig und können zu massiven Blutungen oder zur Ablösung der Netzhaut führen, was einen Sehverlust zur Folge hat.

Überwachung und Behandlung der diabetischen Retinopathie

Die Früherkennung ist von grundlegender Bedeutung, um die schweren Komplikationen der Retinopathie zu vermeiden. Diabetespatienten sollten regelmäßig Augenuntersuchungen mit einer **Fotografie des Augenhintergrunds** durchführen lassen, um die ersten Anzeichen einer Retinopathie zu erkennen, bevor die visuellen Symptome auftreten. Eine optimale Kontrolle des Blutzuckerspiegels, des Blutdrucks und der Blutfette ist entscheidend, um das Fortschreiten der Retinopathie zu verlangsamen.

Wenn die Retinopathie trotz guter Stoffwechselkontrolle fortschreitet, können spezifische Behandlungen angeboten werden, z. B. **Laserphotokoagulation** zur Zerstörung abnormaler Blutgefäße oder intraokulare Injektionen von Anti-VEGF-Medikamenten, die die Bildung neuer Gefäße einschränken und Ödeme reduzieren.

Diabetische Nephropathie: Die Nieren schützen, um Nierenversagen zu vermeiden

Die **diabetische Nephropathie** ist durch eine fortschreitende Schädigung der Nieren gekennzeichnet, die auf eine Schädigung der kleinen Gefäße, die das Blut filtern, zurückzuführen ist. Diese Komplikation kann dazu führen, dass die Nieren weniger Abfallstoffe ausscheiden können. Langfristig kann sich daraus ein Nierenversagen entwickeln, das eine Dialyse oder eine Transplantation erforderlich macht.

Anzeichen und Verlauf der Nephropathie

Die ersten Anzeichen einer diabetischen Nephropathie sind oft unauffällig, können aber durch Urintests festgestellt werden, bei denen **Proteinurie** (Austritt von Eiweiß in den Urin) festgestellt wird. Mit Fortschreiten der Krankheit verschlechtert sich die Nierenfunktion mit einem Anstieg des Kreatinins und einer Abnahme der glomerulären Filtrationsrate (GFR).

Wenn die diabetische Nephropathie nicht behandelt wird, kann sie zu einer **terminalen Niereninsuffizienz** führen. In diesem Stadium können die Nieren das Blut nicht mehr ausreichend filtern, sodass eine Dialyse oder eine Transplantation erforderlich wird.

Vorbeugung und Behandlung der diabetischen Nephropathie

Wie bei anderen Diabeteskomplikationen ist die Behandlung der Nephropathie auf eine strenge Kontrolle des Blutzuckerspiegels und des Blutdrucks angewiesen. Häufig werden Converting-Enzyme-Hemmer (ACE-Hemmer) oder Angiotensin-II-Rezeptor-Antagonisten (ARB II) verschrieben, um die Nieren zu schützen, indem sie den Druck in den Nierenglomeruli senken, auch bei Patienten ohne Bluthochdruck.

Eine regelmäßige Überwachung der Nierenfunktion ist unerlässlich, um Anzeichen einer Nephropathie frühzeitig zu erkennen. Die Patienten sollten auch über schützende Verhaltensweisen wie eine ausreichende Flüssigkeitszufuhr, eine reduzierte Salzaufnahme und die Vermeidung nephrotoxischer Medikamente aufgeklärt werden.

Herz-Kreislauf-Komplikationen: eine große Herausforderung für das Diabetesmanagement

Typ-2-Diabetes ist ein Hauptrisikofaktor für Herz-Kreislauf-Erkrankungen wie Herzinfarkt und Schlaganfall. Chronische Hyperglykämie beschleunigt in Verbindung mit Bluthochdruck, Dyslipidämie und Entzündungen den Prozess der Atherosklerose, bei dem die Arterien aufgrund von Cholesterinablagerungen und Entzündungszellen allmählich verstopfen.

Prävention von Herz-Kreislauf-Risiken

Um Herz-Kreislauf-Erkrankungen vorzubeugen, ist es wichtig, nicht nur den Blutzuckerspiegel, sondern auch die anderen Risikofaktoren in den Griff zu bekommen, darunter :

- **Blutdruckkontrolle**: Ziel ist es, den Blutdruck unter 140/90 mmHg bzw. bei bestimmten Hochrisikopatienten unter 130/80 mmHg zu halten.

- **Kontrolle der Blutfette**: Die Senkung des -LDL Cholesterinspiegels ist entscheidend, um das Fortschreiten der Atherosklerose einzudämmen. Diabetespatienten werden häufig Medikamente wie Statine verschrieben, um den Cholesterinspiegel zu senken.

- **Annahme eines gesunden Lebensstils**: Eine ausgewogene Ernährung mit viel Obst, Gemüse und Ballaststoffen sowie regelmäßige körperliche Betätigung tragen dazu bei, das Herz-Kreislauf-Risiko zu senken.

2. Umgang mit Mehrfacherkrankungen

- Koordinierung der Pflege zwischen verschiedenen Fachbereichen (Kardiologie, Nephrologie usw.)

Die Koordination der Versorgung zwischen den verschiedenen medizinischen Fachrichtungen ist ein grundlegendes Element bei der Behandlung von Patienten mit komplexen chronischen Erkrankungen wie Typ-2-Diabetes, Bluthochdruck oder Nierenerkrankungen. Diese oft miteinander verbundenen Krankheiten erfordern das Eingreifen mehrerer Gesundheitsfachkräfte aus verschiedenen Fachbereichen, darunter Kardiologie, Nephrologie, Endokrinologie, Augenheilkunde und manchmal auch Chirurgie. Durch eine gute Koordination zwischen diesen Fachgebieten können nicht nur schwere Komplikationen verhindert, sondern auch die Behandlung optimiert, die Lebensqualität der Patienten verbessert und die Zahl der Krankenhausaufenthalte verringert werden.

Die Herausforderungen der Pflegekoordination

Im Zusammenhang mit chronischen Krankheiten wie Diabetes haben Patienten oft mit mehreren Gesundheitsproblemen gleichzeitig zu kämpfen. Ein Diabetespatient kann z. B. Herz-, Nieren-, Augen- und neurologische Komplikationen entwickeln. Jedes Problem erfordert das Fachwissen von Spezialisten, aber diese Interventionen müssen in einen umfassenden und kohärenten Pflegeplan eingebunden werden. Die Koordination der Versorgung soll sicherstellen, dass alle beteiligten Fachkräfte reibungslos zusammenarbeiten, um Redundanzen, Widersprüche oder Versäumnisse in der Versorgung zu vermeiden.

Die Risiken einer schlechten Koordination

Eine schlechte Koordination der Pflege kann zu mehreren Problemen führen:

- **Widersprüchliche Behandlungen**: Es kommt vor, dass Ärzte Behandlungen verschreiben, ohne die anderen Erkrankungen des Patienten zu berücksichtigen, was zu Wechselwirkungen von Medikamenten oder unerwünschten Nebenwirkungen führen kann.
- **Informationsverlust**: Wenn die Kommunikation zwischen den Spezialisten unzureichend ist, können wichtige Informationen übersehen werden, was die Qualität der Pflege beeinträchtigen kann.
- **Gefühl der Verwirrung oder des Ausgeliefertseins beim Patienten** : Patienten können sich verloren fühlen, wenn sie zwischen verschiedenen Arztterminen jonglieren, widersprüchliche Meinungen verstehen oder mehrere Behandlungen parallel bewältigen müssen. Dies kann auch zu einer mangelnden Therapietreue führen.

Um diese Klippen zu umschiffen, muss die Koordination der Versorgung proaktiv, organisiert und auf die Bedürfnisse des Patienten ausgerichtet sein.

Rolle des behandelnden Arztes bei der Koordinierung der Gesundheitsversorgung

Der Hausarzt, häufig ein Allgemeinmediziner, spielt eine zentrale Rolle bei der Koordinierung der Gesundheitsversorgung. Er ist die erste Anlaufstelle für den Patienten und muss eine ganzheitliche Sicht auf seine Gesundheit haben. Seine Aufgabe ist es, die Verbindung zwischen den verschiedenen Fachärzten herzustellen und dafür zu sorgen, dass die Empfehlungen der einzelnen Spezialisten in einen kohärenten Behandlungsplan einfließen.

Sicherstellung einer reibungslosen Kommunikation zwischen den Spezialisten

Der behandelnde Arzt muss alle relevanten Informationen aus den verschiedenen Fachgebieten sammeln und zentralisieren. Beispielsweise kann ein Kardiologe Behandlungen zur Kontrolle des Blutdrucks verschreiben, während ein Nephrologe die Dosis an die Nierenfunktion anpassen muss. Der behandelnde Arzt sorgt dafür, dass diese Informationen weitergegeben und die notwendigen Anpassungen vorgenommen werden. Er ist oft der Hauptkoordinator, der dafür sorgt, dass die von den einzelnen Fachgebieten geleistete Versorgung kompatibel ist und sich ergänzt.

Regelmäßige Betreuung des Patienten

Der Hausarzt verfolgt die Entwicklung des allgemeinen Gesundheitszustands des Patienten und stützt sich dabei auf die von Fachärzten durchgeführten Untersuchungen (Blutzuckertests, Nierenfunktionsprüfungen, Echokardiogramme usw.). Er muss auch dafür sorgen, dass der Patient die Bedeutung jeder Behandlung versteht und sich an die Empfehlungen hält, indem er erklärt, wie sich jede Intervention in das Gesamtmanagement seiner Krankheit einfügt.

Interdisziplinäre Kommunikation: ein Grundpfeiler der Koordination

Eine gute Koordination der Pflege beruht in erster Linie auf einer flüssigen und regelmäßigen Kommunikation zwischen den verschiedenen medizinischen Disziplinen. Um diesen reibungslosen Ablauf zu gewährleisten, können verschiedene Instrumente und Strategien eingesetzt werden.

Die pluridisziplinären Treffen

Multidisziplinäre Sitzungen, bei denen Ärzte verschiedener Fachrichtungen (physisch oder virtuell) zusammenkommen, um komplexe Fälle zu besprechen, sind ein wirksames Mittel, um die Versorgung zu koordinieren. Bei diesen Treffen können die einzelnen Fachärzte ihre Meinung austauschen und die Behandlungsstrategien aufeinander abstimmen. Beispielsweise könnte bei einem Patienten, der sowohl an Herzinsuffizienz als auch an diabetischer Nephropathie leidet, die Herztherapie entsprechend den Empfehlungen des Nephrologen angepasst werden, wodurch unerwünschte renale Nebenwirkungen vermieden werden.

Bei diesen Treffen können auch Prioritäten für die Behandlung festgelegt werden, wobei die Wechselwirkungen zwischen den verschiedenen Krankheiten berücksichtigt werden. Wenn ein Patient eine fortgeschrittene diabetische Retinopathie und ein hohes Herzinfarktrisiko hat, können die Ärzte besprechen, wie sie diese beiden Probleme am besten gleichzeitig behandeln und dabei eine Überlastung des Patienten vermeiden können.

Gemeinsame medizinische Akten und digitale Hilfsmittel

Gemeinsame Gesundheitsakten, die allen an der Behandlung des Patienten beteiligten Fachkräften zugänglich sind, sind ein wertvolles Instrument zur Erleichterung der Koordination. Sie ermöglichen jedem Facharzt den Zugriff auf die vollständige Krankengeschichte des Patienten, einschließlich der Diagnosen, Untersuchungen, laufenden Behandlungen und Empfehlungen der anderen Ärzte. Dies verringert das Risiko redundanter Untersuchungen, widersprüchlicher Verschreibungen und verbessert die Kontinuität der Versorgung.

Digitale Hilfsmittel wie Gesundheits-Apps oder sichere Plattformen für den Informationsaustausch spielen ebenfalls eine wichtige Rolle. Sie ermöglichen eine Aktualisierung der Informationen in Echtzeit und eine schnellere Kommunikation zwischen den verschiedenen Pflegekräften, insbesondere wenn die Fachkräfte nicht in derselben Einrichtung arbeiten.

Die Rolle von Krankenschwestern und anderen Gesundheitsfachkräften

Die Koordination der Gesundheitsversorgung beschränkt sich nicht nur auf Ärzte. Auch Krankenschwestern, Apotheker und andere Gesundheitsfachkräfte (Ernährungsberater, Physiotherapeuten usw.) spielen eine entscheidende Rolle bei der Umsetzung der Empfehlungen und der täglichen Überwachung.

Krankenpfleger und Betreuung zu Hause

Krankenschwestern und Krankenpfleger, insbesondere im Rahmen der häuslichen Pflege, stehen an vorderster Front, um den Gesundheitszustand der Patienten zu überwachen und Veränderungen zu melden. Sie können sich mit den Ärzten abstimmen, indem sie auf Anzeichen einer Dekompensation hinweisen, wie z. B. eine schnelle Gewichtszunahme bei Herzinsuffizienz oder eine Verschlechterung der Ödeme bei einem Nephropathiepatienten. Ihre Aufgabe ist es auch, darauf zu achten, dass die Patienten ihre Behandlungen ordnungsgemäß durchführen, und sie bieten pädagogische Unterstützung an, um den Umgang mit der Krankheit zu verbessern.

Apotheker und Überwachung von Arzneimittelwechselwirkungen

Apotheker spielen in Zusammenarbeit mit Ärzten eine entscheidende Rolle bei der Vermeidung von Wechselwirkungen zwischen Medikamenten. Ältere Patienten, die häufig mehrere Medikamente einnehmen, können von mehreren Spezialisten verschrieben werden, was das Risiko von Überdosierungen oder unerwünschten Nebenwirkungen erhöht. Der Apotheker kann den behandelnden Arzt oder die Fachärzte auf Verschreibungen hinweisen, die negative Wechselwirkungen haben könnten, und geeignete Alternativen vorschlagen.

Die aktive Einbeziehung des Patienten in die Koordination der Versorgung

Obwohl der Patient im Mittelpunkt des Koordinierungsprozesses steht, wird er oft als passiver Akteur wahrgenommen. Seine aktive Beteiligung ist jedoch entscheidend, um eine gute Verwaltung seiner Versorgung zu gewährleisten. Die therapeutische Ausbildung des Patienten spielt eine entscheidende Rolle, um ihm zu ermöglichen, die Herausforderungen seiner Krankheit zu verstehen, sich an seine Behandlungen zu halten und einen Teil der Verantwortung für die Koordination seiner Versorgung zu übernehmen.

Therapeutische Bildung und Empowerment

Ziel der Therapieerziehung ist es, dem Patienten die nötigen Werkzeuge an die Hand zu geben, um mit seiner Krankheit im Alltag umzugehen. Dazu gehört auch, die Behandlung zu verstehen, Warnzeichen zu erkennen und zu wissen, wie wichtig es ist, den Empfehlungen der einzelnen Spezialisten zu folgen. Ein gut informierter Patient wird in der Lage sein, Unstimmigkeiten in der Behandlung zu erkennen, Nebenwirkungen zu melden oder bestimmte Aspekte seiner Behandlung in Zusammenarbeit mit seinen Betreuern anzupassen.

Das Gesundheitsbuch des Patienten

Das Gesundheitstagebuch, ob physisch oder digital, ist ein Instrument, das es dem Patienten ermöglicht, seine medizinischen Informationen zentral zu speichern. Das Dokument enthält den Verlauf von Arztbesuchen, Untersuchungsergebnisse,

Verschreibungen und laufende Behandlungen. Dadurch kann der Patient seine Behandlung besser verfolgen und diese Informationen den verschiedenen Fachleuten, denen er begegnet, mitteilen. So kann der Patient auch ohne direkte Übertragung zwischen Fachärzten eine gewisse Kontinuität seiner Versorgung gewährleisten.

*   Überwachung häufiger Arzneimittelinteraktionen bei älteren Patienten mit Polymedikation

Die Überwachung von Arzneimittelwechselwirkungen bei älteren Patienten mit Polymedikation ist aufgrund der Komplexität der Behandlung und der erhöhten Anfälligkeit dieser Bevölkerungsgruppe ein wichtiges Anliegen. Ältere Patienten nehmen häufig mehrere Medikamente gleichzeitig ein, um verschiedene chronische Erkrankungen wie Bluthochdruck, Diabetes, Herzinsuffizienz oder neurodegenerative Erkrankungen zu behandeln. Jede Behandlung kann Nebenwirkungen und Wechselwirkungen mit anderen Substanzen haben, was ihre Verwaltung besonders heikel macht. Eine mangelhafte Überwachung der Wechselwirkungen von Medikamenten kann zu schwerwiegenden Nebenwirkungen führen, die Wirksamkeit der Behandlung beeinträchtigen und den Gesundheitszustand des Patienten verschlechtern.

Polypharmazie, definiert als die Einnahme von fünf oder mehr Medikamenten, ist bei Senioren häufig anzutreffen und erhöht proportional das Risiko schädlicher Wechselwirkungen. Um diesen Wechselwirkungen vorzubeugen, ist ein ganzheitlicher Ansatz unerlässlich, der eine regelmäßige Bewertung der Verschreibungen, eine enge Kommunikation zwischen den Gesundheitsfachkräften und die aktive Einbeziehung des Patienten umfasst.

Die Besonderheiten älterer Patienten in Bezug auf Wechselwirkungen von Medikamenten

Ältere Patienten sind aufgrund mehrerer altersbedingter Faktoren besonders anfällig für Arzneimittelwechselwirkungen. Der Körper eines älteren Menschen reagiert nicht mehr in gleicher Weise auf Medikamente wie der eines jüngeren Erwachsenen, da sich die Organfunktionen, insbesondere die Nieren- und Leberfunktion, mit zunehmendem Alter verschlechtern. Dies wirkt sich auf die Aufnahme, Verteilung, den Stoffwechsel und die Ausscheidung von Arzneimitteln aus, wodurch das Risiko von Substanzanhäufungen und Toxizität steigt.

Altersbedingte physiologische Veränderungen

Das Altern bringt mehrere Veränderungen mit sich, die die Art und Weise, wie Medikamente im Körper wirken, verändern:

- **Verminderte Nierenfunktion**: Die glomeruläre Filtrationsrate nimmt mit zunehmendem Alter ab, wodurch die Fähigkeit der Nieren, Medikamente auszuscheiden, verringert wird. Dies kann zu einer Anhäufung von Substanzen im Körper führen und das Risiko einer Toxizität erhöhen, insbesondere bei nephrotoxischen Medikamenten wie bestimmten Antibiotika oder entzündungshemmenden Medikamenten.
- **Verminderte Leberfunktion**: Die Leber, das Hauptorgan für die Metabolisierung von Medikamenten, ist mit zunehmendem Alter weniger leistungsfähig, was die Ausscheidung von Medikamenten verlangsamt und auch zu Wechselwirkungen mit anderen Behandlungen führen kann.
- **Veränderung der Körperzusammensetzung**: Mit zunehmendem Alter nimmt der Anteil des Körperfetts zu, während die fettfreie Masse und der Anteil des Körperwassers abnehmen. Dadurch ändert sich die Verteilung bestimmter Medikamente, insbesondere fettlöslicher Substanzen, die länger im Körper verbleiben können.

Diese Veränderungen erklären, warum es bei älteren Patienten häufiger zu Nebenwirkungen kommt, wenn sie mehrere

Medikamente einnehmen. Dies unterstreicht die Bedeutung einer sorgfältigen Überwachung der Wechselwirkungen von Medikamenten und der Einschränkung unnötiger Polymedikation.

Häufige Arzneimittelwechselwirkungen bei älteren Patienten

Wechselwirkungen von Medikamenten können verschiedene Folgen haben: Entweder erhöhen sie die Toxizität bestimmter Behandlungen oder sie vermindern die Wirksamkeit anderer Medikamente. Bei älteren Patienten sind bestimmte Kombinationen besonders risikoreich und erfordern eine erhöhte Wachsamkeit.

Antikoagulantien und nichtsteroidale Entzündungshemmer (NSAIDs)

Blutverdünner wie Warfarin oder die neuen oralen Antikoagulanzien (NOAC) werden häufig älteren Patienten verschrieben, die an Arrhythmien, Schlaganfällen oder Herzerkrankungen leiden. Wenn sie mit nichtsteroidalen **Antirheumatika (NSAR)** wie Ibuprofen oder Diclofenac kombiniert werden, erhöhen diese Medikamente das Risiko von Magen-Darm-Blutungen erheblich. NSAR haben eine reizende Wirkung auf die Magenschleimhaut, während Antikoagulanzien die Gerinnungsfähigkeit des Blutes verringern, was zu potenziell schweren inneren Blutungen führen kann.

Antihypertensiva und Diuretika

Blutdrucksenker wie ACE-Hemmer (Angiotensin Converting Enzyme) oder Angiotensin-II-Rezeptorantagonisten (ARB II) werden zur Behandlung von Bluthochdruck und Herzinsuffizienz häufig mit **Diuretika** kombiniert. Diese Kombination kann jedoch zu Elektrolytungleichgewichten (insbesondere Hypokaliämie, d. h. einer Verringerung des Kaliumspiegels) sowie zu Dehydrierung führen. Bei älteren Menschen kann dies zu

Herzrhythmusstörungen, Muskelschwäche oder übermäßiger Müdigkeit führen.

Antidepressiva und anticholinerge Medikamente

Ältere Patienten können mit **Antidepressiva** behandelt werden, insbesondere mit trizyklischen Antidepressiva (wie Amitriptylin) oder selektiven Serotonin-Wiederaufnahmehemmern (SSRI). Wenn sie mit **anticholinergen Medikamenten** kombiniert werden (die für Erkrankungen wie Harninkontinenz, Allergien oder Schlafstörungen verschrieben werden), können diese Medikamente schwere Nebenwirkungen wie Verwirrung, übermäßige Sedierung, Gedächtnisstörungen oder Halluzinationen verursachen. Diese Symptome können mit denen von Demenz oder neurodegenerativen Erkrankungen verwechselt werden, was die Diagnose und Behandlung erschwert.

Benzodiazepine und Opioide

Benzodiazepine, die zur Behandlung von Angstzuständen oder Schlafstörungen eingesetzt werden, und **Opioide**, die gegen chronische Schmerzen verschrieben werden, werden bei älteren Patienten, die unter Schmerzen oder Schlafstörungen leiden, häufig kombiniert. Diese Kombination ist jedoch gefährlich, da sie das Risiko von Atemdepression, Stürzen, übermäßiger Schläfrigkeit und kognitiven Beeinträchtigungen erhöht. Daher ist es wichtig, den Gebrauch dieser Medikamente zusammen einzuschränken oder nach weniger riskanten Alternativen zu suchen, wie nicht-opioiden Schmerzmitteln oder nicht-pharmakologischen Therapien für Schlafstörungen.

Strategien zur Verhinderung und Überwachung von Arzneimittelwechselwirkungen

Um das Risiko von Arzneimittelwechselwirkungen bei älteren Patienten mit Polymedikation zu verringern, ist ein proaktiver Ansatz unerlässlich, der auf mehreren Achsen beruht:

regelmäßige Neubewertung der Medikation, Kommunikation zwischen den Angehörigen der Gesundheitsberufe, Einsatz von Überwachungsinstrumenten und therapeutische Erziehung des Patienten.

Regelmäßige Überprüfung der Behandlungen

Einer der entscheidenden Schritte zur Vermeidung von Wechselwirkungen ist die **regelmäßige Neubewertung der Verschreibungen**. Bei jeder Konsultation ist es wichtig, zu überprüfen, ob alle verschriebenen Medikamente noch benötigt werden, und eine "Deverschreibung" in Betracht zu ziehen, um die Anzahl unnötiger oder potenziell gefährlicher Medikamente zu reduzieren. Dadurch wird die Polypharmazie, die einer der Hauptrisikofaktoren für Wechselwirkungen ist, eingedämmt.

Die Beers-Kriterien oder STOPP/START (Screening Tool of Older Persons' Prescriptions) sind häufig verwendete Hilfsmittel, um potenziell ungeeignete Medikamente bei älteren Patienten zu identifizieren. Sie helfen Ärzten, risikobehaftete Medikamente zu identifizieren und sicherere Alternativen vorzuschlagen.

Zusammenarbeit zwischen Gesundheitsfachkräften

Die Zusammenarbeit zwischen Ärzten, Apothekern, Krankenschwestern und anderen Gesundheitsfachkräften ist für eine wirksame Überwachung von Arzneimittelwechselwirkungen von entscheidender Bedeutung. Vor allem Apotheker spielen eine Schlüsselrolle bei der Identifizierung potenzieller Wechselwirkungen, da sie oft einen Überblick über alle von verschiedenen Fachärzten verschriebenen Behandlungen haben.

In multidisziplinären Sitzungen oder durch regelmäßigen Austausch zwischen den Fachkräften können komplexe Fälle besprochen und die Behandlungen an die Bedürfnisse des Patienten angepasst werden. Beispielsweise können ein Kardiologe und ein Nephrologe ihre Maßnahmen koordinieren, um die Medikamentendosis bei Niereninsuffizienz anzupassen.

Einsatz von computergestützten Überwachungsinstrumenten

Die Computerisierung medizinischer Daten hat die Überwachung von Arzneimittelwechselwirkungen erheblich verbessert. Zahlreiche Datenbanken, Software und Anwendungen ermöglichen es, Wechselwirkungen zwischen verschiedenen Medikamenten zu erkennen, wobei spezifische Erkrankungen und Patientenmerkmale (Alter, Nierenfunktion usw.) berücksichtigt werden. Diese Tools sind für Angehörige der Gesundheitsberufe besonders nützlich, da sie bei Risiken Warnungen ausgeben und sicherere Behandlungsalternativen vorschlagen.

Therapeutische Erziehung des Patienten

Der Patient muss aktiv in die Verwaltung seiner Behandlung einbezogen werden. Es ist wichtig, ihn über die Medikamente, die er einnimmt, ihre Rolle und mögliche Wechselwirkungen zu informieren. Ältere Patienten, die häufig mehrere Medikamente einnehmen, verstehen möglicherweise nicht immer, warum sie bestimmte Medikamente einnehmen, oder sind versucht, ihre Behandlung ohne Rücksprache mit ihrem Arzt zu ändern.

Bei der Therapieerziehung geht es darum, dem Patienten und seinen Angehörigen beizubringen, wie wichtig es ist, sich strikt an die Verschreibungen zu halten, Nebenwirkungen umgehend zu melden und keine neuen Medikamente oder Nahrungsergänzungsmittel ohne Rücksprache mit dem Arzt einzunehmen. Dazu gehört auch der Umgang mit selbst verschriebenen Medikamenten wie NSAR, die mit der laufenden Behandlung interagieren können.

3. Aufrechterhaltung der Selbstständigkeit und Lebensqualität älterer Patienten

- Hilfe bei Mobilität und Ernährung

Die Unterstützung bei der Mobilität und der Nahrungsaufnahme ist ein wesentlicher Bestandteil der täglichen Pflege von Patienten, insbesondere von älteren Menschen oder Personen mit chronischen oder behindernden Krankheiten. Diese beiden Aspekte sind eng mit dem allgemeinen Wohlbefinden und der Autonomie des Patienten verbunden, und ihr Management erfordert sowohl einen physischen als auch einen psychologischen Ansatz. Ob im Krankenhaus, im Pflegeheim oder zu Hause, die Pflegekraft spielt eine grundlegende Rolle, indem sie eine den Fähigkeiten des Patienten angepasste Unterstützung bietet und gleichzeitig die Unabhängigkeit des Patienten so weit wie möglich bewahrt.

Hilfe bei der Mobilität: Selbstständigkeit bewahren und Risiken vorbeugen

Die Mobilität, ob teilweise oder vollständig, ist einer der Grundpfeiler der Selbstständigkeit. Wenn die Fähigkeit, sich fortzubewegen, durch das Alter, eine Krankheit oder einen Unfall beeinträchtigt ist, besteht die Rolle der Pflegekraft darin, dem Patienten zu ermöglichen, ein Höchstmaß an Mobilität zu erhalten oder wiederzuerlangen, und gleichzeitig seine Sicherheit zu gewährleisten.

Die Beurteilung der motorischen Fähigkeiten

Bevor eine Mobilitätshilfe eingesetzt wird, ist es entscheidend, die motorischen Fähigkeiten des Patienten zu beurteilen. Diese Beurteilung ermöglicht es, den Grad der benötigten Hilfe sowie die zu verwendenden Geräte oder Ausrüstungen zu bestimmen. Sie berücksichtigt mehrere Aspekte:

- **Gleichgewicht**: Manche Menschen haben Gleichgewichtsprobleme, die ihr Sturzrisiko erhöhen, z. B. Patienten mit neurologischen Erkrankungen oder Arthrose.
- **Muskelkraft**: Eine altersbedingte Muskelschwäche oder chronische Erkrankungen wie Osteoporose oder Herzinsuffizienz können die Fähigkeit des Patienten, aufzustehen, zu gehen oder Treppen zu steigen, einschränken.
- **Schmerzen**: Gelenk- oder Muskelschmerzen, die bei älteren Menschen häufig auftreten, schränken oft die Mobilität ein. Ein gutes Schmerzmanagement in Verbindung mit den ärztlichen Verordnungen ist daher entscheidend, um die Bewegung zu fördern.

Hilfe bei der Fortbewegung und Vermeidung von Stürzen

Für Patienten, die noch eine gewisse Bewegungsfreiheit haben, aber Unterstützung benötigen, ist die Begleitung bei der Fortbewegung von entscheidender Bedeutung. Das kann bedeuten, dass man ihnen beim Aufstehen aus dem Bett, beim Sitzen auf einem Stuhl oder beim Gehen mit Hilfe von Gehstöcken, Gehhilfen oder Rollstühlen hilft.

Ziel ist es, den Patienten zu ermutigen, sich aktiv an seiner Fortbewegung zu beteiligen, und ihm gleichzeitig sicheren Halt zu bieten, um Stürze zu verhindern. Die Pflegekraft sollte darauf achten, dass sie die richtigen Handgriffe vermittelt, um sanft aufzustehen, die Position zu wechseln oder sich mit Hilfe von Hilfsmitteln fortzubewegen. Parallel dazu sollte die Gestaltung des Wohnbereichs angepasst werden, um Hindernisse, die zu Stürzen führen könnten, wie Teppiche, niedrige Möbel oder rutschige Böden, zu minimieren.

Im Krankenhaus oder zu Hause können Stützstangen, verstellbare Duschstühle und Betten die tägliche Fortbewegung erleichtern. Diese Hilfsmittel ermöglichen es dem Patienten, sich sicherer und bequemer zu bewegen, wodurch das Gefühl der Abhängigkeit verringert wird.

Passive Mobilisierung für bettlägerige Patienten

Manche Patienten, insbesondere solche mit schweren Krankheiten oder mit langfristiger Immobilität, sind nicht in der Lage, sich selbstständig zu bewegen. Für diese Personen ist die **passive Mobilisierung** unerlässlich. Sie besteht darin, die Gliedmaßen des Patienten sanft zu bewegen, um die mit der Immobilität verbundenen Komplikationen wie Druckgeschwüre, Gelenksteifigkeit und Venenthrombosen zu vermeiden.

Die Pflegekraft führt diese Bewegungen regelmäßig durch und achtet dabei darauf, dass der Patient bequem sitzt und seine Schmerzgrenzen beachtet. Die passive Mobilisierung fördert die Blutzirkulation, hält die Gelenke geschmeidig und trägt dazu bei, ein gewisses Maß an Komfort für den Patienten zu erhalten.

Stimulation und Ermutigung zur Rehabilitation

Für Patienten, die einen Teil ihrer Mobilität wiedererlangen können, ist die Rehabilitation von entscheidender Bedeutung. Sie sollte in Zusammenarbeit mit Krankengymnasten oder Ergotherapeuten durchgeführt werden, aber die Rolle des Pflegers bleibt zentral, um den Patienten zu ermutigen und zu stimulieren. Es ist wichtig, ihn zu einfachen Mobilitätsübungen zu ermutigen oder sein Vertrauen in seine körperlichen Fähigkeiten zu stärken.

Ziel ist es, die Selbstständigkeit zu erhalten oder zu verbessern, selbst bei den einfachsten Handlungen, wie kurze Strecken zu gehen, aufzustehen oder einige Minuten zu stehen. Indem die Pflegekraft die Mobilität des Patienten regelmäßig anregt, fördert sie auch einen besseren psychologischen Zustand, da die körperliche Selbstständigkeit oft mit dem Selbstwertgefühl zusammenhängt.

Hilfe bei der Ernährung: Unterstützung für Wohlbefinden und Gesundheit

Die Ernährung ist ein weiterer grundlegender Aspekt des täglichen Wohlbefindens und kann für manche Menschen, insbesondere für ältere oder kranke Patienten, zu einer Aufgabe werden, die sie nur schwer allein bewältigen können. Hilfe bei der Ernährung bedeutet nicht nur, Mahlzeiten bereitzustellen oder den Patienten körperlich zu unterstützen, sondern auch, auf die Qualität der Ernährung zu achten und die Ernährungsvorlieben des Patienten zu respektieren.

Beurteilen Sie die Ernährungsbedürfnisse des Patienten

Bevor Sie eine Ernährungshilfe einsetzen, ist es wichtig, die besonderen Ernährungsbedürfnisse des Patienten zu ermitteln. Ältere Menschen oder Patienten mit chronischen Erkrankungen können aufgrund von Appetitlosigkeit, Verdauungsstörungen, spezifischen Erkrankungen (Diabetes, Niereninsuffizienz) oder der Einnahme bestimmter Medikamente besondere Ernährungsbedürfnisse haben.

- **Hydratation**: Ältere Patienten sind aufgrund eines verminderten Durstgefühls häufig dehydriert. Die Pflegekraft sollte darauf achten, dass der Patient den ganzen Tag über regelmäßig trinkt.
- **Proteinzufuhr**: Bei bettlägerigen oder rekonvaleszenten Patienten ist es wichtig, auf eine ausreichende Proteinzufuhr zu achten, um die Muskelmasse zu erhalten und die Heilung des Gewebes zu fördern.
- **Ausgewogenheit der Nährstoffe** : Je nach der Erkrankung des Patienten kann es notwendig sein, die Zufuhr von Salz, Zucker oder Fett zu kontrollieren. Die Pflegekraft sollte mit einer Ernährungsberaterin zusammenarbeiten, um sicherzustellen, dass die Mahlzeiten an die Ernährungseinschränkungen des

Patienten angepasst sind und gleichzeitig abwechslungsreich und genussvoll bleiben.

Physische Unterstützung bei den Mahlzeiten

Einige Patienten haben aufgrund von Mobilitätsproblemen, Tremor oder Muskelschwäche Schwierigkeiten, selbstständig zu essen. Körperliche Unterstützung beim Essen bedeutet, ihnen beim Umgang mit Besteck, beim Schneiden von Speisen oder bei der direkten Fütterung zu helfen und dabei eine komfortable Umgebung aufrechtzuerhalten, die ihre Würde respektiert.

Der Akt des Fütterns sollte in Ruhe erfolgen, wobei man sich die Zeit nehmen sollte, sich zu vergewissern, dass der Patient in seinem eigenen Rhythmus und ohne Hast isst. Es ist auch wichtig, darauf zu achten, dass der Teller gut angerichtet ist und dass die Textur der Speisen an die Kau- und Schluckfähigkeiten des Patienten angepasst ist. Beispielsweise benötigen manche Patienten möglicherweise gemixte Speisen oder angedickte Flüssigkeiten, um Erstickungsgefahr zu vermeiden.

Appetitanregung und Genuss beim Essen

Eine häufige Schwierigkeit bei älteren oder kranken Patienten ist Appetitlosigkeit, die oft mit Krankheiten, Medikamenten oder Depressionen zusammenhängt. Die Pflegekraft muss daher darauf achten, dass die Mahlzeiten nicht nur nahrhaft sind, sondern auch Spaß machen. Geschmacksrichtungen zu variieren, die Essensvorlieben des Patienten zu respektieren und die Speisen appetitlich anzurichten sind einfache, aber wirksame Mittel, um den Appetit anzuregen.

Der Genuss von Lebensmitteln darf nicht vernachlässigt werden. Auch für Patienten mit Ernährungseinschränkungen ist es wichtig, sich ein gewisses Geschmackserlebnis zu bewahren, um eine zufriedenstellende Lebensqualität aufrechtzuerhalten. Gelegentliche kleine Freuden einzubauen, wie z. B. ein Lieblingsdessert oder ein tröstlicher Geschmack, kann erheblich dazu beitragen, die Stimmung und die Lust am Essen zu verbessern.

Überwachung von Schluckstörungen (Dysphagie)

Bei einigen Patienten, insbesondere bei Patienten mit neurodegenerativen Erkrankungen (wie Parkinson oder Schlaganfall), ist die **Dysphagie** oder Schluckbeschwerden ein großes Problem. Die Überwachung des Schluckens ist entscheidend, um falsches Essen zu vermeiden, das zu schweren Lungeninfektionen (Aspirationspneumonie) führen kann.

Die Pflegekraft sollte darin geschult sein, Anzeichen einer Dysphagie zu erkennen, z. B. Husten während oder nach den Mahlzeiten, Schwierigkeiten beim Kauen oder Schlucken oder eine veränderte Stimme nach dem Essen. Die Anpassung der Nahrungstexturen und die Verwendung spezieller Fütterungstechniken (wie das Neigen des Kopfes oder die Verwendung von geeignetem Besteck) sind entscheidend, um die Risiken zu verringern und eine sichere Ernährung zu gewährleisten.

• Sturzprävention und Osteoporose-Risikomanagement
Die Vermeidung von Stürzen und die Bewältigung des Osteoporoserisikos sind zwei wesentliche Aspekte bei der Behandlung älterer Patienten, da sie eng mit der Erhaltung der Selbstständigkeit und der Lebensqualität verbunden sind. Stürze bei älteren Menschen stellen ein großes Problem für die öffentliche Gesundheit dar, da sie zu schweren Frakturen wie Schenkelhalsfrakturen führen können, die häufig mit einem dauerhaften Verlust der Mobilität verbunden sind. Osteoporose, eine Krankheit, die durch eine verminderte Knochendichte gekennzeichnet ist, macht die Knochen brüchiger und anfälliger für Brüche bei Stürzen. Die Vermeidung von Stürzen und der Umgang mit Osteoporose sind daher Prioritäten, die einen ganzheitlichen Ansatz erfordern, der Veränderungen der

Umgebung, medizinische Überwachung und die Stärkung der körperlichen Fitness miteinander verbindet.

Sturzprävention: Eine Priorität für die Sicherheit älterer Patienten

Stürze sind eine der Hauptursachen für Unfälle im Haushalt bei älteren Menschen und haben mitunter schwerwiegende Folgen, sowohl physisch als auch psychisch. Sie können zu Knochenbrüchen, Kopfverletzungen und einem Verlust des Selbstvertrauens führen und sogar Angst vor dem Gehen auslösen, was manche Patienten dazu veranlasst, ihre Bewegungsfreiheit einzuschränken, wodurch sich ihre Abhängigkeit verschärft.

Risikofaktoren für Stürze erkennen

Der erste Schritt bei der Sturzprävention besteht darin, die Risikofaktoren zu ermitteln, die sowohl intrinsisch (mit dem Gesundheitszustand des Patienten verbunden) als auch extrinsisch (mit der Umgebung verbunden) sein können.

- **Intrinsische Faktoren**: Mit zunehmendem Alter erhöhen mehrere physiologische Veränderungen das Sturzrisiko, z. B. nachlassende Muskelkraft, Gleichgewichtsverlust, Sehstörungen (wie grauer Star) oder neurologische Erkrankungen, die die Bewegungskoordination beeinträchtigen. Auch Hörstörungen können eine Rolle spielen, da das Innenohr zum Gleichgewicht beiträgt.
  Bestimmte Medikamente wie Benzodiazepine oder blutdrucksenkende Mittel können Schläfrigkeit, orthostatische Hypotonie oder Schwindel verursachen und so das Risiko eines Sturzes erhöhen. Daher ist es wichtig, die Arzneimitteltherapie des Patienten regelmäßig auf Medikamente zu überprüfen, die zu einer Instabilität beitragen könnten.

- Extrinsische **Faktoren**: Auch die häusliche Umgebung kann eine Gefahrenquelle darstellen. Rutschige Teppiche, unebene Böden, schlechte Beleuchtung oder fehlende Haltegriffe in Badezimmern sind Faktoren, die zu Stürzen beitragen können. Die richtige Einrichtung der Wohnung ist daher entscheidend, um Unfälle zu verhindern.

Die Umgebung anpassen, um Risiken zu verringern

Um das Risiko eines Sturzes zu verringern, können einfache, aber wirksame Anpassungen in der Umgebung des Patienten vorgenommen werden. Dazu gehören:

- **Hindernisse beseitigen**: Entfernen Sie Teppiche, freiliegende Stromkabel oder andere Gegenstände auf dem Boden, die zu einer Stolperfalle werden könnten.
- **Bessere Beleuchtung**: Sorgen Sie für gute Sichtverhältnisse, vor allem in Fluren, auf Treppen und im Badezimmer, indem Sie Zusatzlichter oder Bewegungsmelder installieren, damit Schlüsselbereiche gut beleuchtet sind.
- **Anbringen von Haltegriffen und Rampen** : In Badezimmern, Toiletten und in der Nähe von Treppen bieten Haltegriffe zusätzliche Unterstützung bei der Fortbewegung.
- **Gehhilfen verwenden**: Fördern Sie die Verwendung von Gehstöcken oder Gehhilfen, um Patienten mit Gleichgewichtsstörungen oder Muskelschwäche zu stabilisieren.

Mobilität und Gleichgewicht stärken

Angepasste körperliche Aktivität ist eines der wirksamsten Mittel zur Vermeidung von Stürzen. Die Stärkung der Muskeln, die Verbesserung des Gleichgewichts und der Koordination sind entscheidend, um die Instabilität bei älteren Menschen zu verringern.

Spezielle Übungsprogramme wie Gehen, sanfte Gymnastik, Yoga oder Tai Chi sind besonders wirksam, um das Gleichgewicht und die Muskelkraft zu verbessern. Diese Aktivitäten fördern auch das Selbstvertrauen, was dazu beitragen kann, die Angst vor Stürzen zu überwinden. Eine Krankengymnastik unter Aufsicht eines Physiotherapeuten wird für Personen empfohlen, die bereits gestürzt sind oder ein hohes Sturzrisiko haben.

Risikomanagement bei Osteoporose: Schutz der Knochenstärke

Osteoporose ist eine Krankheit, die die Knochen schwächt, indem sie ihre Dichte verringert, sie brüchiger macht und bei einem Sturz eher zu Brüchen neigt. Sie betrifft vor allem Frauen nach der Menopause, kann aber auch ältere Männer betreffen. Die Behandlung der Osteoporose zielt darauf ab, den Knochenverlust zu verlangsamen, die Knochen zu stärken und Frakturen zu verhindern.

Screening und Diagnose von Osteoporose

Das Screening auf Osteoporose basiert auf der **Knochendichtemessung**, einer schmerzlosen Untersuchung, bei der die Knochenmineraldichte gemessen wird. Diese Untersuchung wird für postmenopausale Frauen und Männer über 70 Jahre sowie für Personen mit Risikofaktoren wie früheren Knochenbrüchen, längerer Einnahme von Kortikosteroiden oder Osteoporose in der Familiengeschichte empfohlen.

Eine frühzeitige Diagnose ermöglicht es, vorbeugende Maßnahmen zur Stärkung der Knochen und zur Vermeidung von Knochenbrüchen zu ergreifen. Bei Patienten, die bereits Anzeichen von Osteoporose aufweisen, ist eine medizinische und diätetische Behandlung erforderlich, um das Fortschreiten der Krankheit zu verlangsamen.

Ernährung und Nahrungsergänzung

Die Ernährung spielt eine Schlüsselrolle für die Knochengesundheit. Um starke Knochen zu erhalten, ist es wichtig, eine ausreichende Versorgung mit **Kalzium** und **Vitamin D** sicherzustellen.

- **Kalzium**: Kalzium ist ein Mineralstoff, der für den Aufbau und die Festigkeit der Knochen wichtig ist. Der tägliche Kalziumbedarf steigt mit zunehmendem Alter, und häufig muss die Nahrungsaufnahme durch Nahrungsergänzungsmittel ergänzt werden, insbesondere bei Personen, die wenig Milchprodukte konsumieren oder Verdauungsstörungen haben, die die Kalziumaufnahme einschränken.
  Zu den kalziumreichen Lebensmitteln gehören Milchprodukte (Milch, Käse, Joghurt), grünes Blattgemüse, Mandeln und Fisch wie Sardinen oder Lachs aus der Dose.

- **Vitamin D**: Vitamin D ist für die Aufnahme von Kalzium unerlässlich. Bei älteren Menschen nimmt die Vitamin-D-Produktion der Haut mit zunehmendem Alter ab, vor allem wenn sie sich nicht ausreichend der Sonne aussetzen. Ein Vitamin-D-Mangel erhöht das Risiko von Osteoporose und Knochenbrüchen. Eine Vitamin-D-Supplementierung wird häufig empfohlen, vor allem im Winter oder bei Patienten, die in Heimen leben.

Medizinische Behandlungen der Osteoporose

Neben Ernährungsmaßnahmen stehen verschiedene medizinische Behandlungen zur Verfügung, um den Knochenabbau zu verlangsamen und Knochenbrüchen vorzubeugen. **Bisphosphonate** sind die am häufigsten verschriebenen Medikamente zur Behandlung von Osteoporose, da sie den Knochenabbau verringern. Sie können in Form von Tabletten oder als Injektion eingenommen werden.

Selektive Östrogenrezeptor-Modulatoren (SERM), Hormonersatztherapien (HRT) und andere Wirkstoffe wie **Denosumab** oder **Teriparatid** werden ebenfalls je nach den spezifischen Bedürfnissen der Patientin eingesetzt. Diese Behandlungen sind im Allgemeinen gut verträglich, sollten jedoch von einem Arzt überwacht werden, um ihre Wirksamkeit und mögliche Nebenwirkungen zu beurteilen.

Frakturen bei osteoporotischen Patienten vorbeugen

Für Patienten, die bereits an Osteoporose erkrankt sind, ist es entscheidend, Knochenbrüchen vorzubeugen, die zu schwerwiegenden Komplikationen führen können. **Hüftfrakturen** sind besonders gefürchtet, da sie häufig eine Operation und eine lange Rehabilitation erfordern, was das Risiko eines Verlusts der Selbstständigkeit erhöht.

Neben der Vermeidung von Stürzen ist es wichtig, **die Muskulatur zu stärken** und regelmäßige körperliche Aktivität zu fördern, um die Knochen stark zu halten und die Koordination zu verbessern. Widerstandsübungen (wie das Tragen leichter Gewichte) und Aktivitäten mit geringer Stoßbelastung (wie Gehen oder Radfahren) tragen zur Stärkung des Skeletts und zur Vermeidung von Knochenbrüchen bei.

Kapitel 12

Einsatz von Technologien bei der Patientenbetreuung

1. Neue Instrumente in der Diabetesüberwachung

- Verwendung von Sensoren zur kontinuierlichen Blutzuckermessung

Die Verwendung von kontinuierlichen Blutzuckersensoren stellt einen großen Fortschritt in der Diabetesbehandlung dar, insbesondere für Patienten mit Diabetes Typ 1 und Typ 2, die eine strenge Überwachung ihres Glukosespiegels benötigen. Im Gegensatz zu herkömmlichen Methoden der Blutzuckermessung, bei denen punktuell Blut durch einen Stich in die Fingerspitze entnommen wird, können mit CGM-Sensoren (Continuous Glucose Monitoring) die Glukoseschwankungen in der interstitiellen Flüssigkeit in Echtzeit gemessen werden, was eine wesentlich genauere und umfassendere Überwachung der Blutzuckerschwankungen im Tages- und Nachtverlauf ermöglicht.

Diese Technologie verbessert die Lebensqualität der Patienten, indem sie die Notwendigkeit häufiger Injektionen verringert und gleichzeitig reichhaltigere Daten für die Anpassung der Behandlung liefert. Sie hilft auch, Hypo- und Hyperglykämien vorzubeugen, die Insulinabgabe zu optimieren und das Essverhalten und die körperliche Aktivität effektiver anzupassen. Das Verständnis und die Nutzung dieser Geräte sind zu einem Schlüsselelement des modernen Diabetesmanagements geworden.

Betrieb von kontinuierlichen Blutzuckersensoren

Kontinuierliche Blutzuckersensoren sind kleine Geräte, die auf der Haut platziert werden, in der Regel am Bauch oder am Arm. Diese Sensoren verfügen über einen dünnen Faden, der in die interstitielle Flüssigkeit unter der Haut eindringt. Der Faden nimmt in Echtzeit Veränderungen des Glukosespiegels in dieser Flüssigkeit auf, die den Blutzuckerspiegel eng, wenn auch leicht zeitversetzt, widerspiegelt.

Die Daten werden dann über eine spezielle App an einen Empfänger oder direkt an ein Smartphone gesendet, wo sie in

Echtzeit grafisch dargestellt werden. Die meisten modernen Geräte sind außerdem mit Alarmen ausgestattet, die den Patienten bei Überschreitung der Glukosegrenzwerte alarmieren, entweder bei Hypoglykämie (zu niedrigem) oder Hyperglykämie (zu hohem) Blutzuckerspiegel, und so eine sofortige Reaktion zur Korrektur der Situation ermöglichen.

Die wichtigsten Elemente der Einrichtung

- **Der Sensor**: Er wird unter die Haut eingeführt und erfasst kontinuierlich den Glukosespiegel in der interstitiellen Flüssigkeit. In der Regel bleibt ein Sensor je nach Modell zwischen 7 und 14 Tagen an Ort und Stelle.
- **Der Transmitter**: Diese kleine, am Sensor befestigte Box sendet die Glukosedaten an einen Empfänger oder ein Smartphone.
- **Der Empfänger oder die Anwendung**: Dies ist das Gerät, auf dem die Daten gesammelt und angezeigt werden. Dabei kann es sich um ein dediziertes Gerät oder eine App auf einem Smartphone handeln.

Einige CGM-Systeme können auch mit **Insulinpumpen** gekoppelt werden, was eine automatisierte Steuerung der Therapie ermöglicht. In diesen Fällen passt die Pumpe die Insulindosen automatisch an die vom Sensor übermittelten Blutzuckerdaten an und bietet so eine bessere Blutzuckerkontrolle ohne ständige menschliche Intervention.

Die Vorteile von kontinuierlichen Blutzuckersensoren

Kontinuierliche Blutzuckersensoren haben gegenüber herkömmlichen Überwachungsmethoden viele Vorteile, sowohl in Bezug auf die Genauigkeit als auch auf den Komfort. Sie ermöglichen einen Überblick über die Blutzuckerschwankungen über 24 Stunden, was bei punktuellen Messungen mit Kapillarpunktionen nicht möglich ist.

Eine genauere und vollständigere glykämische Überwachung

Einer der größten Vorteile von kontinuierlichen Glukosesensoren ist die **Fülle an Daten**, die sie liefern. Im Gegensatz zu Kapillarblutglukosemessungen, die nur eine Momentaufnahme des Glukosespiegels zu einem bestimmten Zeitpunkt liefern, messen CGMs den Glukosespiegel in Echtzeit und liefern Informationen über Trends und Schwankungen im Laufe des Tages. Dies ermöglicht :

- **Erkennen von Blutzuckermustern**: Patienten können leichter erkennen, wann ein Risiko für Hypoglykämie oder Hyperglykämie besteht, z. B. nach den Mahlzeiten, während des Sports oder in der Nacht. Dies bietet ein besseres Verständnis der Blutzuckerschwankungen und ermöglicht präzisere Anpassungen der Behandlung.
- **Schnelle Reaktion bei Hypoglykämie**: Dank der eingebauten Alarme warnen die Sensoren den Patienten, wenn eine Hypoglykämie droht, und verhindern so schwere Episoden, die vor allem im Schlaf gefährlich sein können.

Ein besseres Management von Insulin und Behandlung

Die kontinuierlichen Daten, die von den CGMs geliefert werden, ermöglichen eine feinere Steuerung der Insulintherapie. Anstatt sich auf einige wenige tägliche Messungen zu stützen, können Dosisanpassungen unter Berücksichtigung der Blutzuckerschwankungen im Laufe des Tages vorgenommen werden. So können Patienten beispielsweise die Dosis vor den Mahlzeiten oder in Abhängigkeit von ihrer körperlichen Aktivität anpassen.

Sensoren sind besonders nützlich für Patienten, die eine **Insulinpumpe** verwenden, da sie die Basalinsulinisierung (d. h. die Anpassung der Basisinsulindosis) in Echtzeit ermöglichen. Außerdem können einige Pumpen mit dem Sensor verbunden werden, wodurch die Insulinabgabe automatisch anhand der gesammelten Daten angepasst wird, wodurch das Risiko menschlicher Fehler verringert wird.

Mehr Komfort und eine verbesserte Lebensqualität

Einer der beliebtesten Aspekte bei Patienten, die kontinuierliche Blutzuckersensoren verwenden, ist der **Komfort**, den sie bieten. Diese Geräte verringern oder beseitigen sogar die Notwendigkeit, sich mehrmals täglich in die Finger zu stechen, ein Verfahren, das oft als umständlich und schmerzhaft empfunden wird.

Darüber hinaus sorgt die Möglichkeit, den Blutzuckerspiegel in Echtzeit zu überwachen, mit Warnmeldungen bei Problemen, für mehr Ruhe. Die Patienten müssen ihren Blutzuckerspiegel nicht mehr ständig aktiv überwachen, was den Stress und die Angst, die mit dem Diabetesmanagement verbunden sind, verringert.

Grenzen und Herausforderungen bei der Verwendung von CGMs

Trotz ihrer zahlreichen Vorteile sind kontinuierliche Blutzuckersensoren nicht frei von Einschränkungen und Herausforderungen. Ihre Verwendung erfordert eine angemessene Schulung und eine Anpassung des Patienten an diese neue Technologie.

Die zeitliche Verzögerung mit dem Blutglukosespiegel

Kontinuierliche Blutzuckersensoren messen den Glukosespiegel in der **interstitiellen Flüssigkeit** und nicht direkt im Blut. Dies kann zu einer Verzögerung von etwa 5 bis 10 Minuten gegenüber dem tatsächlichen Blutzuckerspiegel führen, insbesondere bei schnellen Veränderungen, wie nach einer Mahlzeit oder während des Trainings. Daher ist es wichtig, dass die Patienten verstehen, dass die CGM-Daten nicht sofort die Änderungen des Blutzuckerspiegels im Blut widerspiegeln und dass sie manchmal etwas warten müssen, um ihre Behandlung anzupassen.

Kosten und Zugänglichkeit

CGMs sind nach wie vor relativ teuer, obwohl ihr Preis im Laufe der Zeit tendenziell sinkt und sich die Erstattung durch die Gesundheitssysteme in vielen Ländern verbessert. Dennoch können ihre Kosten für einige Patienten immer noch ein Hindernis für ihre Anwendung sein, insbesondere für solche, die nicht über eine ausreichende medizinische Versorgung verfügen.

Bedarf an strenger Überwachung und Schulung

Die Verwendung von Sensoren für die kontinuierliche Glukosemessung erfordert eine sorgfältige Überwachung und eine **angemessene Schulung**. Die Patienten müssen in der Verwendung des Sensors, im Ablesen und Interpretieren der Daten sowie in der Anpassung der Behandlung an die Ergebnisse geschult werden. Darüber hinaus reduzieren CGMs zwar die Notwendigkeit von Stichprobentests, einige Modelle erfordern jedoch immer noch regelmäßige Kalibrierungen mit einem herkömmlichen Blutzuckermessgerät.

Es ist auch wichtig, daran zu erinnern, dass diese Geräte zwar wirksam sind, aber keine regelmäßige medizinische Überwachung und Beratung durch einen Endokrinologen oder Diabetologen ersetzen. CGMs liefern wertvolle Daten, die jedoch im Rahmen eines umfassenden, von medizinischem Fachpersonal überwachten Behandlungsplans interpretiert werden müssen.

Die Zukunftsaussichten für kontinuierliche Blutzuckersensoren

Die Technologie der kontinuierlichen Blutzuckersensoren entwickelt sich ständig weiter. Neue Modelle werden immer genauer, weniger invasiv und einfacher zu bedienen. Ziel ist es, diese Geräte noch zugänglicher zu machen und ihre Integration in andere Technologien zur Diabetesbehandlung, wie z. B. **Insulinpumpen** mit **geschlossenem Regelkreis** oder Anwendungen zur Gesundheitsüberwachung, zu verbessern.

Closed Loops, auch als "künstliche Bauchspeicheldrüsen" bezeichnet, sind ein System, das einen Blutzuckersensor mit einer intelligenten Insulinpumpe kombiniert, die die Insulindosis automatisch an die Blutzuckerdaten anpassen kann. Diese Art von Geräten könnte das Diabetesmanagement revolutionieren, indem sie das menschliche Eingreifen noch weiter einschränken und eine nahezu autonome Blutzuckerkontrolle ermöglichen.

• Telekonsultationen und Fernüberwachung von Diabetespatienten

Telekonsultationen und die Fernbetreuung von Diabetespatienten stellen einen großen Fortschritt bei der Behandlung dieser chronischen Krankheit dar. Sie ermöglichen eine häufigere und individuellere Betreuung und verringern gleichzeitig die mit Reisen und der Verfügbarkeit von Ärzten verbundenen Einschränkungen. Diabetes, ob Typ 1 oder Typ 2, erfordert eine regelmäßige Nachsorge, um die Behandlung anzupassen, Komplikationen zu überwachen und die Patienten bei der Bewältigung ihres Alltags zu unterstützen. Dank moderner Technologien bieten Fernkonsultationen und telemedizinische Instrumente neue Möglichkeiten, um die Qualität der Versorgung zu verbessern und gleichzeitig den Zugang der Patienten zu ihren Gesundheitsfachkräften zu erleichtern, insbesondere in ländlichen Gebieten oder für Personen, die Schwierigkeiten haben, sich zu bewegen.

Die Vorteile von Telekonsultationen für Diabetespatienten

Diabetes erfordert eine strenge medizinische Überwachung, um die Behandlung an die Entwicklung des Blutzuckerspiegels, die

Ergebnisse der Bluttests und die Veränderungen im Lebensstil der Patienten (Ernährung, körperliche Aktivität) anzupassen. Traditionell bedeutet dies regelmäßige Konsultationen in der Praxis, die von den Patienten manchmal als belastend empfunden werden können, insbesondere von denen, die einen aktiven Berufsalltag haben oder weit entfernt von Gesundheitszentren leben. Telekonsultationen bieten eine Antwort auf diese Einschränkungen, indem sie einen flexibleren und unmittelbareren Zugang zur Gesundheitsversorgung ermöglichen.

Häufigeres und flexibleres Nachfassen

Einer der Hauptvorteile von Telekonsultationen ist die **Flexibilität**, die sie sowohl für die Patienten als auch für die Betreuer bieten. Diabetespatienten können Fernkonsultationen planen, ohne vor Ort sein zu müssen, was Arbeitsausfälle, Fahrtkosten und den mit Arztterminen verbundenen Stress erheblich reduziert. Dieser einfache Zugang ermöglicht auch häufigere Nachsorgetermine, insbesondere für Patienten, die regelmäßige Anpassungen ihrer Behandlung benötigen.

Die Möglichkeit, bei Problemen wie unkontrolliertem hohem Blutzucker oder behandlungsbedingten Nebenwirkungen schnell Kontakt zu einer medizinischen Fachkraft aufzunehmen, ermöglicht es zudem, **schneller zu reagieren** und eine Verschlechterung der Situation zu verhindern. Dieser proaktive Ansatz ist besonders vorteilhaft, um langfristigen Komplikationen von Diabetes wie Retinopathie, Nephropathie oder Neuropathie vorzubeugen.

Eine individuellere Begleitung

Telekonsultationen ermöglichen es auch, die Nachsorge auf die spezifischen Bedürfnisse jedes einzelnen Patienten abzustimmen und so eine **individuellere** Betreuung zu bieten. So können Patienten beispielsweise die Ergebnisse ihrer Blutzuckermessungen, Schwierigkeiten beim Umgang mit ihrer Ernährung oder körperlichen Aktivität direkt mit ihrem Arzt oder Diabetologen besprechen und Ratschläge in Echtzeit erhalten.

Durch die Integration der Daten von kontinuierlichen Blutzuckersensoren oder Insulinpumpen können sich die Angehörigen der Gesundheitsberufe einen Überblick über die Entwicklung des Blutzuckerspiegels verschaffen und die Behandlung schneller anpassen. So können feinere Anpassungen vorgeschlagen werden, sei es bei der Insulindosis, den Ernährungsempfehlungen oder der Steuerung der körperlichen Aktivität, die auf den spezifischen Daten des Patienten basieren und nicht nur auf Durchschnittswerten oder einmaligen Konsultationen.

Verringerung der Ungleichheiten beim Zugang zur Gesundheitsversorgung

Für Patienten, die in ländlichen Gebieten oder weit entfernt von großen **medizinischen** Zentren leben, sind Telekonsultationen eine echte Chance, **Ungleichheiten beim Zugang zur Gesundheitsversorgung** abzubauen. Diabetologen und Endokrinologen sind häufig in den Großstädten konzentriert, und viele Diabetespatienten befinden sich in Situationen, in denen Facharztbesuche selten oder nur schwer zugänglich sind. Mithilfe der Telemedizin können diese Patienten aus der Ferne einen Spezialisten konsultieren, ohne Hunderte von Kilometern zurücklegen zu müssen, was dazu beiträgt, die Qualität und Häufigkeit ihrer Betreuung zu verbessern.

Fernüberwachungstools für Diabetespatienten

Telekonsultationen wären nicht so effektiv ohne die Integration von Fernüberwachungstools, mit denen in Echtzeit oder regelmäßig wertvolle Informationen über das Diabetesmanagement des Patienten gesammelt werden können.

Es haben sich verschiedene Technologien herausgebildet, die diese Überwachung erleichtern, von einfachen, angeschlossenen Glukosemessgeräten über kontinuierliche Blutzuckersensoren bis hin zu mobilen Anwendungen für das Diabetesmanagement.

Kontinuierliche Blutzuckermessgeräte und angeschlossene Insulinpumpen

Kontinuierliche Glukosesensoren (CGM) sind für viele Diabetespatienten, vor allem für solche mit Typ-1-Diabetes, zu einem unverzichtbaren Hilfsmittel geworden. Diese Geräte messen kontinuierlich den Glukosespiegel in der interstitiellen Flüssigkeit und ermöglichen so eine ständige Überwachung der Blutzuckerschwankungen. Gekoppelt mit Anwendungen für das Diabetesmanagement senden diese Sensoren die Daten direkt an Smartphones oder Telemonitoring-Plattformen, wo sie vom Patienten, aber auch vom Arzt bei Telekonsultationen eingesehen werden können.

Vernetzte Insulinpumpen bieten eine andere Form der Fernüberwachung. Sie passen die Insulindosen automatisch an die von den Sensoren gelieferten Blutzuckerdaten an. Diese Informationen werden an Ärzte weitergeleitet, die sie aus der Ferne analysieren können, um die Behandlung zu optimieren.

Diese Geräte ermöglichen eine feinere Überwachung, und die Patienten können diese Daten vor der Telekonsultation mit ihrem Arzt teilen, damit sie in Echtzeit interpretiert werden können. So können die Gesundheitsfachkräfte Empfehlungen mit einer Genauigkeit anpassen, die mit punktuellen Messungen allein nicht möglich war.

Mobile Apps und Plattformen für das Diabetesmanagement

Viele **mobile Anwendungen** ermöglichen es den Patienten, ihre Gesundheitsdaten zu verwalten, darunter Blutzuckerwerte, verabreichte Insulindosen, Nahrungsaufnahme oder körperliche Aktivität. Diese Anwendungen erleichtern das Selbstmanagement von Diabetes, indem sie dem Patienten einen Überblick über seine Fortschritte verschaffen und gleichzeitig kritische Momente erkennen, in denen Anpassungen erforderlich sind.

Diese Anwendungen können auch mit Fernüberwachungsplattformen verbunden werden, wo Gesundheitsfachkräfte die Daten in Echtzeit oder zwischen zwei Konsultationen abrufen können. Dadurch können Ärzte Entscheidungen auf der Grundlage zuverlässiger und aktueller Daten treffen und so die Qualität der Nachsorge und die Wirksamkeit der Maßnahmen verbessern.

Fernüberwachung und Warnvorrichtungen

Einige Telemonitoring-Plattformen ermöglichen es dem Gesundheitspersonal, Diabetespatienten proaktiv aus der Ferne zu überwachen. Das bedeutet, dass Blutzuckerdaten, Sensoralarme (wie eine Hypoglykämiewarnung) oder andere Gesundheitsparameter in Echtzeit an das Pflegepersonal gesendet werden können, das in Notfällen reagieren kann.

Beispielsweise kann ein Patient mit wiederkehrenden nächtlichen Hyperglykämien mithilfe dieser Geräte schnell identifiziert werden, und ein Arzt kann ihn kontaktieren, um die Behandlung anzupassen, ohne auf den nächsten Arztbesuch warten zu müssen. Diese Art der **proaktiven Überwachung** verringert das Risiko akuter Komplikationen wie diabetisches Koma und ermöglicht ein reaktiveres Diabetesmanagement.

Herausforderungen und Grenzen von Telekonsultationen und Fernbetreuung

Obwohl Telekonsultationen und Fernbetreuung viele Vorteile bieten, gibt es auch Herausforderungen und Grenzen, die beachtet werden sollten.

Technologische Barriere und Zugang zur Telemedizin

Die Telemedizin beruht auf der Verwendung digitaler Hilfsmittel, und nicht alle Patienten stehen der Technologie gleichberechtigt gegenüber. Ältere Patienten oder Patienten, die mit digitalen Hilfsmitteln nicht vertraut sind, können Schwierigkeiten bei der Nutzung von vernetzten Geräten oder Tracking-Anwendungen haben, wodurch der potenzielle Nutzen der Telekonsultation eingeschränkt wird. Daher ist es von entscheidender Bedeutung, Begleitung, Schulung und technische Unterstützung anzubieten, damit diese Patienten die Vorteile dieser Technologien voll ausschöpfen können.

Darüber hinaus kann der Zugang zu einer **Internetverbindung** für einige Bevölkerungsgruppen, die in schlecht versorgten Gebieten leben, ein Hindernis darstellen. Ohne eine stabile und schnelle Verbindung können Telekonsultationen und Datenübertragungen kompliziert oder sogar unmöglich sein.

Verwaltung der Beziehung zwischen Patient und Arzt

Telekonsultationen ermöglichen zwar einen leichteren Zugang zur Gesundheitsversorgung, ersetzen aber nicht immer die **persönliche Beziehung** zwischen Patient und Arzt, die nach wie vor wichtig ist, um Vertrauen aufzubauen und eine reibungslosere Kommunikation zu ermöglichen. Einige Aspekte der medizinischen Betreuung, wie z. B. körperliche Untersuchungen oder die Beobachtung des Verhaltens des Patienten, können nicht aus der Ferne durchgeführt werden, so dass in vielen Fällen weiterhin persönliche Konsultationen erforderlich sind.

Sicherung von Gesundheitsdaten

Die Fernüberwachung beruht auf der Erfassung zahlreicher sensibler Daten, darunter medizinische Informationen des Patienten, seine Blutzuckerwerte, Verschreibungen usw. Es ist von entscheidender Bedeutung, die **Sicherheit und Vertraulichkeit** dieser Daten zu gewährleisten.

Fernüberwachungssysteme müssen den Standards für den Schutz medizinischer Daten (wie der DSGVO in Europa) entsprechen, und die Patienten müssen darüber aufgeklärt werden, wie ihre Daten gespeichert und verwendet werden.

2. Technologien für die Behandlung von Schilddrüsenerkrankungen

- Fortschritte bei Tests zur Schilddrüsendiagnose

Fortschritte in der Schilddrüsendiagnostik haben die Fähigkeit zur Erkennung und Behandlung von Schilddrüsenerkrankungen, zu denen Erkrankungen wie Hyperthyreose, Hypothyreose, Schilddrüsenknoten oder auch Schilddrüsenkrebs gehören können, erheblich verbessert. Die technologischen und wissenschaftlichen Fortschritte in diesem Bereich ermöglichen heute schnellere, präzisere und weniger invasive Diagnosen und erleichtern gleichzeitig die individuelle Betreuung der Patienten. Verbesserte Diagnosetests in Verbindung mit einem besseren Verständnis der Schilddrüsenmechanismen haben die Art und Weise, wie diese Erkrankungen beurteilt und behandelt werden, verändert und ermöglichen eine Optimierung der therapeutischen Maßnahmen.

Bluttests: Hormonmarker werden immer genauer

Bluttests sind nach wie vor die wichtigste Säule der Diagnose von Schilddrüsenerkrankungen. Sie messen die Werte der wichtigsten Hormone, die von der Schilddrüse produziert oder reguliert werden: Thyroxin (T4), Trijodthyronin (T3) und Thyreoidea-stimulierendes Hormon (TSH). Insbesondere die Messung von TSH hat sich zu einem Standardtest zur Beurteilung der Schilddrüsenfunktion entwickelt. Bedeutende Fortschritte haben die Empfindlichkeit und Genauigkeit dieser Tests verbessert und damit zuverlässigere Diagnosen geliefert.

Ultrasensitives TSH (TSHus)

Das von der Hypophyse produzierte **TSH** (Thyreoidea-stimulierendes Hormon) spielt eine Schlüsselrolle bei der Regulierung der Schilddrüse, und seine Bestimmung ist eine der ersten Untersuchungen, die bei Verdacht auf eine Schilddrüsenstörung angeordnet wird. Moderne **ultrasensitive TSH-Tests** (oder TSHus) weisen bereits sehr geringe Schwankungen der TSH-Werte nach, was die Früherkennung von Störungen der Schilddrüsenfunktion erleichtert. Mit diesen Tests können insbesondere subklinische Formen der Hyperthyreose oder Hypothyreose diagnostiziert werden, d. h. Funktionsstörungen, die noch keine ausgeprägten Symptome verursachen, sich aber unbehandelt zu schwereren Formen entwickeln können.

T4 frei und T3 frei

Tests, die das **freie T4** und das **freie T3** messen, sind ebenfalls entscheidend für die Verfeinerung der Diagnose von Schilddrüsenerkrankungen. Im Gegensatz zu den Gesamtformen von T4 und T3 messen Tests auf freies T4 und T3 die Hormone, die nicht an Plasmaproteine gebunden sind, d. h. die biologisch aktiven Hormone. Dies ergibt ein genaueres Bild der Schilddrüsenfunktion und ermöglicht eine effektivere Anpassung der Behandlung, insbesondere in komplexen Fällen, in denen die TSH-Werte allein nicht ausreichen, um eine eindeutige Diagnose zu stellen.

Spezifische Marker und neue Biomoleküle in der Schilddrüsendiagnostik

Fortschritte in der Biotechnologie haben es ermöglicht, **spezifische Biomarker** zu identifizieren, die die Erkennung von Schilddrüsenerkrankungen, insbesondere im Zusammenhang mit Autoimmunerkrankungen und Schilddrüsenkrebs, verbessern. Diese Marker, die durch Bluttests oder Biopsien nachgewiesen werden, ermöglichen eine verfeinerte Diagnose und gezieltere Behandlungsmöglichkeiten.

Schilddrüsenantikörper (Anti-TPO und Anti-Tg)

Bei Autoimmunerkrankungen der Schilddrüse, wie **Hashimoto-Thyreoiditis** oder **Morbus Basedow**, ist der Nachweis von Antikörpern gegen die Schilddrüse ein entscheidendes diagnostisches Element. **Antikörper gegen Thyreoperoxidase (Anti-TPO)** und **Antikörper gegen Thyreoglobulin (Anti-Tg)** sind die wichtigsten Marker, die zur Diagnose dieser Erkrankungen verwendet werden. Ihr Vorhandensein im Blut deutet auf einen Angriff des Immunsystems auf die Schilddrüse hin, was zu einer Entzündung und im Falle der Hashimoto-Thyreoiditis zu einer fortschreitenden Zerstörung der Drüse führt, die schließlich eine Hypothyreose zur Folge hat.

Die Messung dieser Antikörper ermöglicht nicht nur eine genauere Diagnose, sondern auch die Beurteilung des Schweregrads der Erkrankung und die Überwachung des Krankheitsverlaufs im Laufe der Zeit.

Calcitonin und Thyroglobulin: Marker für Schilddrüsenkrebs

Bei der Erkennung und Überwachung von **Schilddrüsenkrebs**, insbesondere von medullären Karzinomen, ist **Calcitonin** ein Schlüsselmarker. Dieses Hormon, das von den C-Zellen der Schilddrüse produziert wird, ist bei medullären Karzinomen häufig erhöht, und seine Bestimmung ist ein wichtiges Diagnose- und Überwachungsinstrument.

Ebenso wird **Thyroglobulin**, ein Protein, das von den Follikelzellen der Schilddrüse produziert wird, als Marker zur Überwachung des Rezidivs von differenziertem Schilddrüsenkrebs nach einer Schilddrüsenentfernung (Thyreoidektomie) verwendet. Nach einer vollständigen Thyreoidektomie sollten die Thyroglobulinspiegel nicht mehr nachweisbar sein. Erhöhte Thyreoglobulinspiegel können auf ein

Wiederauftreten des Tumors hinweisen, was eine schnelle Behandlung erfordert.

Bildgebung der Schilddrüse: immer bessere Techniken

Bildgebende Verfahren sind auch für die Diagnose von Schilddrüsenerkrankungen von entscheidender Bedeutung, insbesondere für die Beurteilung von Knoten, die Erkennung struktureller Anomalien und die Steuerung medizinischer Eingriffe. In den letzten Jahren haben Fortschritte bei Ultraschall, Szintigraphie und Magnetresonanztomographie (MRT) die Genauigkeit der Diagnosen verbessert und gleichzeitig die Invasivität der Untersuchungen verringert.

Hochauflösende Ultraschalluntersuchung

Der Schilddrüsenultraschall hat sich zu einem der am häufigsten verwendeten diagnostischen Instrumente zur Beurteilung von Knoten und strukturellen Anomalien der Schilddrüse entwickelt. Die neuen Technologien ermöglichen hochauflösende Bilder, die das Auffinden selbst kleiner Knoten erleichtern. Mithilfe von Ultraschall lassen sich außerdem feste Knoten von Zysten unterscheiden, ihre Größe messen und Warnkriterien bewerten, die auf Schilddrüsenkrebs hindeuten könnten, wie z. B. Gefäßbildung, Mikroverkalkungen oder unregelmäßige Ränder.

Außerdem kann der Ultraschall mit Techniken wie der Elastographie gekoppelt werden, die die Härte der Knoten misst, ein weiteres Kriterium, mit dem gutartige von bösartigen Läsionen unterschieden werden können.

Schilddrüsen-Szintigraphie

Die **Schilddrüsenszintigraphie** wird zur Beurteilung der Funktion von Schilddrüsenknoten verwendet. Dabei wird eine kleine Menge eines radioaktiven Isotops (wie Jod-123 oder Technetium-99m) injiziert, das von der Schilddrüse aufgenommen wird. Dadurch wird die funktionelle Aktivität der Drüse sichtbar und man kann "heiße" (hyperfunktionelle) Knoten von "kalten" (hypofunktionellen) Knoten unterscheiden. Kalte Knoten haben in der Regel ein höheres Krebsrisiko, während heiße Knoten häufig gutartig sind, aber mit einer Schilddrüsenüberfunktion einhergehen können.

MRT und PET-Scan

In einigen Fällen, insbesondere bei der Beurteilung von fortgeschrittenem oder komplexem Schilddrüsenkrebs, können weitergehende bildgebende Verfahren wie **Magnetresonanztomografie (MRT)** oder **PET-Scan** (Positronen-Emissions-Tomografie) eingesetzt werden. Die MRT liefert detaillierte Bilder des Weichgewebes, während das PET-Scan Metastasen erkennen kann, indem es die Stoffwechselaktivität der Krebszellen beurteilt.

Schilddrüsenbiopsien: von der klassischen Zytologie zu neuen molekularen Techniken

Die Feinnadelbiopsie ist eine klassische Methode zur Beurteilung von Schilddrüsenknoten, insbesondere zur Erkennung von Krebs. Dank der jüngsten Fortschritte konnten sowohl die Genauigkeit dieser Biopsien als auch die Analyse der Ergebnisse verbessert werden.

Feinnadelpunktion (FNP)

Die **Feinnadelpunktion (FNP)** ist ein einfaches, minimalinvasives Verfahren, bei dem Zellen aus einem Schilddrüsenknoten zur zytologischen Analyse entnommen werden. Sie wird unter Ultraschallführung durchgeführt, um sicherzustellen, dass die Nadel tatsächlich Zellen des zu untersuchenden Knotens entnimmt. Mit der PAF können gutartige

Knoten mit hoher Genauigkeit von verdächtigen oder bösartigen Knoten unterschieden werden. In einigen Fällen kann die Zytologie allein jedoch nicht zwischen gutartig und bösartig entscheiden, insbesondere bei follikulären Knoten, bei denen die Unterscheidung zwischen gutartigen Adenomen und Krebs eine genauere Analyse erfordert.

Molekulare Analyse von Schilddrüsenknoten

Jüngste Fortschritte in der **Molekulargenetik** haben die Diagnose von unbestimmten Schilddrüsenknoten auf eine neue Stufe gehoben. Wenn durch eine Biopsie nicht eindeutig festgestellt werden kann, ob ein Knoten krebsartig ist, kann die genetische Analyse spezifische Mutationen oder Rearrangements aufdecken, die mit Schilddrüsenkrebs in Verbindung gebracht werden, wie Mutationen in den **BRAF-** oder **RAS-Genen** oder das Vorhandensein von Rearrangements im **RET/PTC-Gen**.

Diese Analysen ermöglichen eine bessere Diagnose, indem sie falsch-positive und falsch-negative Ergebnisse reduzieren, und je nach Ergebnis die Behandlung auf eine Operation oder eine Überwachung ausrichten.

- Nutzung von Apps zur Überwachung der Hormonbehandlung

Die Verwendung von Apps zur Überwachung der Hormontherapie stellt einen bedeutenden Fortschritt bei der Behandlung endokriner Erkrankungen wie Hypothyreose, Hyperthyreose, Beschwerden im Zusammenhang mit der Menopause oder Andropause oder Diabetes dar. Diese chronischen Erkrankungen erfordern oft langfristige Hormonbehandlungen, wie die Einnahme von Levothyroxin bei Schilddrüsenerkrankungen, Insulin bei Diabetes oder eine Hormonersatztherapie bei altersbedingten Hormonungleichgewichten. In diesem Zusammenhang bieten Apps-Tracking eine praktische und effektive Möglichkeit, die Therapietreue zu verbessern, das Dosismanagement zu personalisieren und Nebenwirkungen zu überwachen, während sie gleichzeitig eine bessere Kommunikation mit dem Gesundheitspersonal fördern.

Die Vorteile von Apps zur Überwachung der Hormonbehandlung

Hormonbehandlungen erfordern eine strenge Regelmäßigkeit und eine sorgfältige Überwachung, um wirksam zu sein. Wenn man eine Dosis vergisst oder die Behandlung falsch einstellt, kann es zu hormonellen Ungleichgewichten kommen, die die Gesundheit des Patienten erheblich beeinträchtigen. Tracking-Apps helfen den Patienten durch die Automatisierung bestimmter Aufgaben und die Zentralisierung medizinischer Informationen dabei, ihre Behandlung besser zu verwalten und ihren Gesundheitszustand zu überwachen.

Erinnerungen an die Einnahme von Medikamenten

Einer der ersten Vorteile von Apps sind die **regelmäßigen Erinnerungen** an die Einnahme von Medikamenten. Hormonelle Behandlungen, wie die Einnahme von Levothyroxin bei Hypothyreose, müssen oft zu einer bestimmten Tageszeit eingenommen werden (häufig morgens auf nüchternen Magen), und die genaue Einhaltung der Zeitpläne ist entscheidend für die Aufrechterhaltung stabiler Hormonspiegel im Körper.

Mithilfe von Apps können Patienten tägliche oder wöchentliche Alarme einstellen, die sie darauf hinweisen, wann sie ihre Medikamente einnehmen müssen. Dies verringert die Wahrscheinlichkeit, dass sie die Einnahme vergessen, insbesondere bei Patienten, die mehrere Medikamente einnehmen oder einen vollen Terminplan haben. Außerdem enthalten einige Apps Funktionen, mit denen jede Medikamenteneinnahme notiert werden kann, wodurch die Einhaltung der Behandlung genau festgehalten werden kann.

Nachverfolgung der Dosierung und individuelle Anpassungen

Hormonbehandlungen erfordern oft **regelmäßige Anpassungen** aufgrund von Blutbildern, empfundenen Symptomen oder ärztlichen Empfehlungen. Tracking-Apps bieten einen speziellen Bereich, in dem Patienten in Zusammenarbeit mit ihrem Arzt Dosierungsänderungen eingeben und verfolgen können.

Bei Patienten, die z. B. Insulin oder Levothyroxin einnehmen, kann die Dosierung auf der Grundlage der Ergebnisse von Blutzucker- oder TSH-Tests angepasst werden. Mithilfe von Apps können diese Daten protokolliert und die Dosierungen im Laufe der Zeit nachverfolgt werden, was ein proaktives Behandlungsmanagement erleichtert. Die Patienten können auch Empfehlungen oder Warnungen erhalten, die ihnen mitteilen, wann sie ihren Arzt aufsuchen müssen, um ihre Behandlung neu zu bewerten.

Überwachung von Symptomen und Nebenwirkungen

Eine Hormonbehandlung kann **Nebenwirkungen** haben oder eine Anpassung an die empfundenen Symptome erfordern. Beispielsweise kann eine zu geringe Dosis Levothyroxin bei einer Person mit Schilddrüsenunterfunktion Symptome wie Müdigkeit, Gewichtszunahme oder Frösteln hervorrufen, während eine Überdosierung zu Herzklopfen, Angstzuständen oder Schlaflosigkeit führen kann. Im Rahmen einer Hormonersatztherapie (HRT) für die Menopause können Nebenwirkungen wie Hitzewallungen, Stimmungsschwankungen oder Brustschmerzen auftreten.

Mithilfe der Apps können Patienten **ihre Symptome** detailliert aufschreiben **und verfolgen**, was dazu beiträgt, die Auswirkungen der Behandlung auf den Körper besser zu verstehen. Diese Daten können bei Arztbesuchen mit dem Arzt geteilt werden, was die Anpassung der Behandlung an die tatsächlichen Empfindungen des Patienten erleichtert, anstatt nur punktuelle Check-ups durchzuführen. Diese proaktive

Überwachung hilft, mögliche Komplikationen zu antizipieren und die Behandlung im Laufe der Zeit zu optimieren.

Personalisierung und Integration von Lebensgewohnheiten

Einige Apps bieten auch die Möglichkeit, andere Aspekte des täglichen Lebens zu verfolgen, die die Wirksamkeit der Hormonbehandlung beeinflussen können, wie z. B. Ernährung, körperliche Aktivität oder Schlaf. Tatsächlich wird der Hormonhaushalt des Körpers von vielen Faktoren beeinflusst, und das Verfolgen dieser Lebensgewohnheiten hilft, die Behandlung zu optimieren.

Beispielsweise können Patienten, die mit **Insulin** behandelt werden, ihre Mahlzeiten, ihr Bewegungsniveau und ihre Insulindosis aufzeichnen, um die Beziehung zwischen diesen Faktoren und ihrem Blutzuckerspiegel besser zu verstehen. Ebenso können Personen, die **wegen einer Hypothyreose behandelt** werden, ihre Essgewohnheiten überwachen, um Wechselwirkungen mit bestimmten Lebensmitteln oder Nahrungsergänzungsmitteln wie Kalzium oder Eisen zu vermeiden, die die Aufnahme von Levothyroxin beeinträchtigen können.

Diese Funktionen zur Überwachung der Lebensgewohnheiten ermöglichen eine personalisierte Hormonbehandlung und einen ganzheitlicheren Ansatz, der die gesundheitsbeeinflussenden Umwelt- und Verhaltensfaktoren berücksichtigt.

Apps und Kommunikation mit Gesundheitsfachkräften

Ein weiterer großer Vorteil von Anwendungen zur Überwachung der Hormontherapie ist ihre Fähigkeit, **die Kommunikation** zwischen Patienten und medizinischem Fachpersonal zu **erleichtern**. Mithilfe dieser Tools können Informationen über den Behandlungsverlauf zentralisiert und schnell ausgetauscht werden, wodurch die Koordination der Pflege verbessert wird.

Datenaustausch mit dem Arzt

Die von den Apps gesammelten Daten können während der Sprechstunde **direkt** mit dem Arzt **geteilt** oder über sichere telemedizinische Plattformen gesendet werden. Auf diese Weise können Ärzte auf eine vollständige Historie der Medikamenteneinnahme, Dosierungen, Bluttestergebnisse und vom Patienten gemeldeten Symptome zugreifen. Durch den Zugriff auf detailliertere und aktuellere Daten können medizinische Fachkräfte die Behandlung schneller und genauer anpassen.

Dies ist besonders in Fällen nützlich, in denen der Patient eine Fernbehandlung erhält, z. B. in ländlichen Gebieten, oder wenn der Patient Schwierigkeiten hat, eine Arztpraxis aufzusuchen. Der Arzt kann die Entwicklung des Gesundheitszustands des Patienten in Echtzeit verfolgen und bei Bedarf schneller eingreifen.

Warnungen und Vermeidung von medizinischen Fehlern

Einige Anwendungen beinhalten **automatische Warnsysteme** für potenzielle Medikationsfehler, wie z. B. gefährliche Wechselwirkungen zwischen verschiedenen Hormontherapien oder eine falsche Einnahme von Medikamenten. Sie können beispielsweise einen Patienten warnen, der seine Medikamente zu einer Tageszeit einnimmt, zu der die Aufnahme durch ein anderes Medikament oder ein Nahrungsmittel verringert werden könnte, oder eine Überdosierung verhindern, wenn fälschlicherweise mehrere ähnliche Medikamente verschrieben werden.

Die Apps helfen auch dabei, **schwere Nebenwirkungen** zu verhindern, indem sie auf bestimmte kritische Symptome hinweisen, auf die man achten sollte, und dem Patienten mitteilen, wann er schnell einen Arzt aufsuchen muss.

Grenzen und Herausforderungen von Apps zur Überwachung von Hormonbehandlungen

Trotz ihrer vielen Vorteile haben Apps zur Überwachung von Hormonbehandlungen einige Einschränkungen, die es zu beachten gilt.

Zugang zu Technologie und digitale Kompetenzen

Die Nutzung dieser Apps setzt den Zugang zu einem Smartphone oder Tablet sowie die **Vertrautheit mit digitalen Werkzeugen** voraus. Dies kann für einige Patienten ein Hindernis darstellen, insbesondere für ältere Menschen oder solche, die sich mit der Technologie nicht wohlfühlen. Häufig sind eine entsprechende Schulung und Begleitung erforderlich, damit diese Patienten diese Werkzeuge in vollem Umfang nutzen und von ihren Vorteilen profitieren können.

Beitritt zur Nutzung von Anwendungen

Damit die Apps wirksam sind, müssen die Patienten bei der täglichen Anwendung **fleißig** sein. Das bedeutet nicht nur, dass sie jede Medikamenteneinnahme dokumentieren, sondern auch, dass sie regelmäßig ihre Symptome notieren und die Empfehlungen der App befolgen. Manche Menschen empfinden dies als belastend, insbesondere wenn sie es nicht gewohnt sind, ihre Medikamente streng zu befolgen. Daher ist es wichtig, diese Anwendungen in einen Motivationsprozess zu integrieren und das Bewusstsein für die Bedeutung der Nachsorge zu schärfen.

Sicherung von persönlichen Daten

Die Erfassung und Weitergabe sensibler medizinischer Daten, wie Hormonbehandlungen und Gesundheitschecks, wirft **Fragen der Sicherheit** und des Datenschutzes auf. Es ist zwingend erforderlich, dass die Anwendungen strenge Datenschutzstandards wie die GDPR (General Data Protection Regulation) in Europa einhalten und dass die Nutzer vollständig darüber informiert werden, wie ihre Daten gespeichert und verwendet werden.

3. Vorteile und Grenzen von Technologien für die Pflege

- Wie Pflegekräfte den Einsatz neuer Technologien optimieren können

Pflegekräfte spielen eine entscheidende Rolle bei der täglichen Unterstützung von Patienten, und die Optimierung des Einsatzes neuer Technologien kann die Qualität der von ihnen geleisteten Pflege erheblich verbessern. Mit der rasanten Entwicklung digitaler Hilfsmittel und vernetzter medizinischer Geräte befinden sich Pflegehilfskräfte an der Schnittstelle zwischen Innovation und Pflege. Wenn sie diese Technologien in ihre Praxis integrieren, können sie nicht nur effizienter arbeiten, sondern auch ihre Fähigkeit verbessern, Patienten zu überwachen, Komplikationen vorzubeugen und den Komfort der Menschen, die sie betreuen, zu erhöhen.

Neue Technologien für Pflegehelferinnen und Pflegehelfer

Die neuen Technologien, die im medizinischen Bereich zur Verfügung stehen, sind vielfältig und reichen von vernetzten Geräten zur Gesundheitsüberwachung über Anwendungen zur Überwachung von Behandlungen bis hin zur Telemedizin und der digitalen Verwaltung von Pflegedokumentationen. Pflegehilfskräfte müssen diese Hilfsmittel zunehmend nutzen, nicht nur, um eine sorgfältige Überwachung der Patienten zu gewährleisten, sondern auch, um ihre eigene Organisation und die Zusammenarbeit mit anderen Gesundheitsfachkräften zu erleichtern.

Verbundene Geräte und Gesundheitsüberwachung

Vernetzte **Geräte** wie kontinuierliche Blutzuckersensoren, vernetzte Blutdruckmessgeräte oder intelligente Uhren, die Vitalparameter messen, ermöglichen es, den Gesundheitszustand der Patienten in Echtzeit zu verfolgen. Pflegekräfte, die bei der Überwachung der Patienten oft an vorderster Front stehen, können diese Technologien nutzen, um die Qualität der von ihnen geleisteten Pflege zu verbessern.

Bei einem Diabetespatienten beispielsweise ermöglicht ein vernetzter Blutzuckersensor der Pflegekraft, Blutzuckerschwankungen kontinuierlich zu überwachen, Episoden von Hypoglykämie oder Hyperglykämie frühzeitig zu erkennen und entsprechend zu handeln. In ähnlicher Weise erleichtern Geräte, die den Blutdruck oder die Sauerstoffsättigung messen, die Überwachung von Patienten mit kardiovaskulärem oder respiratorischem Risiko. Diese Technologien machen häufige manuelle Messungen überflüssig und ermöglichen eine reaktionsschnellere und umfassendere Überwachung, wodurch das Risiko schwerwiegender Komplikationen verringert wird.

Apps zur Verwaltung der Pflege und Erinnerung an Behandlungen

Pflegekräfte können auch **Pflegemanagement-Apps** verwenden, um die medikamentöse Behandlung von Patienten zu verfolgen, durchgeführte Pflegemaßnahmen zu notieren und ihren Tag effizienter zu organisieren. Mithilfe der Anwendungen können **automatische Erinnerungen** für die Verabreichung von Medikamenten festgelegt werden, wodurch sichergestellt wird, dass jeder Patient seine Medikamente zur vorgesehenen Zeit erhält. Dies ist besonders in komplexen Pflegeumgebungen nützlich, in denen mehrere Patienten regelmäßig betreut werden müssen.

Diese Tools können auch die Rückverfolgbarkeit der Pflege erleichtern, indem sie es der Pflegekraft ermöglichen, durchgeführte Eingriffe, festgestellte Vitalzeichen oder klinische Beobachtungen direkt auf einem Tablet oder Smartphone zu speichern. Diese Informationen können dann mit dem Rest des Pflegeteams geteilt werden, wodurch Vergessen oder Fehler bei der Übertragung vermieden werden und eine bessere Kontinuität der Pflege gewährleistet wird.

Telemedizin und Telekonsultationen

Der Einsatz von **Telemedizin** und **Telekonsultationen** ist ein weiterer Bereich, in dem Pflegehilfskräfte eine Schlüsselrolle spielen können. Indem sie den Patienten den Zugang zu medizinischen Fernkonsultationen erleichtern, tragen sie dazu bei, die Behandlung chronischer Erkrankungen oder von Situationen, die eine schnelle Anpassung der Behandlung erfordern, zu verbessern.

In einer Situation, in der manche Patienten Schwierigkeiten haben, sich zu bewegen, oder in abgelegenen Gebieten leben, kann der Pfleger den Patienten auf eine Telekonsultation vorbereiten, die erforderlichen Daten (wie die Ergebnisse von Blutzucker- oder Blutdrucktests) sammeln und dem Patienten während der Fernkonsultation beistehen. Auf diese Weise wird er zu einem wichtigen Bindeglied zwischen Patient und Arzt, während er nach der Konsultation eine strenge Nachsorge durchführt, um die medizinischen Empfehlungen umzusetzen.

Gemeinsame medizinische Akten und Plattformen für die Koordinierung der Gesundheitsversorgung

Durch die Integration von **elektronischen** Patientenakten und **Plattformen für die** Pflegekoordination haben Pflegekräfte in Echtzeit Zugriff auf die medizinischen Informationen der Patienten und können so die Pflege erleichtern. Diese Plattformen bieten einen umfassenden Überblick über Vorerkrankungen, Allergien, laufende Behandlungen und aktuelle ups-Check, wodurch das Risiko von Fehlern oder Doppelarbeit in der Pflege verringert wird.

Auch Pflegehilfskräfte können ihre Beobachtungen direkt in diese gemeinsam genutzten Akten eintragen, so dass das medizinische Team stets aktuelle Informationen über den Gesundheitszustand des Patienten erhält. Dies erleichtert die Kommunikation zwischen den verschiedenen Gesundheitsfachkräften und gewährleistet eine optimale Kontinuität der Pflege, insbesondere bei Teamwechseln oder beim Übergang eines Patienten zwischen verschiedenen Abteilungen (Krankenhaus, Rehabilitationszentrum, zu Hause).

Optimierung neuer Technologien durch Pflegehilfskräfte: Herausforderungen und Lösungen

Trotz der Vorteile, die diese neuen Technologien bieten, bringt ihre Integration in die Praxis der Pflegekräfte einige Herausforderungen mit sich, die es zu berücksichtigen gilt.

Ausbildung und Vertrautheit mit digitalen Werkzeugen

Eine der größten Herausforderungen besteht darin, Pflegekräfte im Umgang mit digitalen Technologien zu **schulen**. Einige Pflegekräfte, insbesondere diejenigen, die weniger Erfahrung mit digitalen Hilfsmitteln haben, könnten sich von diesen neuen Geräten überfordert fühlen. Daher ist es von entscheidender Bedeutung, geeignete Schulungsprogramme zu entwickeln, die sie in die Lage versetzen, den Umgang mit vernetzten Geräten, Monitoring-Anwendungen und Plattformen zur Pflegekoordination zu beherrschen.

Diese Schulungen sollten kontinuierlich stattfinden und praktische Einheiten beinhalten, um sicherzustellen, dass sich jede Pflegekraft mit den ihr zur Verfügung stehenden Tools wohlfühlt. Darüber hinaus sollten Tutorials, digitale Medien und technische Unterstützung angeboten werden, um das Erlernen dieser neuen Technologien zu erleichtern.

Anpassung an eine technologiezentrierte Pflege, ohne die menschliche Dimension zu verlieren

Auch wenn Technologien die Effizienz steigern, ist es wichtig, dass Pflegehilfskräfte weiterhin eine **qualitativ hochwertige menschliche Beziehung** zu den Patienten pflegen. Die Technologie sollte die direkte Interaktion mit dem Patienten nicht ersetzen, sondern vielmehr als Ergänzung dienen, um die Betreuung zu verbessern.

Pflegekräfte müssen daher lernen, ein Gleichgewicht zwischen dem Einsatz technologischer Hilfsmittel und der Aufmerksamkeit für die emotionalen und psychologischen Bedürfnisse der Patienten zu finden. Beispielsweise sollte die Verwendung eines Blutzuckersensors oder einer Tracking-Plattform nicht den Austausch mit dem Patienten über seine Gefühle, Ängste oder Erwartungen in Bezug auf seine Krankheit ersetzen.

Datenschutz und Informationssicherheit

Mit der zunehmenden Nutzung digitaler Hilfsmittel wird der **Schutz medizinischer Daten** zu einem wichtigen Anliegen. Pflegekräfte müssen in den Herausforderungen der Informationssicherheit geschult werden, um sicherzustellen, dass die Patientendaten geschützt sind und den geltenden Vorschriften wie der GDPR (General Data Protection Regulation) entsprechen.

Es ist von entscheidender Bedeutung, dass die verwendeten Plattformen und Anwendungen sicher sind und dass strenge Verfahren zur Gewährleistung der Vertraulichkeit medizinischer Informationen eingeführt werden. Auch das Pflegepersonal sollte über bewährte Verfahren aufgeklärt werden, wie z. B. die Verwendung sicherer Passwörter, das Trennen der Geräte nach Gebrauch oder die Nutzung sicherer Netzwerke für die Datenübertragung.

Verbesserung der Pflegequalität durch Technologie

Durch die Optimierung des Einsatzes neuer Technologien können Pflegekräfte mehrere Schlüsselaspekte ihrer Praxis verbessern. Zunächst einmal steigern sie ihre **Effizienz**, indem sie bestimmte sich wiederholende Aufgaben automatisieren und schnell auf Informationen zugreifen können, die sie für die Betreuung der Patienten benötigen. Dadurch können sie mehr Zeit für die direkte Pflege und Betreuung der Patienten aufwenden.

Zweitens erleichtern Technologien die **Personalisierung der Pflege**. Tracking-Anwendungen ermöglichen es, die individuellen Bedürfnisse jedes Patienten besser zu verstehen, indem sie die Behandlung anpassen oder den Fortschritt genauer überwachen. Und drittens ermöglicht der Einsatz vernetzter Geräte eine **proaktivere Prävention**, da potenzielle Komplikationen (wie eine Dekompensation des Blutzuckerspiegels oder eine Verschlechterung des Bluthochdrucks) früher erkannt werden und schnell reagiert werden kann, um Krankenhausaufenthalte oder aufwändigere Eingriffe zu vermeiden.

- Zu überwachende Grenzen (Datenschutzprobleme, Kosten, Zugänglichkeit)

Der zunehmende Einsatz neuer Technologien im Gesundheitswesen bietet zwar viele Vorteile, bringt aber auch einige Herausforderungen mit sich, die unbedingt beachtet werden müssen. Zu den Grenzen, die es zu überwachen gilt, gehören unter anderem Fragen des **Datenschutzes**, die **Kosten** dieser Technologien und ihre **Zugänglichkeit** für alle Patienten. Diese Herausforderungen erfordern besondere Aufmerksamkeit, damit die technologischen Innovationen keine neuen Ungleichheiten schaffen und ihre Nutzung für alle Patienten und Angehörigen der Gesundheitsberufe von Vorteil bleibt.

Probleme mit der Vertraulichkeit von Daten

Eine der größten Sorgen mit dem Einsatz neuer Technologien im Gesundheitswesen ist der Schutz von persönlichen und medizinischen Daten. Gesundheitsbezogene Informationen sind äußerst sensibel und müssen vor unbefugter Offenlegung geschützt werden. Vernetzte Geräte, Anwendungen zur Überwachung von Behandlungen und telemedizinische Plattformen sammeln wertvolle Daten über den Gesundheitszustand von Patienten, die ihre Krankengeschichte, Diagnosen, Behandlungen und täglichen Symptome umfassen können. Der Umgang mit diesen Informationen bringt verschiedene Herausforderungen in Bezug auf Sicherheit und Datenschutz mit sich.

Risiken durch Cyberangriffe

Cyberangriffe stellen eine wachsende Bedrohung für die Gesundheitssysteme dar. Das Hacken von Gesundheitsdaten kann zu Verletzungen der Privatsphäre von Patienten führen, aber auch zu gefährlichen Manipulationen an vernetzten medizinischen Geräten wie Insulinpumpen oder Herzmonitoren. Um diese Risiken zu begrenzen, ist es entscheidend, dass digitale Plattformen und vernetzte Geräte hohe Sicherheitsstandards erfüllen, wie z. B. die Verschlüsselung von Daten und eine sichere Kommunikation zwischen den Geräten.

Einhaltung der Vorschriften über personenbezogene Daten

Der Schutz von Patientendaten wird in vielen Ländern durch strenge Gesetze geregelt, wie z. B. die **GDPR**(General Data Protection Regulation) in Europa. Diese Gesetzgebung schreibt vor, dass medizinische Informationen sicher gesammelt und gespeichert werden müssen und dass der Patient darüber informiert wird, wie seine Daten verwendet werden. In der Praxis kann es jedoch schwierig sein, sicherzustellen, dass alle Anwendungen und Geräte diese Vorschriften einhalten, insbesondere wenn die Daten auf ausgelagerten Servern oder in der Cloud gespeichert werden. Sowohl Gesundheitsfachkräfte als auch Patienten sollten wachsam sein und zertifizierte Lösungen bevorzugen, die ein optimales Sicherheitsniveau gewährleisten.

Sensibilisierung von Patienten und Fachkräften für den Datenschutz

Die Nutzer, seien es Patienten oder Angehörige der Gesundheitsberufe, müssen über bewährte Verfahren zum Schutz medizinischer Informationen **aufgeklärt** werden. So ist es beispielsweise wichtig, **starke Passwörter** zu verwenden, den Zugriff auf Gesundheitsanwendungen oder -plattformen über ungesicherte öffentliche Wi-Fi-Netze zu vermeiden und darauf zu achten, dass man sich nach jeder Nutzung von den Systemen abmeldet. Medizinische Einrichtungen sollten außerdem ihr Personal in diesen Praktiken schulen und sicherstellen, dass die Sicherheitsprotokolle in ihrer gesamten Infrastruktur strikt eingehalten werden.

Die Kosten von Gesundheitstechnologien

Eine weitere große Herausforderung, die es im Auge zu behalten gilt, sind die mit neuen Gesundheitstechnologien verbundenen **Kosten**. Obwohl diese Geräte die Qualität der Gesundheitsversorgung verbessern können, können ihre hohen Kosten eine Barriere darstellen, insbesondere für Patienten mit geringem Einkommen oder in Regionen mit begrenzten Ressourcen.

Kosten für verbundene Geräte und medizinische Anwendungen

Vernetzte Geräte wie kontinuierliche Blutzuckersensoren, intelligente Blutdruckmessgeräte oder Insulinpumpen sind oft teuer, ebenso wie Tracking-Anwendungen, die kostenpflichtige Abonnements erfordern. Diese Hilfsmittel sind zwar wirksam, um das Management chronischer Krankheiten zu verbessern, aber möglicherweise nicht für alle zugänglich, insbesondere wenn ihre Kosten nicht von den Gesundheitssystemen oder Versicherungen übernommen werden.

Darüber hinaus erfordern einige Technologien häufige Erneuerungen (z. B. müssen Blutzuckersensoren alle 7 bis 14 Tage ausgetauscht werden), was zu einer wiederkehrenden finanziellen Belastung für die Patienten führt.

Ungleichheiten beim Zugang je nach finanziellen Ressourcen

Die Kosten der Technologien können die **Ungleichheiten beim Zugang zur** Gesundheitsversorgung verschärfen und eine Kluft zwischen den Patienten, die sich diese Geräte leisten können, und denen, die dies nicht können, entstehen lassen. Damit Gesundheitstechnologien wirklich allen Patienten zugute kommen, müssen die wichtigsten Geräte in die **Erstattungssysteme** der Versicherungen oder der Sozialversicherung aufgenommen werden. Einige Länder haben bereits Schritte unternommen, um bestimmte Gesundheitstechnologien in die erstattete Versorgung aufzunehmen, doch diese Initiativen sind in vielen Teilen der Welt noch unzureichend.

Kosten für Gesundheitseinrichtungen

Abgesehen von den Kosten für die Patienten ist die **Integration der Technologien** in die Gesundheitseinrichtungen (Krankenhäuser, medizinische Zentren usw.) auch mit erheblichen Investitionen verbunden. Digitale Infrastrukturen, Datenschutzsysteme und die Ausbildung des Pflegepersonals erfordern finanzielle Ressourcen, die nicht alle Einrichtungen aufbringen können. Diese Kosten müssen in der öffentlichen Gesundheitspolitik berücksichtigt werden, um zu verhindern, dass einige Einrichtungen bei der Einführung neuer Technologien benachteiligt werden.

Zugang zu Gesundheitstechnologien

Die **Zugänglichkeit** der neuen Technologien ist eine weitere wichtige Grenze, die es zu beachten gilt, insbesondere im Hinblick auf ältere Menschen, isolierte Bevölkerungsgruppen oder Patienten mit Behinderungen. Bei der Einführung dieser Technologien müssen die Vielfalt der Patienten und ihre spezifischen Bedürfnisse berücksichtigt werden, um eine universelle und gleichberechtigte Nutzung zu gewährleisten.

Technologische Barrieren und digitale Kompetenzen

Gesundheitstechnologien basieren häufig auf digitalen Hilfsmitteln (Apps auf Smartphones, Online-Plattformen, vernetzte Geräte), was für manche Patienten ein Hindernis darstellen kann, insbesondere für diejenigen, die mit modernen Technologien nicht vertraut sind. **Ältere Menschen** oder Personen, die nicht an die Nutzung von Smartphones gewöhnt sind, können Schwierigkeiten haben, diese Tools richtig zu verstehen und zu nutzen, wodurch der potenzielle Nutzen der Geräte geschmälert wird.

Um dieser Situation entgegenzuwirken, sind geeignete **Schulungsprogramme** mit ständiger technischer Unterstützung unerlässlich, um den Patienten zu helfen, sich diese Technologien anzueignen. Darüber hinaus sollten die Schnittstellen der Anwendungen und Geräte so gestaltet werden, dass sie einfach und intuitiv zu bedienen sind und die besonderen Bedürfnisse der Nutzer, wie z. B. Menschen mit Seh- oder Bewegungsbehinderungen, berücksichtigen.

Geografische Ungleichheit und Zugang zum Internet

In einigen Regionen, vor allem in ländlichen Gebieten oder Entwicklungsländern, ist der **Internetzugang** noch immer begrenzt, was die Nutzung von Anwendungen und Geräten für das vernetzte Gesundheitswesen erschwert. Viele Technologien sind auf eine stabile Internetverbindung angewiesen, um Daten in

Echtzeit zu übertragen oder Fernkonsultationen durch Telemedizin zu ermöglichen. Der Mangel an digitaler Infrastruktur in einigen Regionen kann daher die Umsetzung dieser Technologien bremsen und einem Teil der Bevölkerung ihre Vorteile vorenthalten.

Regierungen und Gesundheitseinrichtungen müssen daran arbeiten, **die digitale Kluft** zu **verringern**, indem sie in die Internetinfrastruktur investieren und dafür sorgen, dass Menschen in abgelegenen oder marginalisierten Gebieten Zugang zu Gesundheitstechnologien haben. Dazu gehören auch Initiativen zur Entwicklung von Lösungen, die ohne ständige Verbindung funktionieren oder im Offline-Modus genutzt werden können, um auch in unterversorgten Gebieten eine kontinuierliche Gesundheitsversorgung zu ermöglichen.

Kapitel 13

Ethik in der Rolle des Pflegers in der Endokrinologie

1. Respekt vor der Autonomie der Patienten

• Patienten dabei helfen, informierte Entscheidungen über ihre Behandlung zu treffen

Patienten dabei zu unterstützen, informierte Entscheidungen über ihre Behandlung zu treffen, ist ein wesentlicher Schritt in der Beziehung zwischen Arzt und Patient und eine Schlüsselkomponente der patientenzentrierten Versorgung. Dazu gehört, dass man den Patienten die notwendigen Informationen auf klare und verständliche Weise zur Verfügung stellt, damit sie informierte Entscheidungen über ihre Gesundheit treffen können. Dieser Ansatz stärkt nicht nur ihre Autonomie, sondern verbessert auch ihre Behandlungsadhärenz, da sie sich stärker in ihren Behandlungspfad eingebunden fühlen. Der Prozess der gemeinsamen Entscheidungsfindung sollte auf einem offenen Austausch zwischen dem Angehörigen der Gesundheitsberufe und dem Patienten beruhen, wobei die spezifischen Präferenzen, Werte und Bedürfnisse des Patienten berücksichtigt werden sollten.

Die Bedeutung von medizinischer Aufklärung und Information

Damit ein Patient eine fundierte Entscheidung über seine Behandlung treffen kann, ist es von entscheidender Bedeutung, dass er **genaue und angemessene Informationen** erhält. Viele Patienten befinden sich in einer Situation der Unsicherheit oder Angst, wenn sie vor einer medizinischen Entscheidung stehen, weil die medizinischen Fachbegriffe kompliziert sind oder weil sie nicht genug über ihren Gesundheitszustand wissen. Hier kommt den Betreuern eine Schlüsselrolle zu: Sie müssen in der Lage sein, die Behandlungsmöglichkeiten einfach, aber umfassend zu erklären und dabei auf die Vorteile, Risiken und möglichen Alternativen hinzuweisen.

Behandlungsmöglichkeiten auf zugängliche Weise erklären

Es ist von entscheidender Bedeutung, dass Informationen in einer verständlichen Sprache vermittelt werden, wobei medizinischer Jargon so weit wie möglich vermieden werden sollte. Das bedeutet nicht, die Erklärungen übermäßig zu vereinfachen, sondern vielmehr Analogien oder konkrete Beispiele zu finden, um komplexe medizinische Konzepte zu veranschaulichen. Beispielsweise kann man bei einem Patienten mit Bluthochdruck, anstatt von "Vasodilatatoren" oder "-Enzyme-Converting Hemmern" zu sprechen, erklären, wie das Medikament hilft, **die Blutgefäße** zu **entspannen** und **den Druck in den Arterien** zu **senken**, und dabei auch auf mögliche Nebenwirkungen verständlich eingehen.

Es ist auch wichtig, jede verfügbare Behandlungsoption detailliert zu beschreiben, sei es eine medikamentöse Behandlung, ein chirurgischer Eingriff oder nicht-medikamentöse Maßnahmen (wie Änderungen des Lebensstils). Für jede Option sollten nicht nur die erwarteten Vorteile, sondern auch die potenziellen Risiken und Alternativen erläutert werden. Wenn beispielsweise ein chirurgischer Eingriff eine Option ist, ist es wichtig, auf die Möglichkeit von Komplikationen einzugehen und gleichzeitig die Vorteile zu erläutern, die ein chirurgischer Eingriff im Vergleich zu einer konservativen medizinischen Behandlung mit sich bringen kann.

Zusätzliches Informationsmaterial bereitstellen

In vielen Fällen reichen mündlich erteilte Informationen aufgrund der Menge an Informationen, die aufgenommen werden müssen, möglicherweise nicht aus. Das Anbieten von **schriftlichen oder digitalen Materialien** kann dem Patienten helfen, nach der Beratung mehr zu verstehen und über seine Optionen nachzudenken. Diese Materialien können erklärende Broschüren, Referenzwebsites oder Lehrvideos umfassen, die die geplante Behandlung erläutern.

Visuelle Hilfen wie Schemata oder Infografiken können besonders nützlich sein, um komplexe Eingriffe wie Operationen oder Langzeitbehandlungen zu erklären. Einem Patienten mit Diabetes kann beispielsweise eine Broschüre, die veranschaulicht, wie Insulin im Körper wirkt, dabei helfen, zu verstehen, warum die Behandlung notwendig ist und wie sie funktioniert, und gleichzeitig auf die Verabreichung und die zu treffenden Vorsichtsmaßnahmen einzugehen.

Fördern Sie die aktive Teilnahme des Patienten

Ein entscheidender Aspekt, um Patienten dabei zu helfen, informierte Entscheidungen zu treffen, besteht darin, sie zu ermutigen, **Fragen zu stellen** und ihre Bedenken zu äußern. Viele Patienten zögern, Fragen zu stellen, entweder aus Angst, zu stören, oder weil sie nicht genau wissen, was sie fragen sollen. Der Pfleger sollte daher ein Umfeld schaffen, in dem sich der Patient wohl fühlt, alle Fragen zu stellen, die er braucht, um seine Situation vollständig zu verstehen.

Auf die Vorlieben und Sorgen des Patienten hören

Bei Entscheidungen über die Behandlung sollten immer die **persönlichen Werte**, **Vorlieben** und der Lebensstil des Patienten berücksichtigt werden. Manche Patienten bevorzugen z. B. eine weniger invasive Behandlung, auch wenn diese weniger wirksam ist, weil sie Angst vor chirurgischen Eingriffen haben. Andere wünschen sich vielleicht eine aggressivere Behandlung, auch wenn diese mit hohen Risiken verbunden ist, um ihre Heilungschancen zu maximieren. Indem sie sich die Vorlieben und Bedenken der Patienten anhören, können die Behandler ihre Empfehlungen besser auf jeden Einzelnen abstimmen.

Darüber hinaus ist es von entscheidender Bedeutung, **Ängste** oder **Missverständnisse** anzusprechen, die Patienten haben können. Beispielsweise kann es sein, dass ein Patient aufgrund von Ängsten vor schweren Nebenwirkungen nicht bereit ist, eine Hormontherapie einzunehmen. In diesem Fall ist es wichtig, den

Nutzen der Behandlung im Vergleich zu den Risiken zu diskutieren und Erklärungen zum Umgang mit Nebenwirkungen zu geben.

Den Patienten in die Entscheidungsfindung einbeziehen

Die **gemeinsame Entscheidungsfindung** ist ein Prozess, bei dem der Behandler und der Patient zusammenarbeiten, um die am besten geeignete Behandlung auszuwählen. Dazu gehört, dass dem Patienten nicht nur Informationen, sondern auch Raum für die Äußerung seiner Vorlieben, Zweifel und gesundheitlichen Ziele gegeben wird. Das Pflegepersonal kann den Patienten anleiten, indem es Fragen stellt wie: "*Was sind Ihre kurz- und langfristigen Gesundheitsziele? Wie wichtig ist Ihnen die Lebensqualität im Vergleich zur Langlebigkeit? Ziehen Sie eine weniger invasive Behandlung vor, auch wenn diese kurzfristig weniger wirksam ist?*".

Die aktive Einbeziehung des Patienten in die Entscheidungsfindung ist ebenfalls entscheidend, um eine **bessere Therapietreue zu** gewährleisten. Wenn sich der Patient in die Entscheidung über die Behandlung einbezogen fühlt, ist er motivierter, sich an die ärztlichen Empfehlungen zu halten, seine Medikamente regelmäßig einzunehmen und die Nachsorgeanweisungen zu befolgen.

Risiken ausgewogen darstellen

Therapieentscheidungen beinhalten häufig Kompromisse zwischen dem **erwarteten Nutzen** und den **potenziellen Risiken**. Damit ein Patient eine informierte Wahl treffen kann, ist es von entscheidender Bedeutung, dass die Risiken ausgewogen dargestellt werden und weder verharmlost noch übertrieben werden. Eine der Herausforderungen für das Pflegepersonal besteht darin, diese Risiken so zu erklären, dass sie verständlich sind, ohne den Patienten unnötig zu ängstigen.

Konkrete Beispiele und klare Wahrscheinlichkeiten verwenden

Medizinische Risiken werden oft in Prozentzahlen ausgedrückt, aber für viele Patienten können diese Zahlen abstrakt erscheinen. Es ist hilfreich, diese Prozentsätze in konkrete Begriffe zu übersetzen. Wenn eine Behandlung beispielsweise ein Risiko von 1 % hat, eine schwere Nebenwirkung zu verursachen, könnte die Pflegekraft erklären: *"Das bedeutet, dass eine von 100 Personen, die diese Behandlung erhält, diese Nebenwirkung haben könnte."*

Dadurch kann der Patient die **tatsächliche Wahrscheinlichkeit** besser erfassen und die Risiken in Relation zu den Vorteilen der Behandlung setzen. Außerdem können die Betreuer den Patienten dabei helfen, die Risiken unter Berücksichtigung ihres persönlichen Kontextes einzuschätzen, insbesondere im Hinblick auf ihr Alter, ihre Krankengeschichte und andere Risikofaktoren.

Unsicherheiten transparent ansprechen

Es ist auch wichtig, sich mit **Unsicherheiten** auseinanderzusetzen. In manchen Fällen kann es keinen klaren Konsens über die beste Behandlung geben, oder die Ergebnisse eines Eingriffs sind unvorhersehbar. In solchen Situationen ist es entscheidend, dass der Behandler dem Patienten gegenüber transparent ist und erklärt, dass es Bereiche der Ungewissheit gibt und dass die Wahl der Behandlung auf den zu diesem Zeitpunkt verfügbaren Informationen beruht. Diese Transparenz stärkt das Vertrauen des Patienten in den Entscheidungsprozess und ermöglicht es ihm, auch angesichts von Unsicherheiten fundiertere Entscheidungen zu treffen.

Begleitung bei der Entscheidungsfindung

Eine Entscheidung über eine medizinische Behandlung zu treffen, kann für viele Patienten eine große Belastung darstellen. Die Begleitung während dieses Prozesses ist entscheidend dafür, dass sie sich unterstützt und sicher fühlen. Das Pflegepersonal sollte nicht nur Informationen bereitstellen, sondern auch **Verbündete** bei diesem Prozess sein.

Zeit zum Nachdenken geben und andere Quellen konsultieren

Wichtige Behandlungsentscheidungen sollten nicht überstürzt getroffen werden. Es ist von entscheidender Bedeutung, den Patienten Zeit zu geben, um **über** die erhaltenen Informationen **nachzudenken**, mit ihren Angehörigen zu sprechen und gegebenenfalls eine **zweite ärztliche Meinung** einzuholen. Das Pflegepersonal sollte dies unterstützen, indem es dem Patienten versichert, dass es normal ist, sich Zeit zum Nachdenken nehmen zu wollen, und indem es für weitere Fragen zur Verfügung steht.

Emotionale Unterstützung anbieten

Schließlich sollte die emotionale Dimension der Entscheidungsfindung nicht unterschätzt werden. Stress, Angst oder Ungewissheit im Zusammenhang mit einer Krankheit können die Art und Weise beeinflussen, wie der Patient die Behandlungsmöglichkeiten wahrnimmt. Der Pfleger sollte **emotionale Unterstützung** bieten, indem er eine wohlwollende und einfühlsame Haltung einnimmt und den Patienten ermutigt, seine Gefühle auszudrücken. Er kann auch die Hilfe von Fachleuten wie Psychologen oder Beratern anbieten, wenn dies erforderlich ist, um bei der Bewältigung von Angst oder Sorgen zu helfen.

- Wie man mit Behandlungsverweigerung oder Meinungsverschiedenheiten mit dem medizinischen Team umgeht

Der Umgang mit Behandlungsverweigerungen oder Meinungsverschiedenheiten zwischen Patient und medizinischem Team ist eine heikle Situation, die sowohl Einfühlungsvermögen als auch Zuhören und Diplomatie erfordert. Der Patient hat immer das Recht, eine Behandlung abzulehnen, aber solche Situationen können das Behandlungsteam vor Herausforderungen stellen, insbesondere wenn es sich um einen Eingriff handelt, der für die Gesundheit des Patienten als notwendig erachtet wird. Angesichts einer Meinungsverschiedenheit oder Ablehnung ist es von entscheidender Bedeutung, die zugrunde liegenden Gründe für diese Entscheidung zu verstehen und einen konstruktiven Dialog zu führen. Ziel ist es, den Patienten bei seinen Überlegungen zu begleiten, seine Entscheidungen zu respektieren und ihm gleichzeitig alle Informationen zur Verfügung zu stellen, die er benötigt, um eine fundierte Entscheidung zu treffen. Dadurch wird das Vertrauensverhältnis gestärkt und eine respektvolle und patientenzentrierte medizinische Versorgung aufrechterhalten.

Zuhören und die Beweggründe des Patienten verstehen

Wenn ein Patient **eine Behandlung ablehnt** oder mit den medizinischen Empfehlungen **nicht einverstanden** ist, besteht der erste Schritt darin, sich die Gründe des Patienten **anzuhören**, ohne zu urteilen. Es ist von entscheidender Bedeutung zu verstehen, warum der Patient zögert, die vorgeschlagene Behandlung durchzuführen, denn die Gründe können vielfältig und tiefgreifend sein. Es kann sich um Ängste vor Nebenwirkungen handeln, um ein Missverständnis der Art der Behandlung, um persönliche oder kulturelle Überzeugungen oder um schlechte Erfahrungen mit der medizinischen Versorgung in der Vergangenheit.

Eine Umgebung schaffen, die das Zuhören fördert

Es ist wichtig, eine **Atmosphäre des Vertrauens** zu schaffen, in der sich der Patient frei fühlt, seine Zweifel und Bedenken zu äußern. Das medizinische Team sollte eine offene und wohlwollende Haltung einnehmen und offene Fragen stellen, um die Beweggründe des Patienten zu erforschen. Statt zu fragen "Warum lehnen Sie diese Behandlung ab?" kann es beispielsweise produktiver sein, zu fragen "Was beunruhigt oder bremst Sie in Bezug auf diese Behandlung?". Dieser Ansatz ermöglicht es dem Patienten, seine Gefühle differenzierter mitzuteilen.

Glaubenssätze oder Missverständnisse erkennen

Die Ablehnung einer Behandlung kann manchmal auf **Missverständnisse** oder **falsche Überzeugungen** zurückzuführen sein. Beispielsweise kann ein Patient eine Chemotherapiebehandlung ablehnen, weil er negative Erfahrungsberichte gehört hat oder weil er glaubt, dass diese unnötiges Leiden verursachen wird. In solchen Fällen muss das Behandlungsteam die Fehlinformationen auf klare Weise korrigieren, indem es die **medizinischen Fakten** erklärt, ohne die Bedenken des Patienten herunterzuspielen. Den tatsächlichen Nutzen und die Risiken zu erklären und gleichzeitig Fragen zu beantworten, ist entscheidend, um Missverständnisse auszuräumen und die Situation zu klären.

Förderung von Diskussionen und gemeinsamen Entscheidungen

Wenn die Gründe für die Ablehnung oder Nichtübereinstimmung geklärt sind, besteht der nächste Schritt darin, **die Optionen** kollaborativ zu **diskutieren**, im Sinne einer **gemeinsamen Entscheidungsfindung**. Es ist wichtig, anzuerkennen, dass der Patient ein zentraler Akteur in seinem Behandlungspfad ist und das Recht hat, aktiv an Entscheidungen über seinen Körper und seine Gesundheit teilzunehmen.

Mögliche Alternativen aufzeigen

In manchen Fällen kann die Behandlungsverweigerung durch das **Anbieten von Alternativen** überwunden werden. Wenn ein Patient eine Behandlung aufgrund spezifischer Nebenwirkungen oder logistischer Einschränkungen (wie eine Behandlung, die häufige Krankenhausaufenthalte erfordert) ablehnt, kann es möglich sein, eine weniger invasive Option anzubieten oder eine Option, die besser mit den Erwartungen und dem Lebensstil des Patienten vereinbar ist. Das medizinische Team sollte bereit sein, **alternative Lösungen zu erkunden**, die den Bedenken des Patienten Rechnung tragen und gleichzeitig eine wirksame Behandlung gewährleisten.

Wenn ein Patient beispielsweise einen chirurgischen Eingriff zur Behandlung eines Herzproblems ablehnt, kann das Team andere Optionen wie eine aggressivere medikamentöse Behandlung oder weniger invasive Verfahren erkunden. Der Patient muss umfassend über die **Folgen** jeder Option informiert werden, aber auch über die möglichen Auswirkungen, wenn er die empfohlene Behandlung nicht befolgt.

Den medizinischen Diskurs an die Werte des Patienten anpassen

Gesundheitsentscheidungen werden oft von den **persönlichen Werten** des Patienten beeinflusst, seien sie kultureller, spiritueller oder philosophischer Natur. Manche Patienten lehnen eine Behandlung aufgrund religiöser Überzeugungen ab, z. B. verweigern die Zeugen Jehovas Bluttransfusionen oder bevorzugen natürliche Behandlungsmethoden. Anstatt diese Werte direkt zu konfrontieren, ist es effektiver, **diese Überzeugungen** zu **respektieren** und mit dem Patienten zusammenzuarbeiten, um Lösungen zu finden, die sowohl mit seinen Werten als auch mit den medizinischen Anforderungen übereinstimmen.

In solchen Situationen kann das medizinische Team auch **kulturelle Mediatoren** oder **spirituelle Berater** einbeziehen, **um** die Diskussion zu erleichtern und dabei zu helfen, einen Kompromiss zu finden, der sowohl den Glauben des Patienten als auch die medizinischen Bedürfnisse respektiert.

Den Patienten über die Konsequenzen seiner Wahl aufklären

Es ist von entscheidender Bedeutung, dass der Patient eine informierte Entscheidung trifft, und dazu gehört auch, dass er die **möglichen Folgen** einer Behandlungsverweigerung versteht. Ohne Zwang auszuüben, muss das medizinische Team deutlich machen, was passieren könnte, wenn der Patient die empfohlene Behandlung nicht befolgt. Dazu gehört auch, die Risiken für die Gesundheit, die Lebensqualität oder sogar das Überleben des Patienten sachlich darzulegen.

Risiken und Nutzen klären

Damit der Patient eine fundierte Entscheidung treffen kann, ist es wichtig, **Risiken und Nutzen** ausgewogen **darzustellen**. Wenn ein Patient beispielsweise eine Chemotherapie ablehnt, muss er verstehen, welche Auswirkungen dies auf den Verlauf seiner Krankheit hat, aber auch, was er an Lebensqualität oder Komfort gewinnen könnte, wenn er sich der Behandlung unterzieht. Die Informationen müssen objektiv gegeben werden, ohne den Ernst der Situation zu dramatisieren oder zu verharmlosen, damit der Patient die Folgen seiner Entscheidung rational abwägen kann.

Respektieren Sie die endgültige Entscheidung des Patienten

Selbst wenn das Ärzteteam eine Behandlung als entscheidend für das Überleben oder das Wohlbefinden des Patienten erachtet, ist es von entscheidender Bedeutung, **die Entscheidung des Patienten zu respektieren**, auch wenn er sich gegen die Behandlung entscheidet. Indem das Team die Autonomie des Patienten respektiert, stärkt es das Vertrauensverhältnis. Ein Patient, der sich in seinen Entscheidungen angehört und respektiert fühlt, wird eher bereit sein, mit dem medizinischen Team in anderen Aspekten seiner Behandlung zusammenzuarbeiten, auch wenn über bestimmte Punkte noch Uneinigkeit herrscht.

Den Patienten bei der weiteren Behandlung begleiten

Eine Behandlungsverweigerung bedeutet nicht, dass das medizinische Team den Patienten aufgeben sollte. Im Gegenteil, es ist von entscheidender Bedeutung, den Patienten weiterhin **zu begleiten**, auch wenn er sich für einen anderen Weg entscheidet. Dies kann bedeuten, dass palliative oder Komfortpflege, alternative Behandlungen oder eine regelmäßige Überwachung zur Beobachtung des Krankheitsverlaufs angeboten werden.

Eine offene und konfliktfreie Kommunikation aufrechterhalten

Auch nach einer Behandlungsverweigerung sollte das Team eine **offene Kommunikation** mit dem Patienten aufrechterhalten. Der Patient kann seine Meinung im Laufe der Zeit ändern, und es ist wichtig, dass er weiß, dass er sich jederzeit wieder an das Ärzteteam wenden kann, wenn er seine Behandlung erneut besprechen möchte. Durch eine konfliktfreie und wohlwollende Haltung zeigt das Team dem Patienten, dass er für seine Entscheidung nicht verurteilt wird, sondern während seines gesamten Behandlungsverlaufs unterstützt bleibt.

Kontinuität der Pflege und persönliche Betreuung gewährleisten

In einigen Fällen kann, selbst wenn die Hauptbehandlung abgelehnt wird, ein **alternativer Behandlungsplan** erstellt werden. Dazu kann eine **engmaschige Überwachung** des Gesundheitszustands des Patienten mit regelmäßigen Untersuchungen gehören, um den Verlauf der Krankheit zu verfolgen. Beispielsweise könnte ein Patient, der eine Tumoroperation ablehnt, engmaschig mit regelmäßigen bildgebenden Untersuchungen überwacht werden, um mögliche Komplikationen zu erkennen.

In jedem Fall ist es von entscheidender Bedeutung, eine **auf** die Bedürfnisse und Prioritäten des Patienten **zugeschnittene**

Betreuung anzubieten. So kann ein angemessener Betreuungsrahmen aufrechterhalten werden, auch wenn die empfohlene Behandlung nicht stattfindet.

Schlussfolgerung

- Bedeutung der Rolle des Pflegehelfers in der Endokrinologie

Die Pflegekraft nimmt eine zentrale Rolle in der Endokrinologieabteilung ein, einem Bereich, in dem die Betreuung der Patienten sowohl eine strenge medizinische Aufmerksamkeit als auch eine kontinuierliche menschliche Unterstützung erfordert. Endokrine Erkrankungen wie Diabetes, Schilddrüsenerkrankungen oder hormonelle Dysfunktionen wirken sich langfristig tiefgreifend auf das Leben der Patienten aus. Diese chronischen Erkrankungen erfordern eine regelmäßige Pflege, eine therapeutische Ausbildung sowie eine ständige Begleitung, um den Patienten zu helfen, ihre Behandlung zu bewältigen und sich an die manchmal komplexen Veränderungen ihres Lebensstils anzupassen. In diesem Zusammenhang spielt die Pflegekraft eine wesentliche Rolle bei der Unterstützung, Koordination und Nähe, indem sie eine vertrauensvolle Beziehung zu den Patienten sicherstellt und gleichzeitig zur Qualität der vom medizinischen Team geleisteten Pflege beiträgt.

Ein Schlüsselakteur in der täglichen Begleitung von Patienten

Die wichtigste Aufgabe der Pflegekraft in der Endokrinologie ist die **ständige Präsenz** bei den Patienten, die häufig an chronischen Krankheiten leiden, die eine regelmäßige Betreuung erfordern. Die Pflege in diesem Fachgebiet erfordert ein genaues Verständnis der täglichen Bedürfnisse der Patienten, und in diesem Rahmen kommt dem Pflegehelfer eine zentrale Rolle zu. Durch seine **Nähe zu den Patienten** kann er auf ihre unmittelbaren Bedürfnisse eingehen, ihren allgemeinen Zustand beurteilen und Veränderungen ihres körperlichen oder emotionalen Zustands melden.

Überwachung der Vitalparameter

In einer endokrinologischen Abteilung ist die Krankenpflegehelferin häufig für die **Überwachung der**

Vitalparameter der Patienten zuständig, wie z. B. Blutdruck, Blutzuckerspiegel und Gewicht - wichtige Indikatoren für die Überwachung von Krankheiten wie Diabetes oder Hyperthyreose. Diese regelmäßigen Messungen ermöglichen nicht nur die Früherkennung von Anomalien oder Komplikationen, sondern helfen Ärzten und Pflegekräften auch, die Behandlung anzupassen. Die Pflegekraft wird so zu einem **Hauptakteur bei der Prävention von Komplikationen**, indem sie z. B. die frühen Anzeichen einer Blutzuckerdekompensation, einer Hypoglykämie oder einer Hyperglykämie erkennt.

Begleitung bei der täglichen Pflege

Neben der technischen Pflege begleitet die Pflegekraft die Patienten auch bei ihren **täglichen Aktivitäten**, wie z. B. bei der Körperpflege, der Nahrungsaufnahme oder der Mobilisierung. Diese Aufgaben sind zwar grundlegend, nehmen aber in der Endokrinologie eine besondere Dimension an, da manche Patienten durch ihre Krankheit oder die Nebenwirkungen der Behandlung körperlich eingeschränkt sein können. Beispielsweise kann ein Diabetespatient mit Neuropathie Schwierigkeiten haben, sich zu bewegen oder Wunden an den Füßen zu spüren. Dies erfordert eine aufmerksame Begleitung und angepasste Handgriffe seitens der Pflegekraft, um Komplikationen wie Infektionen oder Geschwüren vorzubeugen.

Eine entscheidende erzieherische Rolle bei der Bewältigung chronischer Krankheiten

Einer der wichtigsten Aspekte der Rolle der Pflegekraft in der Endokrinologie ist ihre **Beteiligung an der therapeutischen Ausbildung** der Patienten. Endokrine Erkrankungen, insbesondere Diabetes, erfordern ein umfassendes Verständnis der Behandlung, der Ernährung und der Lebensgewohnheiten. Durch ihre Nähe zu den Patienten spielt die Pflegekraft eine entscheidende Rolle bei der Vermittlung von praktischem **Wissen** und der Begleitung beim Erlernen des täglichen Umgangs mit der Krankheit.

Erziehung zum Umgang mit dem Blutzuckerspiegel

Bei Diabetespatienten steht der Pfleger oft an vorderster Front, um ihnen zu helfen, zu verstehen, wie sie ihren Blutzuckerspiegel überwachen und verwalten können. Er kann z. B. die **Technik der kapillaren Blutzuckermessung** erklären, indem er zeigt, wie ein Blutzuckermessgerät verwendet wird, und den Patienten dafür sensibilisieren, wie wichtig es ist, seinen Blutzuckerspiegel regelmäßig zu kontrollieren. Außerdem kann er dabei helfen, die Pflege in Zusammenarbeit mit dem medizinischen Team an die Ergebnisse anzupassen, indem er auf abnormale Veränderungen oder besorgniserregende Symptome hinweist.

Unterstützung bei der Verwaltung von Behandlungen

Die Pflegekraft spielt auch eine entscheidende Rolle bei der **Verabreichung und Überwachung von Hormontherapien**, sei es Insulin für Diabetespatienten oder Medikamente wie Levothyroxin für Patienten mit Schilddrüsenerkrankungen. Er hilft den Patienten zu **verstehen, wie wichtig eine regelmäßige Behandlung ist**, wann die Medikamente eingenommen werden müssen und welche Vorsichtsmaßnahmen zu treffen sind, um die Wirksamkeit der Medikamente zu maximieren. Dieser erzieherische Aspekt ist von entscheidender Bedeutung, da eine schlecht befolgte Behandlung zu ernsthaften Komplikationen führen kann.

Darüber hinaus kann die Pflegekraft auch eine **Warnfunktion** übernehmen, wenn Patienten Anzeichen für eine schlechte Therapietreue zeigen (vergessene Medikamenteneinnahme, Fehler bei der Dosierung), indem sie mit dem medizinischen Team zusammenarbeitet, um die Situation zu korrigieren und die Patientenaufklärung zu verstärken.

Unerlässliche psychologische Unterstützung

Der Umgang mit endokrinen Erkrankungen ist oft langwierig und psychisch belastend. Die Patienten können sich angesichts der Notwendigkeit einer lebenslangen Behandlung oder der Nebenwirkungen der Medikamente **demoralisiert** fühlen. Die Pflegekraft nimmt durch ihren täglichen Kontakt und ihre Verfügbarkeit eine privilegierte Stellung ein, um **den** Patienten **psychologische Unterstützung** zu bieten. Diese Präsenz ist besonders wichtig in Momenten des Zweifels oder der Entmutigung.

Zuhören und Einfühlungsvermögen im Alltag

Der Pflegehelfer spielt eine wesentliche Rolle, wenn es darum geht, sich die Sorgen der Patienten **anzuhören**. Er ermöglicht es den Patienten, ihre Ängste, Frustrationen oder Fragen zu äußern, und bietet ihnen eine angemessene Antwort an, selbst wenn diese nur darin besteht, sie zu beruhigen oder sie bei spezifischeren Fragen an den Arzt oder die Krankenschwester zu verweisen. Dieses **Vertrauensverhältnis** hilft den Patienten, sich unterstützt zu fühlen, ihre Behandlung besser zu bewältigen und ihre Krankheit zu akzeptieren.

Vorbeugung von emotionaler Not

Die Pflegekraft kann auch Anzeichen für **emotionale Not** oder **Depressionen** bei Patienten mit chronischen Krankheiten erkennen. Diabetes beispielsweise ist häufig mit Angststörungen oder Depressionen verbunden, da sich die Patienten durch eine belastende Behandlung gefangen fühlen können. Durch das Erkennen dieser frühen Anzeichen kann die Pflegekraft das medizinische Team alarmieren, damit psychologische Unterstützung bereitgestellt wird, wodurch eine Verschlechterung des psychischen Gesundheitszustands des Patienten vermieden wird.

Ein wichtiges Bindeglied in der Pflegekoordination

Der Pflegehelfer nimmt auch eine zentrale Rolle bei der **Koordinierung der Pflege** in der Endokrinologie ein. Er arbeitet eng mit Krankenpflegern, Ärzten, Ernährungswissenschaftlern und anderen Gesundheitsfachkräften zusammen, um sicherzustellen, dass der Patient eine Pflege erhält, die auf seine speziellen Bedürfnisse zugeschnitten ist.

Effiziente Übermittlungen an das medizinische Team

Die **Weitergabe** von **Informationen** zwischen den verschiedenen Mitgliedern des Pflegeteams ist für die Gewährleistung einer qualitativ hochwertigen Pflegekontinuität von entscheidender Bedeutung. Durch den direkten Kontakt mit den Patienten beobachtet der Pflegehelfer viele Details über ihren Gesundheitszustand, ihre Stimmung oder ihre täglichen Schwierigkeiten. Wenn diese Beobachtungen mit dem übrigen Team geteilt werden, ermöglichen sie eine ganzheitlichere und auf die Bedürfnisse des einzelnen Patienten abgestimmte Pflege. Die Pflegekraft wird somit zu einem **Dreh-** und **Angelpunkt** für den Informationsfluss und die Koordination der Maßnahmen zwischen den verschiedenen Berufsgruppen.

Zusammenarbeit mit Familien und Betreuern

Schließlich muss der Pflegehelfer in der Endokrinologie häufig mit den **Familien** und **Betreuern** der Patienten zusammenarbeiten, insbesondere wenn diese pflegebedürftig sind. Indem er sie in die tägliche Pflege einbezieht, ihnen medizinische Anweisungen erklärt oder sie in bestimmten Techniken (wie der Blutzuckerüberwachung oder der Verabreichung von Medikamenten) schult, spielt der Pflegehelfer eine Schlüsselrolle bei der Stärkung der Unterstützung des Patienten im häuslichen Umfeld.

- Ermutigung, auf diesem Weg fortzufahren

Auf dem Weg zur Arbeit als in/Pflegehelfer in der Endokrinologie zu beharren, ist eine Entscheidung, die von einem tiefen Engagement für die Pflege, Begleitung und Unterstützung von Patienten geprägt ist. Dieser Weg ist zwar manchmal anspruchsvoll, aber reich an **persönlicher Zufriedenheit** und **menschlichen Belohnungen**. Pflegekräfte, die sich für dieses Fachgebiet entscheiden, spielen eine grundlegende Rolle im Leben ihrer Patienten, die häufig mit chronischen Krankheiten konfrontiert sind, die eine regelmäßige Überwachung und kontinuierliche Unterstützung erfordern. Jeden Tag, wenn Sie an ihrer Seite sind, haben Sie die Möglichkeit, **Leben zu verändern** und den Alltag von Menschen zu verbessern, die auf Ihre Pflege und Ihre Anwesenheit angewiesen sind. Dieser Weg ist jedoch auch mit Herausforderungen gepflastert, und gerade in der Fähigkeit, diese Herausforderungen zu meistern, liegt der wahre Wert der Arbeit, die Sie leisten.

Positive Auswirkungen im Mittelpunkt der Pflege

Jede Interaktion, die Sie mit Ihren Patienten haben, hinterlässt einen bleibenden Eindruck. Selbst die einfachsten Gesten - ein Lächeln, ein offenes Ohr, tägliche Hilfe bei grundlegenden Aufgaben - können einen großen Unterschied für ihr körperliches und emotionales Wohlbefinden machen. Patienten in der Endokrinologie, die oft mit chronischen Krankheiten wie Diabetes, Schilddrüsenstörungen oder hormonellen Ungleichgewichten zu kämpfen haben, machen nicht nur körperlich, sondern auch psychisch eine schwere Zeit durch.

Als Pflegekraft sind Sie oft die **erste Person**, der sie ihre Ängste, Frustrationen und Zweifel anvertrauen. Sie spielen eine entscheidende Rolle dabei, ihnen zu helfen, ihre Behandlung besser zu verstehen, auf sich selbst zu achten und Lebensgewohnheiten anzunehmen, die sie in ihrem Kampf gegen die Krankheit unterstützen. Das **Vertrauensverhältnis**, das Sie zu Ihren Patienten aufbauen, ist eine echte Kraftquelle für sie und erinnert Sie immer wieder daran, wie wichtig Ihre Rolle ist.

Trotz emotionaler Herausforderungen durchhalten

Es ist unbestritten, dass der Beruf des Pflegehelfers anstrengend sein kann, insbesondere in der Endokrinologie, wo die Patienten manchmal mit schwerwiegenden Komplikationen oder langen und anspruchsvollen Behandlungen zu kämpfen haben. Pflegekräfte sind oft mit Situationen konfrontiert, in denen das Leiden oder die Müdigkeit der Patienten spürbar wird, und es kann schwierig sein, sich nicht von diesen Emotionen überwältigen zu lassen. Doch gerade in solchen Momenten wird Ihr **Durchhaltevermögen** zu einer Quelle des Trostes und der Stabilität für die Menschen, die Sie betreuen.

Durch Beharrlichkeit lernen Sie, mit **Ihren Emotionen umzugehen** und gleichzeitig für Ihre Patienten erreichbar und einfühlsam zu bleiben. Sie entwickeln eine **Resilienz**, die es Ihnen ermöglicht, auch in komplexen oder emotional belastenden Situationen weiterhin eine qualitativ hochwertige Pflege zu leisten. Diese Resilienz ist nicht nur eine wertvolle Fähigkeit für Ihre Patienten, sondern auch für Sie selbst, denn sie ermöglicht es Ihnen, **beruflich zu wachsen** und sich in diesem Beruf zu entfalten.

Fachwissen, das sich ständig weiterentwickelt

Der Bereich der Endokrinologie entwickelt sich ständig weiter, mit regelmäßigen Fortschritten bei der Behandlung und dem Verständnis von hormonellen Erkrankungen. Wenn Sie sich dafür entscheiden, in diesem Bereich auszuharren, begeben Sie sich in einen **kontinuierlichen Lernprozess**. Sie haben die Möglichkeit, mit den Entwicklungen in der Pflege Schritt zu halten, sich in neuen Techniken und Technologien weiterzubilden und an der Verbesserung der Pflegepraxis mitzuwirken.

Das bedeutet, dass Ihre Rolle als **Pflegekraft** immer **reicher wird**. Sie werden nicht nur zu einem Experten in der Pflege von Patienten mit endokrinen Erkrankungen, sondern sind auch an der Umsetzung von Innovationen beteiligt, die die Lebensqualität

Ihrer Patienten verbessern werden. Mit jedem Jahr in der Praxis werden Sie kompetenter, können besser mit komplexen Situationen umgehen und sind besser in der Lage, konkrete Lösungen für die medizinischen Herausforderungen zu finden, mit denen Ihre Patienten konfrontiert sind.

Persönliche Zufriedenheit und Anerkennung

Die Arbeit als Pflegehelfer/in in der Endokrinologie ist eine Quelle **tiefer persönlicher Befriedigung**. Das Gefühl, Menschen bei der Überwindung der mit ihrer Krankheit verbundenen Schwierigkeiten zu helfen, ihre Fortschritte - und seien sie noch so klein - zu sehen und zu wissen, dass Ihre Arbeit zu ihrem täglichen Wohlbefinden beiträgt, ist eine Belohnung von unschätzbarem Wert. Jedes Lächeln, jedes Dankeschön und jede Verbesserung des Gesundheitszustands Ihrer Patienten ist eine Erinnerung an den **Wert** und die Bedeutung dessen, was Sie tun.

Patienten, ihre Familien und das medizinische Team erkennen die Arbeit an, die Sie leisten. Sie sind eine tragende Säule der Pflege und ohne Ihren Beitrag würde die Qualität der Pflege unbestreitbar sinken. Die Beziehungen, die Sie zu den Patienten aufbauen, sind oft von **tiefer Dankbarkeit** geprägt, denn Sie sind Tag für Tag da, um sie auf ihrem Weg durch die Behandlung zu begleiten.

Der Sinn eines Berufes, der auf andere ausgerichtet ist

Eine der größten Stärken des Berufs des Krankenpflegehelfers ist, dass er **auf andere Menschen ausgerichtet** ist. Es ist ein Beruf, der jeder Geste, jedem Tag, den man damit verbringt, sich um Menschen zu kümmern, die Hilfe brauchen, einen **Sinn** verleiht. In einer Welt, in der individuelle Handlungen manchmal folgenlos erscheinen mögen, hat Ihre Arbeit einen **direkten** und sichtbaren **Einfluss** auf das Leben der Patienten. Es ist dieser Sinn für

Selbsthingabe, der Wille, das Leben anderer zu begleiten und zu verbessern, der diesen Beruf so außergewöhnlich macht.

Auf diesem Weg zu bleiben bedeutet, dass Sie sich bereit erklären, im Dienste von etwas Größerem zu stehen: Menschlichkeit, Gesundheit, Solidarität. Sie sind Teil eines Netzwerks von Fachleuten, die gemeinsam dafür sorgen, dass Patienten besser leben können, ihre Krankheit verstehen und Lösungen finden, um besser mit ihr umzugehen. Es ist eine Berufung, die Mut, Einfühlungsvermögen und den unerschütterlichen Willen zu helfen erfordert, aber die **menschlichen Belohnungen** sind unvergleichlich.

Im Pflegeverlauf aufblühen

Über die technischen und medizinischen Aspekte hinaus spielen Pflegekräfte eine grundlegende Rolle bei der **humanen Gestaltung der Pflege**. Sie sind oft das erste vertraute Gesicht, das die Patienten sehen, das sie beruhigt, ermutigt und in schwierigen Momenten unterstützt. Ihre Rolle geht weit über medizinische Handgriffe hinaus: Sie sorgen für eine fürsorgliche Präsenz, spenden Trost und ermöglichen es den Patienten, ihren Pflegeweg mit Würde und Gelassenheit zu durchlaufen.

Diese **Humanisierung der Pflege** macht Sie zu einem unverzichtbaren Akteur im Gesundheitssystem. Wenn Sie diesen Weg weitergehen, erfüllen Sie nicht nur die technischen und medizinischen Anforderungen des Berufs, sondern **blühen** auch in der menschlichen Beziehung auf, die Sie zu den Patienten aufbauen. Ihre Fähigkeit, an ihrer Seite zu bleiben, ihre Bedürfnisse zu hören, ihre Ängste zu verstehen und sie zu ermutigen, macht Sie zu einer umfassenden Pflegekraft, die sowohl kompetent als auch zutiefst menschlich ist.

- Motivationsbotschaft für angehende Pflegehelfer/innen in der Endokrinologie

Liebe zukünftige Pflegehelferinnen und Pflegehelfer in der Endokrinologie,

Sie bereiten sich darauf vor, in einen Bereich einzutreten, in dem jeder Tag zählt, in dem jede Geste, die Sie machen, eine direkte Auswirkung auf das Leben Ihrer Patienten hat. Wenn Sie sich für diesen Weg entscheiden, wählen Sie einen Beruf, der zwar anspruchsvoll, aber zutiefst befriedigend ist. Sie werden an der Seite von Menschen arbeiten, die jeden Tag mit chronischen Krankheiten wie Diabetes, Schilddrüsenerkrankungen oder anderen hormonellen Ungleichgewichten zu kämpfen haben. Sie werden nicht nur eine Pflegekraft sein; Sie werden diesen Patienten auf ihrem Weg durch die Behandlung eine **Stütze, ein Führer** und oft auch ein **Bezugspunkt** sein.

In der Endokrinologie zu arbeiten bedeutet, dass Sie lernen, mit der **Komplexität der Pflege** umzugehen und gleichzeitig **einzigartige menschliche Beziehungen zu** entwickeln. Sie werden sowohl derjenige sein, der überwacht, pflegt und erzieht, als auch derjenige, der **zuhört** und **beruhigt**. Ihre Patienten werden sich auf Sie verlassen, wenn es darum geht, ihnen durch schwierige Zeiten zu helfen, sie bei der Bewältigung der manchmal schweren Behandlungen zu begleiten, vor allem aber, wenn es darum geht, sie zu ermutigen, an ihrer Gesundheit festzuhalten.

Dieser Beruf ist viel mehr als nur ein Job, er ist eine **Berufung**. Er erfordert **Geduld**, **Einfühlungsvermögen** und eine große **Belastbarkeit**. Sie werden jedoch reich belohnt durch die **Dankbarkeit** Ihrer Patienten, die kleinen Siege, die Sie an ihrer Seite erleben, und die **Befriedigung**, dass Sie direkt zu ihrem Wohlbefinden beitragen.

Seien Sie stolz auf den Weg, den Sie gewählt haben. Jeder Schritt auf diesem Weg wird Ihnen Lebenslektionen vermitteln und Sie nicht nur als Fachkraft, sondern auch als Mensch wachsen lassen. Sie werden zu einer Stütze für die Patienten und zu einem unverzichtbaren Glied im Behandlungsteam.

Bleiben Sie motiviert, verlieren Sie nie die Bedeutung Ihrer Arbeit aus den Augen und denken Sie daran, dass jedes Lächeln, das Sie zaubern, jede Pflege, die Sie leisten, das Leben eines anderen Menschen verändert. Sie haben sich für einen Weg des **Engagements**, des **Mitgefühls** und der **Hingabe** entschieden. Seien Sie stolz darauf und bleiben Sie mutig dabei.

Willkommen bei einem außergewöhnlichen menschlichen und beruflichen Abenteuer.

Alles Gute für Sie, zukünftige Pflegekräfte!

www.ingramcontent.com/pod-product-compliance
Lightning Source LLC
Chambersburg PA
CBHW072132290526
45794CB00004B/1292